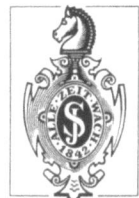

Gerald Klose (Hrsg.)

Arteriosklerose

Molekulare und zelluläre Mechanismen
Sicherheit von Prävention und Therapie

Mit 81 zum Teil farbigen Abbildungen
und 23 Tabellen

Springer-Verlag
Berlin Heidelberg New York
London Paris Tokyo

Professor Dr. med. GERALD KLOSE
Zentralkrankenhaus links der Weser
Medizinische Klinik
Senator-Weßling-Straße 1, 2800 Bremen 61
Bundesrepublik Deutschland

Beiträge des V. Steigerwald-Gesprächs der
Firma Steigerwald, Darmstadt
redigiert von Dr. Gabriele Jonte, Hamburg

ISBN-13: 978-3-642-74519-5 e-ISBN-13: 978-3-642-74518-8
DOI: 10.1007/978-3-642-74518-8

CIP-Kurztitelaufnahme der Deutschen Bibliothek
Arteriosklerose: molekulare und zelluläre Mechanismen;
Sicherheit von Prävention und Therapie / Gerald Klose (Hrsg.).
Berlin; Heidelberg; New York; London; Paris; Tokyo: Springer, 1989
NE: Klose, Gerald [Hrsg.]

Dieses Werk ist urheberrechtlich geschützt. Die dadurch begründeten Rechte, insbesondere die der Übersetzung, des Nachdrucks, des Vortrags, der Entnahme von Abbildungen und Tabellen, der Funksendung, der Mikroverfilmung oder der Vervielfältigung auf anderen Wegen und der Speicherung in Datenverarbeitungsanlagen, bleiben, auch bei nur auszugsweiser Verwertung, vorbehalten. Eine Vervielfältigung dieses Werkes oder von Teilen dieses Werkes ist auch im Einzelfall nur in den Grenzen der gesetzlichen Bestimmungen des Urheberrechtsgesetzes der Bundesrepublik Deutschland vom 9. September 1965 in der Fassung vom 24. Juni 1985 zulässig. Sie ist grundsätzlich vergütungspflichtig. Zuwiderhandlungen unterliegen den Strafbestimmungen des Urheberrechtsgesetzes.

© Springer-Verlag Berlin Heidelberg 1989
Softcover reprint of the hardcover 1st edition 1989
Die Wiedergabe von Gebrauchsnamen, Handelsnamen, Warenbezeichnungen usw. in diesem Werk berechtigt auch ohne besondere Kennzeichnung nicht zu der Annahme, daß solche Namen im Sinne der Warenzeichen- und Markenschutz-Gesetzgebung als frei zu betrachten wären und daher von jedermann benutzt werden dürften.

Produkthaftung: Für Angaben über Dosierungsanweisungen und Applikationsformen kann vom Verlag keine Gewähr übernommen werden. Derartige Angaben müssen vom jeweiligen Anwender im Einzelfall anhand anderer Literaturstellen auf ihre Richtigkeit überprüft werden.

2123/3145-543210 – Gedruckt auf säurefreiem Papier

Vorwort

Diagnose und Therapie von atherosklerosebedingten Herz-Kreislauferkrankungen sind in jüngster Zeit durch sehr rasch fortschreitende Entwicklungen gekennzeichnet. Der Fortschritt bezieht sich sowohl auf Ergebnisse der Grundlagenforschung wie auch auf deren Umsetzung in praktische Empfehlungen. Die vorliegenden Erkenntnisse weisen sowohl ätiologisch und pathogenetisch wie auch durch die verschiedenen Manifestationsformen der Atherosklerose klinisch komplexe Zusammenhänge auf, die sehr unterschiedliche präventive und therapeutische Ansätze begründen.

Die durch ausgewiesene Fachgesellschaften legitimierte Festlegung niedriger Cholesterin- und LDL-Cholesterin-Grenzwerte beinhaltet zwangsläufig eine Erhöhung der Sensitivität in der Risikoerfassung. Für therapeutische Entscheidungen bedarf es jedoch der Sicherung spezifischer Parameter, zu deren Entwicklung die aktuellen Befunden über molekulare und zelluläre Mechanismen der Atheroskleroseentstehung in kurzer Zeit beitragen werden. Mit der Entwicklung neuer, nicht invasiver Untersuchungsverfahren geht eine sehr rasche Verbesserung der Auswertungs- und Dokumentationstechnik einher, die Voraussetzung für die Abschätzung des Nutzens therapeutischer Maßnahmen bei peripheren Atherosklerosemanifestationen ist.

Unterschiedlich begründete Empfehlungen zur Prävention stehen nicht nur nebeneinander, sondern können mit hämodynamischen und metabolischen Interaktionen verbunden sein, denen noch arbiträre Entscheidungen folgen, wie beispielsweise bei der Auswahl von Medikamenten zur Therapie von Hypertonie, Herzinsuffizienz, koronarer Herzkrankheit und Herzrhythmusstörungen.

In kontroverser Diskussion befindet sich nicht nur die Abschätzung von Nutzen und Nachteilen unmittelbarer Behandlungsformen wie beispielsweise ein eventuelles Tumorrisiko stoffwechselwirksamer Therapien oder das Blutungsrisiko bei Beeinflussung der Rheologie, sondern auch die Struktur der Institutionen unserer Gesundheitsversorgung.

Ziel des V. Steigerwald-Gesprächs war eine kritische Bestandsaufnahme ausgewählter Aspekte von Pathogenese, Klinik und Prävention kardiovaskulärer Erkrankungen als Basis für eine interdisziplinäre Diskussion. Eine kurze Zusammenfassung der Teilnehmerdiskussion im Anschluß an die 4 Hauptthemen soll aktuelle Hinweise auf viele offene Fragen geben.

Bremen, im Winter 1988/1989   GERALD KLOSE

Planung, Koordination und Redaktion:

Institut für Klinische Forschung, Hamburg

Inhaltsverzeichnis

Molekulare und zelluläre Mechanismen

Lipoproteine und Hormone

Antihypertensive Therapie und Lipide (W. Krone) 3

Bedeutung der Cholesterinhomöostase des Makrophagen für die
Atherogenese (G. Schmitz). 12

Insulin und Arteriosklerose (A. Wirth). 20

Die mögliche Bedeutung von LDL Scavenger-Rezeptoren in der Pathogenese
der Arteriosklerose bei Hypercholesterinämie (H. A. Dresel) 26

Aus der Diskussion. 35

Gefäßwandstoffwechsel – In-vivo-/In-vitro-Modelle

Experimentelle Gefäßkalzinosen und Kalziumantagonisten
(U. P. Ketelsen) 39

Experimentelle Befunde über Effekte von Magnesium-pyridoxal-5-
phosphat-glutaminat im Fettstoffwechsel von Kaninchen (C. C. Heuck) . 47

Effekte von Sedalipid auf den Lipideinbau in Makrophagen (G. Kostner) 54

Aus der Diskussion. 59

Diagnostik und Risikoerfassung

Therapie der terminalen Herzinsuffizienz – Möglichkeiten und Probleme
der Herztransplantation aus internistischer Sicht (K. Theisen) 63

Erkennung beginnender Arteriosklerose bei jungen Patienten mit familiärer
Hypercholesterinämie (F. A. Spengel) 74

Computerunterstützte Datenauswertung in der Lipidstoffwechseldiagnostik
(H. Wieland) 78

Aus der Diskussion 84

Wirksamkeit therapeutischer Maßnahmen

Arterielle Verschlußkrankheit

Angiologische Diagnostik zur Objektivierung therapeutischer Maßnahmen
(W. Heiss) 87

Therapie der arteriellen Verschlußkrankheit unter Berücksichtigung der
Prostaglandine (M. Marshall) 94

Operative Möglichkeiten in der Gefäßchirurgie (D. Raithel) 112

Aus der Diskussion 118

Koronare Herzkrankheit und terminale Herzinsuffizienz

Kalziumantagonisten – Stellenwert in der Prävention der Arteriosklerose
(W. Rafflenbeul) 121

Stummer Myokardinfarkt – stumme Myokardischämie (H. Mörl) 126

Möglichkeiten und Probleme der Herztransplantation aus chirurgischer
Sicht (B. M. Kemkes) 139

Aus der Diskussion 149

Hypertonie, Herzinsuffizienz, Rhythmusstörungen

Hypertonie – Arteriosklerose – körperliche Aktivität (R. Rost) 153

Herzinsuffizienz als Folge der Arteriosklerose (H. J. Gilfrich) 158

Über den Stellenwert der β-Rezeptorenblocker und der Antiarrhythmika
in der Prävention des plötzlichen Herztodes (T. Meinertz) 163

Diuretika und Vasodilatantien bei Herzinsuffizienz (H. Knauf) 169

Ergometrische Untersuchungen unter Pharmakotherapie (F.-K. Maetzel) . 173

Aus der Diskussion 182

Zerebrovaskuläre Erkrankungen

Konzepte zur Ätiologie und Pathophysiologie von Schwindelzuständen
(K. F. Hamann) 185

Morphologie und Biochemie der zerebralen Ischämie (B. Weisner) 191

Psychometrische Befunde bei zerebrovaskulären Erkrankungen (S. Lehrl) . 198

Aus der Diskussion 214

Verträglichkeit und Sicherheit der Therapie

Sicherheit und Compliance; Rehabilitation und Ernährung

Tumorrisiko antiarteriosklerotischer Maßnahmen (G. Middelhoff) 217

Risiko der fibrinolytischen Behandlung in der Therapie arteriosklerotischer
Erkrankungen (R. Zimmermann) 224

Einnahmesicherheit bei multimorbiden Patienten einer
Rehabilitationsklinik – Ergebnisse einer Replikationsstudie
(B. Fischer, W. Weidenhammer) 231

Rehabilitation – Gesundheitsschulung oder Rentenbörse? (O. A. Brusis) . 239

Maritime n-3-hochungesättigte Fettsäuren – eine Möglichkeit der
diätetischen Prophylaxe der Artherosklerose? (C. von Schacky) 245

Aus der Diskussion 249

Sachverzeichnis 251

Mitarbeiterverzeichnis

BRUSIS, O. A., Dr.
Albert-Schweitzer-Klinik
Parkstraße 10
7744 Königsfeld

DRESEL, H. A., Dr. med., Dr. rer. nat
Medizinische Klinik
Abteilung Innere Medizin I
Bergheimer Straße 58
6900 Heidelberg

FISCHER, B., Dr.
Schwerpunktklinik Klausenbach
der LVA Baden
Hauptstraße 317
7611 Nordrach-Klausenbach

GILFRICH, H. J., Prof. Dr.
Katharinen-Krankenhaus
Seckbacher Landstraße 65
6000 Frankfurt/Main 60

HAMANN, K. F., Prof. Dr.
Klinik und Poliklinik
Rechts der Isar – Abteilung HNO
Ismaninger Straße 22
8000 München 80

HEISS, W., Prof. Dr.
Medizinische Universitäts-Klinik
Abteilung Innere Medizin III
Hugstetter Straße 55
7800 Freiburg

HEUCK, C. C., Prof. Dr.
O.M.S
DTR/LAB
CH-1211 Geneva

KEMKES, B.-M., Prof. Dr. med.
Klinikum Großhadern
Herzchirurgische Klinik
Marchioninistraße 15
8000 München 70

KETELSEN, U. P., Prof. Dr. med.
Kinderklinik
Mathildenstraße 1
7800 Freiburg

KNAUF, H., Prof. Dr.
St.-Bernhard-Krankenhaus
Akademisches Lehrkrankenhaus
der Universität Göttingen
Treibestraße
3200 Hildesheim

KOSTNER, G. M., Dr.
Universität Graz
Medizinische Biochemie
A-8010 Graz

KRONE, W., Prof. Dr.
Medizinische Kernklinik und Poliklinik
Universitätskrankenhaus Eppendorf
Martinistraße 52
2000 Hamburg 20

LEHRL, S., Dr.
Universitätskrankenhaus Erlangen
Abteilung für Medizinische Psychologie
und Psychopathometrie
Schwabachanlage 10
8520 Erlangen

MAETZEL, F.-K., Priv.-Doz. Dr.
Curschmann-Klinik
Strandallee 42
2408 Timmendorf

MARSHALL, M., Prof. Dr. med. habil.
Internist und Arbeitsmediziner
Spengerweg 8
8180 Tegernsee

MEINERTZ, T., Prof. Dr.
Medizinische Universitäts-Klinik
Abteilung Innere Medizin III
Hugstetter Straße 55
7800 Freiburg

MIDDELHOFF, G., Priv.-Doz. Dr.
Krankenhaus Neukölln
II. Innere Abteilung
Rudower Straße 56
1000 Berlin 47

MÖRL, H., Prof. Dr.
Innere Abteilung am
Diakonissenkrankenhaus
Speyerer Straße 91–93
6800 Mannheim 1

RAFFLENBEUL, W., Prof. Dr.
Universitäts-Klinik
Abteilung Innere Medizin
Konstanty-Gutschow-Straße 8
3000 Hannover 61

RAITHEL, D., Priv.-Doz. Dr.
Klinikum der Stadt Nürnberg
Abteilung für Gefäßchirurgie
Flurstraße 17
8500 Nürnberg 90

ROST, R., Prof. Dr.
Universität Dortmund
Institut für Sportmedizin
Emil-Figge-Straße 50
4600 Dortmund 50

SCHMITZ, G., Dr.
Institut für Klinische Chemie
und Laboratoriumsmedizin
Albert-Schweitzer-Straße 33
4400 Münster/Westf.

SPENGEL, F. A., Priv.-Doz. Dr.
Medizinische Poliklinik
Pettenkoferstraße 8a
8000 München 2

VON SCHACKY, C., Dr.
Medizinische Klinik Innenstadt
Ziemssenstraße 1
8000 München 2

THEISEN, K., Prof. Dr.
Medizinische Klinik Innenstadt
Ziemssenstraße 1
8000 München 2

WEIDENHAMMENR, W., Dr.
Universitätsklinik Erlangen
Abteilung für Medizinische Psychologie
und Psychopathometrie
Schwabachanlage 10
8520 Erlangen

WEISNER, B., Prof. Dr.
Horst-Schmidt-Kliniken
Klinikum der LH Wiesbaden
Ludwig-Erhard-Straße 100
6200 Wiesbaden

WIELAND, H., Prof. Dr.
Universitätsklinikum
Zentrallabor
Hugstetter Straße 55
7800 Freiburg

WIRTH, A., Priv.-Doz. Dr.
Teutoburger-Wald-Klinik
Teutoburger-Wald-Straße 33
4502 Bad Rothenfelde

ZIMMERMANN, R., Prof. Dr.
Medizinische Universitäts-Klinik
Abteilung Innere Medizin III
Bergheimer Straße 58
6900 Heidelberg 1

Molekulare und zelluläre Mechanismen
Lipoproteine und Hormone

Antihypertensive Therapie und Lipide

W. Krone

Zusammenfassung

Bestimmte antihypertensiv wirksame Medikamente könnten aufgrund nachteiliger Einflüsse auf den Lipidmetabolismus das atherogene Risiko erhöhen und damit den präventivmedizinischen Nutzen einer medikamentösen Blutdrucksenkung in Frage stellen. Die bisher vorliegenden Befunde zeigen, daß α-adrenerge und β-adrenerge Pharmaka und Kalziumantagonisten den zellulären Fettstoffwechsel modifizieren. Zu den möglichen Wirkmechanismen gehören Veränderungen der Lipoproteinlipaseaktivität, der LDL-Rezeptoraktivität, des HDL-Metabolismus und in der Cholesterinsynthese.

Summary

Certain antihypertensive medications may increase the atherogenic risk due to negative effects on lipid metabolism, thus counteracting a possible preventive benefit of drug treatment in hypertensive patients. The results presented so far show that alpha-adrenergic and beta-adrenergic substances and calcium antagonists modify the cellular lipid metabolism. The possible mechanisms of action include changes in lipoprotein lipase activity, LDL receptor activity, HDL metabolism, and cholesterol biosynthesis.

Allgemeines

Die Hypertonie ist neben der Hyperlipoproteinämie [1, 2] ein kardiovaskulärer Risikofaktor erster Ordnung. Zahlreiche Studien haben gezeigt, daß eine Senkung erhöhter Blutdruckwerte zu einer Verringerung der kardiovaskulären Morbidität und Mortalität führt [3–5]. Dieses konnte insbesondere für zerebrovaskuläre Erkrankungen, Linksherzhypertrophie, Nierenerkrankungen und Aortendissektionen gezeigt werden. Die häufigste Komplikation der Hypertension ist die koronare Herzkrankheit [6]. Ob auch ihre Inzidenz durch eine antihypertensive Therapie signifikant gesenkt werden kann, wird kontrovers diskutiert [7, 8]. Das Spektrum verschiedener Studienergebnisse reicht von Senkung [4] über keine Wirkung bis sogar zur Erhöhung [5] des koronaren Risikos durch eine medikamentöse Therapie des Hypertonus.

Bisher ist unklar, warum eine blutdrucksenkende Behandlung bei Hypertonikern nicht die Inzidenz der koronaren Herzkrankheit signifikant vermindert. Eine von verschiedenen Hypothesen besagt, daß eine Anzahl von antihypertensiven Medikamenten zwar effektiv den Blutdruck senkt, gleichzeitig jedoch nachteilige Einflüsse auf den Stoffwechsel, insbesondere den Lipidmetabolismus hat. Diese metabolischen Effekte könnten das atherogene Risiko erhöhen und damit den Nutzen einer medikamentösen Blutdrucksenkung in Frage stellen. Im folgenden werden die Einflüsse einer antihypertensiven Therapie auf Plasmalipide und zellulären Lipidstoffwechsel zusammengefaßt und diskutiert.

Antihypertensive Therapie und Plasmalipide

In zahlreichen Studien, die von uns [9] kürzlich ausführlich dargestellt wurden, ist nachgewiesen worden, daß verschiedene antihypertensive Medikamente die Plasmalipide und -lipoproteine beeinflussen. Die Ergebnisse der Studien, die gut kontrolliert erscheinen und über einen genügend langen Zeitraum durchgeführt wurden, sind im folgenden zusammengefaßt (Tabelle 1).

Tabelle 1. Wirkung antihypertensiver Pharmaka auf Lipid- und Lipoproteinkonzentration im Plasma. (*TG* Gesamttriglyzeride; *Chol* gesamtcholesterin; *VLDL* Very-Low-Density-Lipoproteine; *LDL* Low-Density-Lipoproteine; *HDL* High-Density-Lipoproteine; ↑ Erhöhung; ↓ Verminderung; = keine Veränderung; ? Wirkung nicht eindeutig; *n.b.* nicht bestimmt)

Substanzgruppen	Wirkung auf				
	TG	CHOL	VLDL	LDL	HDL
Diuretika					
Hydrochlorothiazid	↑	= ?	↑	= ?	=
Chlorthalidon	↑	↑ ?	↑	↑ ?	=
Furosemid	↑ ?	=	↑	=	=
Spironolacton	=	=	n.b.	=	↓ ?
β-Blocker					
Propranolol	↑	=	↑	↓ ?	↓
Pindolol	↑	=	↑	=	= ?
Oxprenolol	↑	=	= ?	=	= ?
Atenolol	↑	=	↑	=	↓
Metoprolol	↑	=	↑	=	↓
α-adrenerge Pharmaka					
Prazosin	↓	↓	↓	↓	↑
Urapidil	=	=	=	=	=
Kalziumantagonisten					
Nifedipin	=	=	=	=	=
Verapamil	=	↓ ?	=	↓ ?	=

Diuretika

Diuretika (Hydrochlorothiazid und Chlorthalidon) erhöhen die Gesamttriglyceride und die triglyceridreiche Fraktion VLDL im Plasma bis zu 30%. Die Gesamtcholesterin- und LDL-Spiegel werden in der überwiegenden Zahl der Studien unverändert, in wenigen bis zu 10% signifikant erhöht beschrieben. Die HDL-Konzentration wird im wesentlichen unverändert gefunden.

Sympatholytische Substanzen

1) β-Rezeptorenblocker

Mehr als 10 β-adrenerge Rezeptoren blockierende Medikamente sind in Hinblick auf ihre Beeinflussung der Plasmalipide untersucht worden. Diese β-Blocker unterscheiden sich in Rezeptorspezifität β_1 und β_2, Wirkdauer, Fettlöslichkeit und intrinsischer sympathomimetischer Aktivität (ISA).

Unspezifische β-Blocker (Propranolol) erhöhen die Gesamttriglyzeride um 20–60% und dementsprechend die VLDL. Das Gesamtcholesterin wird nicht beeinflußt, die LDL werden wahrscheinlich leicht gesenkt. Die antiatherogenen HDL werden bis zu 20% gesenkt. Auch in Langzeitstudien waren diese Veränderungen nachweisbar.

Bei den kardioselektiven β-Blockern (β_1) und den unspezifischen β-Blockern mit ISA sind die Veränderungen der Plasmalipide und -lipoproteine qualitativ gleichartig, jedoch weniger ausgeprägt. β-Blocker mit ISA (Oxprenolol und Pindolol) erhöhen Triglyceride zwischen 20–30%. Allerdings zeigen einige Studien keine Veränderungen. HDL wird unverändert, vermindert oder erhöht gefunden. Die Befunde der Triglyceridveränderungen durch kardioselektive β-Blocker (Atenolol und Metroprolol) sind heterogen. Einige Studien zeigen signifikante Erhöhungen, während andere keine Veränderungen beschreiben. Entsprechende Ergebnisse werden für VLDL gefunden. Das Gesamtcholesterin bleibt unverändert. LDL werden nicht beeinflußt oder leicht gesenkt. HDL wird unverändert oder bis zu 16% gesenkt gefunden.

2) α-Rezeptorenblocker

Eine Behandlung mit α-Blockern (Prazosin) führt zu einer Senkung der Gesamttriglyceride von 7–32% und zu einer leichten Verminderung des Gesamtcholesterins. Entsprechend werden die Konzentrationen der VLDL und LDL erniedrigt. Die HDL-Spiegel werden bis zu 20% erhöht. Diese Effekte sind auch in Langzeitstudien nachweisbar. Urapidil, das neben seiner α-adrenergen Rezeptorenblockade eine zentrale sympatholytische Wirkung aufweist, ist in wenigen Studien untersucht worden und scheint keine wesentlichen Lipoproteinveränderungen hervorzurufen.

3) Zentralwirkende Substanzen

Die Wirkung von Reserpin, Methyldopa, Clonidin und Guanabenz auf Plasmalipide sind bisher zu wenig untersucht worden, um endgültige Aussagen treffen zu können. Clonidin und Guanabenz senken möglicherweise die Gesamtcholesterinspiegel.

Vasodilatatoren

Von den direkten Vasodilatatoren (Hydralazin und Minoxidil) ist nicht bekannt, ob sie Einflüsse auf Plasmalipide haben. Angiotensin-converting-Enzymhemmer (Captropril und Enalapril) wie auch die Kalziumantagonisten (Verapamil, Nifedipin und Diltiazem) scheinen keine wesentlichen Konzentrationsveränderungen der Plasmalipide und -lipoproteine zu verursachen. Allerdings liegen für beide Substanzgruppen noch nicht genügend kontrollierte Studien vor.

Antihypertensive Pharmaka und zellulärer Lipidstoffwechsel

Über die Ursachen der Lipidveränderungen im Plasma durch antihypertensive Therapie ist bisher wenig bekannt. Darüber hinaus ist unklar, ob antihypertensive Medikamente direkt den zellulären Lipidstoffwechsel beeinflussen. Erhöhungen von Plasmalipidspiegeln können durch eine vermehrte Synthese oder einen verminderten Katabolismus von Lipoproteinen verursacht werden. Triglycerid- und cholesterinreiche Lipoproteine unterliegen dabei unterschiedlichen Abbauwegen. Die Triglyceride der Chylomikronen und VLDL werden durch das am Kapillarendothel extrahepatischer Gewebe gebundene Enzym Lipoproteinlipase hydrolysiert. Während die freigesetzten Fettsäuren in extrahepatische Gewebe aufgenommen oder im Blut abtransportiert werden, nimmt die Leber die sog. Chylomikronen-"remnants" mittels eines spezifischen Rezeptors (Apolipoprotein-E-Rezeptor) auf und baut sie ab. Die VLDL werden unter Einwirkung der Lipoproteinlipase zu "Intermediate-density"-Lipoprotein (IDL) modifiziert. Durch Interaktionen mit dem E- und LDL-Rezeptor der Leber und unter Beteiligung der hepatischen Triglyceridlipase werden die IDL weiter zu LDL abgebaut.

Diese cholesterinreichen LDL werden mit hoher Affinität an spezifische LDL-Rezeptoren der Leber und extrahepatische Gewebe gebunden, in die Zellen internalisiert und hydrolytisch gespalten. Das aus LDL freigesetzte Cholesterin führt zu einer Hemmung der Cholesterinbiosynthese, zu einer vermehrten Umwandlung des Cholesterins in Cholesterinester und zu einer Hemmung der LDL-Rezeptorsynthese. Durch diese regulatorischen Mechanismen wird die weitere Aufnahme der LDL gehemmt und eine Überladung der Zelle an freiem Cholesterin verhindert. Neben diesem rezeptorabhängigen Mechanismus wird Plasma-LDL auch über einen rezeptorunabhängigen Stoffwechselweg ("Scavenger-pathway") in die Zellen aufgenommen. Je mehr LDL über den LDL-Rezeptor und je weniger über den rezeptorunabhängigen Weg in die Zellen aufgenommen werden, desto langsamer scheint sich die Atherosklerose auszubilden.

Aus den Ausführungen wird klar, daß die Aktivität der Lipoproteinlipase und der Lipoproteinrezeptoren wesentlich für die Degradationsrate der Plasmalipoproteine verantwortlich ist. Dementsprechend haben Brown u. Goldstein eine eindeutige Beziehung zwischen der Konzentration von LDL-Cholesterin im Plasma und der Konzentration der LDL-Rezeptoren nachweisen können [10]. Je höher die LDL-Rezeptoraktivität ist, desto geringer ist der LDL-Plasmaspiegel. Der LDL-Rezeptor wird durch verschiedene genetische, diätetische, hormonelle und pharmakologische Faktoren beeinflußt [11]. So führen z. B. eine cholesterinarme Kost, Insulin, Thyroxin und der Ionenaustauscher Cholestyramin zu einer Stimulation des Rezeptors. Wir konnten den Nachweis erbringen, daß Katecholamine zu einer Suppression der LDL-Rezeptoraktivität führen [12], die mit einer Cholesterinerhöhung im Plasma assoziiert ist.

VLDL-Katabolismus

Eine verringerte Lipoproteinlipaseaktivität und ein verminderter Abbau der VLDL wurde nach Gabe des unspezifischen β-Blockers Propranolol beobachtet [13]. Demgegenüber hatte der β_1-Antagonist Metoprolol keine Wirkung auf die Lipoproteinlipaseaktivität, während der α_1-Blocker Prazosin die Enzymaktivität erhöhte [14]. Diese Ergebnisse könnten z. T. erklären, warum Propranolol die Plasmatriglyceride erhöht, Metoprolol nur geringfügig beeinflußt und Prazosin vermindert.

LDL-Katabolismus

Der LDL-Rezeptor unterliegt einer adrenergen Kontrolle [15]. Katecholamine hemmen seine Aktivität und erhöhen die Cholesterinkonzentration im Plasma [12]. In unserem Labor wurde gezeigt, daß der β-Blocker Propranolol und die Kalziumantagonisten Verapamil und Nifedipin die Katecholaminwirkung antagonisieren und damit die LDL-Rezeptoraktivität erhöhen [16]. Auch der α_1-Blocker Doxazosin führte zu einer Erhöhung der LDL-Degradation in vitro [17]. Diese in Zellkulturen erhobenen Ergebnisse könnten erklären, warum unter einer Therapie mit Propranolol, Kalziumantagonisten und α_1-Blockern nur geringe Veränderungen oder sogar Senkungen der LDL-Plasmaspiegel gefunden werden.

HDL-Metabolismus

Die Mechanismen der HDL-Veränderungen durch antihypertensive Pharmaka sind nicht geklärt. Direkte Korrelationen zwischen der Höhe der Lipoproteinlipaseaktivität und der HDL-Konzentrationen sind beschrieben worden. Athleten haben hohe Lipoproteinlipaseaktivitäten und hohe HDL-Spiegel [18, 19]. Gleichzeitig lassen die Befunde eine HDL-Erniedrigung unter β-Blockergabe und HDL-Erhöhung nach Behandlung mit den β-Agonisten Terbutalin vermuten, daß Katecholamine die HDL-Konzentration beeinflussen [20]. Assmann u. Schmitz [21] postulieren eine direkte Wirkung auf den HDL-Metabolismus, indem Katecholamine – möglicherweise via zyklischer AMP – die Aktivität der Cholesterylesterhydrolase stimulieren, so daß vermehrt freies Cholesterin in der Zelle entsteht. Diese Cholesterinerhöhung führt zur Induktion von HDL-Rezeptoren, zur vermehrten Ausschleusung von Cholesterin aus der Zelle durch HDL, deren Konzentration im Plasma ansteigt. Andrenerge Pharmaka könnten über α- bzw. β-adrenerge Rezeptoren in den HDL-Metabolismus eingreifen.

Lipidsynthese

Wir haben kürzlich nachgewiesen, daß die Cholesterinbiosynthese in extrahepatischen Zellen durch Katecholamine [22] via β_2- [23] und α_2-Rezeptoren [24] und durch adrenerge Pharmaka [25] reguliert wird. Die α_2-Agonisten Clonidin und α-Methyldopa hemmen, und der β-Blocker Propranolol (in Gegenwart von Adrenalin) steigert die Cholesterinsynthese. Die α_1-Blocker Prazosin, Indoramin und Urapidil haben keine Wirkung. Da Diäten, Hormone und Pharmaka in der Regel einen gleichartigen Einfluß auf Cholesterinsyntheserate und LDL-Rezeptoraktivität haben, bleibt zu prüfen, ob dieses auch für alle antihypertensive Pharmaka zutrifft.

Die Lipolyse im Fettgewebe wird durch Katecholamine beeinflußt. Stimulierung von β-Rezeptoren führt zur Steigerung, die Gabe des β-Blockers Propranolol zur Hemmung der Lipolyse [26]. Stimulation der α_2-Adrenozeptoren verursacht eine Hemmung der Freisetzung von freien Fettsäuren [26]. Insgesamt lassen sich jedoch die Plasmaveränderungen unter einer blutdrucksenkenden Therapie nicht mit den durch die in vitro nachgewiesenen Wirkungen erklären, die die Antihypertensive auf die Lipolyse haben.

Zusammengefaßt zeigen die bisher vorliegenden Befunde, daß α-adrenerge und β-adrenerge Pharmaka und Kalziumantagonisten den zellulären Fettstoffwechsel beeinflussen. Verschiedene Mechanismen sind beschrieben worden, wie

Tabelle 2. Wirkung antihypertensiver Pharmaka auf LDL-Rezeptoraktivität in menschlichen mononukleären Leukozyten. Zum Vergleich ist der Einfluß von hormonellen, diätetischen und pharmakologischen Faktoren aufgezeigt. * In Gegenwart von Adrenalin; ↑ Erhöhung; ↓ Verminderung; = keine Wirkung)

Regulierende Faktoren	Wirkung auf LDL-Rezeptor	Literatur
β-Blocker		
Propranolol*	↑	[12]
α-adrenerge Pharmaka		
Prazosin*	=	[27]
Urapidil*	=	[27]
Kalziumantagonisten		
Verapamil	↑	[27]
Nifedipin	=	[27]
Hormone		
Katecholamine	↓	[15, 28]
Insulin	↑	[15, 29]
Thyroxin	↑	[30]
Diäten		
Cholesterinreiche Kost	↓	[31, 32]
Cholesterinarme Kost	↑	[31, 33]
Lipidsenkende Substanzen		
Anionenaustauscher	↑	[34, 35]
Mevilonin	↑	[36]

adrenerge Antihypertensiva und Kalziumantagonisten in den Lipoproteinmetabolismus einzugreifen vermögen. 1) Die Lipoproteinlipaseaktivität, die den Katabolismus der Chylomikronen und VLDL determiniert, wird durch β-Blocker vermindert, durch α_1-Antagonisten erhöht. 2) Katecholamine hemmen die LDL-Rezeptoraktivität, die mit der Plasmacholesterinkonzentration invers korreliert. β-Blocker und Kalziumantagonisten heben die Katecholaminwirkung auf und erhöhen die Aktivität des LDL-Rezeptors. 3) Der HDL-Metabolismus scheint durch Katecholamine, β-Blocker und α_1-Antagonisten beeinflußt zu werden. Möglicherweise regulieren adrenerge Substanzen direkt über eine Änderung der HDL-Rezeptoraktivität die Ausschleusung von Cholesterin aus der Zelle. 4) Katecholamine beeinflussen die hepatische und extrahepatische Cholesterinsynthese. Die Wirkung der Katecholamine und adrenergen Pharmaka wird in extrahepatischen Zellen durch β_2- und α_2-Rezeptoren vermittelt. Die Lipolyse des Fettgewebes wird durch Katecholamine und Propranolol beeinflußt (Tabelle 2).

Schlußfolgerungen

Es ist allgemein akzeptiert, daß eine Hypertonie mit einer erhöhten Morbidität und Mortalität assoziiert ist und daß dieses Risiko durch eine Senkung der erhöhten Blutdruckwerte vermindert werden kann. Hypertoniker haben ein besonders hohes kardiovaskuläres Risiko, wenn noch weitere Risikofaktoren wie Zigarettenrauchen, Hyperlipoproteinämie oder Diabetes mellitus vorhanden sind. In den letzten Jahren wurden zahlreiche antihypertensive Pharmaka mit verschiedenen Angriffspunkten entwickelt, die effektiv den Blutdruck zu senken vermögen. Bisher wurde angenommen, daß die Vorteile einer blutdrucksenkenden Therapie nicht von der Art des antihypertensiven Medikamentes abhängen. Dieses Konzept wird jetzt in Frage gestellt. Da eine blutdrucksenkende Therapie möglicherweise lebenslang durchgeführt werden muß, wird man sich zunehmend bewußt, daß antihypertensive Pharmaka unterschiedliche (negative oder positive) metabolische Einflüsse (z. B. auf Kaliumhaushalt, Glukose- und Fettstoffwechsel) haben. Da im Gegensatz zu den anderen kardiovaskulären Komplikationen das koronare Risiko – insbesondere bei der milden Hypertension – durch eine antihypertensive Therapie nur wenig beeinflußt zu werden scheint, wird intensiv die Hypothese diskutiert, ob diese metabolischen Nebenwirkungen – insbesondere auf den Lipidstoffwechsel – das atherogene Risiko erhöhen und damit den Nutzen einer medikamentösen Blutdrucksenkung in Frage stellen.

Welche Konsequenzen sollte der behandelnde Arzt aus den bisher vorliegenden Ergebnissen ziehen? 1) Wenn bei einem Patienten mit einem Hypertonus weitere kardiovaskuläre Risikofaktoren wie Zigarettenrauchen, erhöhte Blutfette und Diabetes mellitus vorliegen, müssen diese intensiv mitbehandelt werden. 2) Eine Blutdrucknormalisierung sollte zunächst mit einer nichtmedikamentösen Behandlung (u. a. salzarme Kost und Gewichtsreduktion bei Übergewicht) angestrebt werden. 3) Bei der Wahl eines antihypertensiven Medikamentes sollte berücksichtigt werden, ob ein Patient bereits ein koronares Risiko durch eine Stoffwechselerkrankung hat. Besteht neben dem Hypertonus eine Hyperlipoproteinämie oder ein Diabetes mellitus, sollte auf Medikamente verzichtet werden, die die antiatherogenen HDL erniedrigen oder die atherogenen Lipoproteine erhöhen, um das koronare Risiko nicht zusätzlich zu vergrößern.

Literatur

1. Stamler J (1979) Population studies. In: Levy R, Rifkind BM, Dennis B, Ernst N (eds) Nutrition, lipids and coronary heart disease. Raven, New York, p 26
2. Lipid Research Clinics Coronary Primary Prevention Trial Results (1984) Reduction in incidence of coronary heart disease. JAMA 251:351
3. Veterans Administrations Cooperative Study Group on Antihypertensive Agents (1970) Effects of treatment on morbidity in hypertension. JAMA 213:1143
4. Hypertension Detection and Follow-Up Program Cooperative Group (1979) Five-year findings of the hypertension detection and follow-up program. 1. Reduction in mortality of persons with high blood pressure including mild hypertension. JAMA 242:2562
5. Multiple Risk Factor Intervention Trial Research Group (1982) Multiple risk factor intervention trial – Risk factor changes and mortality results. JAMA 248:1465
6. Kannel WB (1979) On the cardiovascula hazards of hypertension. In: Onesti G, Klimt CR (eds) Hypertension: determinants, complications and intervention. Grune & Stratton, New York, p 143
7. Freis EC (1982) Should mild hypertension be treated? N Engl J Med 307:306
8. WHO/ISH Mild Hypertension Liaison Committee (1982) Trials of the treatment of mild hypertension. An interim analysis. Lancet I:149
9. Krone W, Müller-Wieland D, Greten H (1982) Antihypertensive Therapie und Fettstoffwechsel. Klin Wochenschr 62:193
10. Brown MS, Goldstein JL (1986) A receptor-mediated pathway for cholesterol homeostasis. Science 232:34
11. Brown MS, Kovanen PT, Goldstein JL (1981) Regulation of plasma cholesterol by lipoprotein receptors. Science 212:623
12. Krone W, Nägele H, Behnke B, Greten H (in press) Insulin and catecholamines regulate low density receptor activity in freshly isolated mononuclear leukocytes. Diabetes
13. Tanaka N, Sakaguchi S, Oshige K, Niimura T, Kanehisa T (1976) Effect of chronic administration of propranolol on lipoprotein composition. Metabolism 25:1071
14. Ferrara LA, Maratto T, Rubbar Simone B de, Leccin G, Soro S, Mancini M (1986) Effects of alpha-adrenergic and beta-adrenergic receptor blockade on lipid metabolism. Am J Med 80 (Suppl 21):104
15. Krone W, Müller-Wieland D, Nägele H, Behnke B, Greten H (1985) Adrenergic antihypertensive drugs effect low density lipoprotein receptor activity and cholesterol synthesis: atherogenic factor in diabetes? Diabetes Res Clin Pract (Suppl 1):827
16. Krone W, Müller-Wieland D, Nägele H, Behnke B, Greten H (in press) Effects of calcium antagonists and adrenergic antihypertensive drugs on plasma lipids and cellular cholesterol metabolism. J Cardiovasc Pharmacol
17. Leren TP (1985) Doxazosin increases low-density lipoprotein receptor activity. Acta Pharmacol Toxicol (Copenh) 56:269
18. Herbert PN, Bernier DN, Cullinane EM, Edelstein L, Kantor MA, Thompson PD (1984) High-density lipoprotein metabolism in runners and sedentary men. JAMA 252:1034
19. Nikkilä EA, Taskinen MR, Rehnnen S, Hakonen M (1978) Lipoprotein lipase activity in adipose tissue and skeletal muscle of runners: relation to serum lipoproteins. Metabolism 27:1661
20. Hooper PL, Woo W, Visconti L, Pathak DR (1981) Terbutaline raises high-density lipoprotein cholesterol levels. N Engl J Med 205:1455

21. Assmann G, Schmitz G (1986) Effect of antihypertensive drugs on cellular cholesterol metabolism. A challenge for further research. J Cardiovasc Pharmacol 8 (Suppl 2):572
22. Krone W, Hildebrandt F, Greten H (1982) Effect of catecholamines on sterol synthesis in human mononuclear cells. Eur J Clin Invest 12:467
23. Krone W, Carl U, Müller-Wieland D, Greten H (1984) Stimulation of beta$_2$-adrenergic receptors suppresses sterol synthesis in human mononuclear leukocytes. Biochem Biophys Acta 804:137
24. Krone W, Müller-Wieland D, Greten H (1983) Regulation of cholesterol synthesis by catecholamines in human mononuclear leukocytes: roles of alpha$_1$, alpha$_2$, beta$_1$ and beta$_2$ adrenoceptors. Arteriosclerosis 3:492
25. Krone W, Müller-Wieland D, Greten H (1985) Effects of adrenergic antihypertensive drugs on sterol synthesis in freshly isolated human mononuclear leukocytes. J Cardiovasc Pharmacol 7:1134
26. Kather H, Säuberlich P (1984) Comparison of in vitro and in vivo effects of prazosin on lipid metabolism. Am J Med 76:89
27. Krone W, Müller-Wieland D, Nägele H, Behnke B, Greten H (1985) Effects of adrenergic antihypertensives and calciumantagonists on LDL receptor activity and cholesterol synthesis in human mononuclear leukocytes. Arteriosclerosis 5:543a
28. Maziére C, Maziére JC, Mora L, Gardette H, Polonovski J (1983) Epinephrine decreases low density lipoprotein processing and lipid synthesis in cultured human fibroblasts. Biochem Biophys Res Commun 112:795
29. Chait A, Bierman EL, Albers JJ (1979) Low density lipoprotein receptor activity in cultured human skin fibroblasts. Mechanism of insulin induced stimulation. J Clin Invest 64:1309
30. Chait A, Bierman EL, Albers JJ (1986) Regulatory role of triiodothyronine in the degradation of low density lipoprotein by cultured human skin fibroblasts. J Clin Endocrinol Metab 233:565
31. Mistry P, Müller NE, Laker M, Hazzard WR, Lewis B (1981) Individual variation in the effects of dietary cholesterol on plasma lipoproteins and cellular homeostasis in man. J Clin Invest 67:493
32. Applebaum-Bowden D, Haffner SM, Hartsook E, Luk KH, Albers JJ, Hazzard WR (1984) Down-regulation of the low-density lipoprotein receptor by dietary cholesterol. Am J Clin Nutr 39:360
33. Leren TP, Hjermann I, Maartman-Moe K, Beckmann SL, Leren P, Berg K (1985) Effect of lipid lowering diet on low density lipoprotein receptor activity in freshly isolated peripheral blood mononuclear cells. Acta Med Scand 218:41
34. Shepherd J, Packard CJ, Bicker S, Lawrie TDV, Morgan HG (1980) Cholestyramine promotes receptor-mediated low-density-lipoprotein catabolism. N Engl J Med 302:1219
35. Sundberg EE, Illingworth DR (1983) Effects of hypolipidemic therapy on cholesterol homeostasis in freshly isolated mononuclear cells from patients with heterozygous familial hypercholesterolemia. Proc Natl Acad Sci USA 80:7631
36. Bilheimer DW, Grundy SM, Brown MS, Goldstein JL (1983) Mevilonin and colestipol stimulate receptor-mediated clearance of low density lipoprotein from plasma in familial hypercholesterolemia heterozygotes. Proc Natl Acad Sci USA 80:4124

Bedeutung der Cholesterinhomöostase des Makrophagen für die Atherogenese

G. Schmitz

Zusammenfassung

Der Makrophage stellt eine wesentliche Effektorzelle im Atheroskleroseprozeß dar. Kommt es zu einer Störung seiner Cholesterinhomöostase, d. h. zu einem Mißverhältnis zwischen Einstrom und Austransport von Cholesterin, so reagiert der Makrophage mit einer gesteigerten Sekretion von verschiedenen Produkten, die den arteriosklerotischen Proliferationsmechanismus induzieren.
    Die Cholesterinakkumulation im Makrophagen kann auf einer Dysregulation der Cholesterinbiosynthese beruhen, die durch einen LDL-Rezeptordefekt peripherer Körperzellen bedingt ist. Dadurch angesammelte überalterte LDL werden vom Makrophagen erkannt und über den „Scavenger-Rezeptor" aufgenommen. Die zweite Ursache für ein Übermaß von Cholesterin im Makrophagen ist eine Dysregulation der Cholesterinaufnahme bei einem erhöhten Angebot an Nahrungslipiden, die nur zum Teil von der Leber verstoffwechselt werden können. Durch die reduzierte Clearance entstehen atherogene Lipoproteine im Plasma, die ebenfalls vom Makrophagen über den Scavenger-Rezeptor erkannt werden und zu einer Freisetzung von atherogenen Sekretionsprodukten führen.
    Der Makrophage verfügt über 2 wesentliche Stoffwechselwege, um Cholesterin freizusetzen: die HDL-Rezeptor abhängige Sekretion von Cholesterin und eine direkte Freisetzung von Cholesterinphospholipidkomplexen.
    Es konnte gezeigt werden, daß Inhibitoren des cholesterinveresternden Enzyms Acyl-CoA: Cholesterinacyltransferase (ACAT) den vom HDL-Rezeptor abhängigen Ausstrom von Cholesterin fördern. Ca^{++}-Antagonisten können eine direkte, HDL-unabhängige Sekretion von Cholesterin induzieren.

Summary

The macrophage is an important effector cell in atherogenesis. If its cholesterol homeostasis is disturbed because of an imbalance of cholesterol inflow and efflux, the macrophage increasingly secretes various products which induce the atherosclerotic proliferative mechanism.
    The accumulation of cholesterol in the macrophage can be caused by a dysregulation of cholesterol biosynthesis due to a LDL receptor defect of peripheral cells. Thus, accumulated "aged" LDL are recognized by the macrophage and incorporated by the "scavenger-receptor." The second cause for an excess of cholesterol in the macrophage is a dysregulation of cholesterol uptake due to an increased content of lipids in the diet, which can only partly be metabolized by the liver. As the result of a reduced clearance, atherogenic lipoproteins are produced in the plasma which are also recognized by the macrophage scavenger mechanism and which lead to the secretion of atherogenic products.
    The macrophage uses two important metabolic pathways for the release of cholesterol: the HDL-dependent cholesterol secretion and a direct release of cholesterol-phospholipid complexes.

It could be demonstrated that inhibitors of the cholesterol-esterifying enzyme acyl CoA: cholesterol acyltransferase (ACAT) promote the HDL receptor-dependent cholesterol efflux. Ca^{2+} antagonists can induce a direct cholesterol secretion that is not dependent on HDL.

Metabolismus der Lipoproteine

Die von der Leber synthetisierten und ins Plasma sezernierten triglyceridreichen "Very-low-density"-Lipoproteine (VLDL) werden intraplasmatisch metabolisiert und in sekundär cholesterinreiche "Low-density"-Lipoproteine (LDL) überführt, die die Körperperipherie mit Cholesterin versorgen. Die Aufnahme der LDL in die Zelle erfolgt rezeptorvermittelt und wird durch den zellulären Cholesterinbedarf reguliert. Daneben ist die periphere Körperzelle in der Lage, selbst Cholesterin zu synthetisieren, so daß das notwendige Cholesterin über 2 Wege der Zelle zur Verfügung steht. Da Cholesterin in der Peripherie jedoch nicht metabolisiert werden kann – ausgenommen sind steroidhormonproduzierende Organe – muß überschüssiges Cholesterin wieder zur Leber zurücktransportiert werden, wo es zu Gallensäuren metabolisiert und ausgeschieden wird. Diesen Rücktransport bezeichnet man als "Reverse cholesterol transport". In der derzeitigen Modellvorstellung spielen die HDL eine wesentliche Rolle für den Rücktransport von Cholesterin von der Peripherie zur Leber.

Bedeutung des Makrophagen im Atheroskleroseprozeß

Für den Makrophagen als wesentliche Effektorzelle im Atheroskleroseprozeß hat dieser Rücktransportmechanismus eine besondere Bedeutung (Abb. 1). Wenn es zu einer Störung der zellulären Cholesterinhomöostase dieser Zellen kommt, d. h. wenn der Cholesterineinstrom in den Makrophagen größer ist als der Cholesterinaustransport, dann reagiert der Makrophage auf diesen Reiz mit einer signifikanten Steigerung der Synthese und Sekretion zahlreicher Produkte, die Proliferation und Sekretion in anderen Zellsystemen wie Fibroblasten und glatten Muskelzellen stimulieren und zum eigentlichen atherosklerotischen Ereignis führen. Im wesentlichen führen 2 Mechanismen zur Cholesterinakkumulation in Makrophagen. Auslöser für den 1. Mechanismus ist eine Dysregulation der Cholesterinbiosynthese, bedingt durch einen LDL-Rezeptordefekt. Da die peripheren Körperzellen LDL-Cholesterin bei einer gestörten LDL-Rezeptorfunktion nicht aufnehmen können und damit die zelluläre Cholesterinbiosynthese nicht supprimiert wird, synthetisiert die Zelle überschüssiges Cholesterin. Außerdem kommt es zur Akkumulation von überalterten LDL im Plasmakompartiment, die, bedingt durch eine Veränderung der Oberflächenladung, von Makrophagen erkannt und über den Scavenger-Rezeptor aufgenommen werden.

Der 2. wesentliche Mechanismus ist bedingt durch eine Dysregulation der Cholesterinaufnahme. Über das Intestinum wird durch ein Überangebot an Nah-

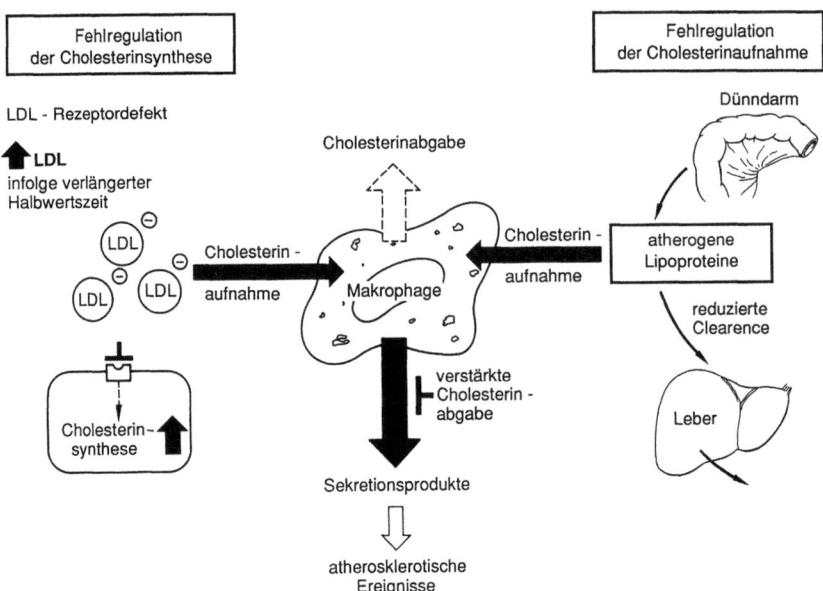

Abb. 1. Wechselwirkungen zwischen gestörter Cholesterinhomöostase und Sekretionsvorgängen des Makrophagen

rungslipiden ein erhöhter Plasmapool von cholesterinhaltigen intermediären Lipoproteinen induziert ("remnants"), die nur z. T. von der Leber verstoffwechselt werden. Durch die reduzierte Clearance entstehen atherogene Lipoproteine im Plasma, die ähnlich wie die oben erwähnten überalterten LDL vom Makrophagen über den Scavenger-Rezeptor erkannt werden. Als Folge dieses erhöhten Cholesterineinstroms kommt es zu einer Freisetzung von Sekretionsprodukten aus dem Makrophagen.

Cholesterinmetabolismus des Makrophagen

Die Frage ist, worin der wesentliche Reiz für den Makrophagen besteht, Sekretionsprodukte freizusetzen bzw. wie Lipidakkumulation und inflammatorische Stimulation des Makrophagen sich gegenseitig beeinflussen.

Der Cholesterinmetabolismus von Monozyten und Makrophagen war in den letzten Jahren Gegenstand zahlreicher Untersuchungen, deren wesentliche Erkenntnisse in Abb. 2 zusammengefaßt sind.

Über verschiedene Rezeptoren gelangen cholesterinesterhaltige Lipoproteine in das lysosomale Kompartiment, in dem die Ester durch die saure Cholesterinesterhydrolase (ACEH) gespalten werden. Das freigesetzte Cholesterin wird an das Zytoplasma abgegeben, dort aber von der Acyl-CoA: Cholesterinacyltransferase (ACAT) mit Hilfe von CoA-aktivierten Fettsäuren wieder verestert und in Form von Lipidtropfen abgelagert. Wenn Cholesterin aus der Zelle entfernt werden

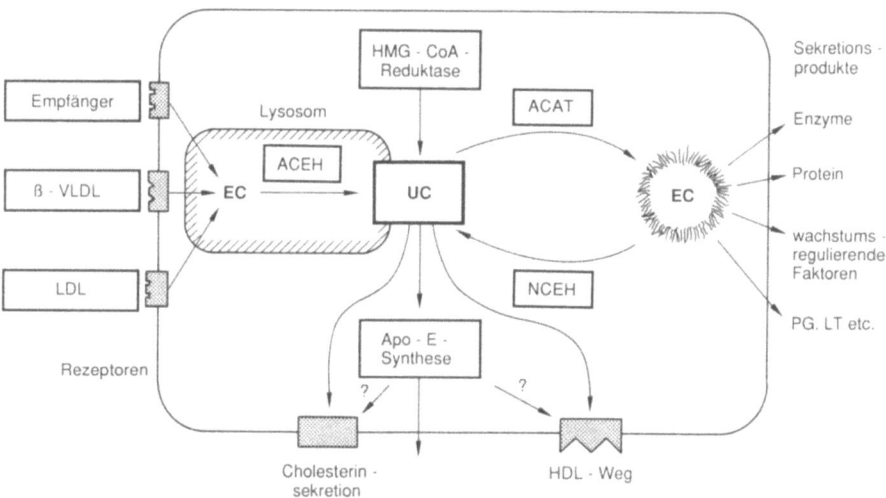

Abb. 2. Cholesterinmetabolismus von Monozyten und Makrophagen

soll, kann das nur in der unveresterten Form erfolgen, d. h. die Cholesterinester aus dem Lipidtropfen müssen von der zytoplasmatischen neutralen Cholesterinesterhydrolase (NCEH) wieder gespalten werden.

Wir konnten mit biochemischen und zytochemischen Methoden zeigen, daß HDL über spezifische Rezeptoren an der Oberfläche gebunden und über "coated pits" und "coated vesicles" in die Zelle aufgenommen werden. Einmal in die Zelle aufgenommen, werden die HDL nicht in Lysosomen abgebaut, sondern gelangen in Endosomen und interagieren auf ihrem weiteren transzellulären Weg mit den zytoplasmatischen Lipidtropfen. Diese Lipidtropfen verändern unter fortdauernder Cholesterinakkumulation ihre Morphologie: es kommt zum Kontakt zwi-

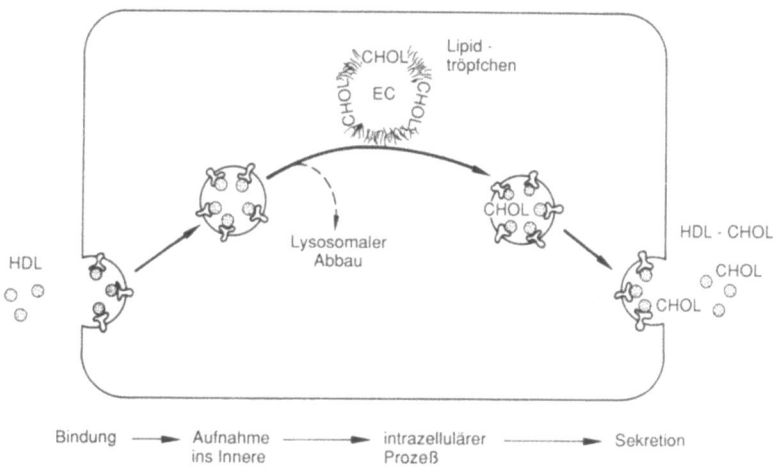

Abb. 3. Stoffwechselweg der HDL im Makrophagen

schen Lipidtropfen und endoplasmatischem Retikulum, an deren Kontaktstellen knäuelartige "lamellar bodies" gebildet werden, die letztlich den gesamten Lipidtropfen ausfüllen. Auf ihrer transzellulären Route interagieren die HDL mit diesen "lamellar bodies", nehmen Cholesterin und Phospholipide auf und werden als cholesterinreiche HDL von der Zelle sezerniert (Abb. 3).

Beeinflussung des Lipidstoffwechsels im Makrophagen durch ACAT-Inhibitoren und Ca^{++}-Antagonisten

Dieser Stoffwechselweg wird verstärkt durch den Einsatz von Substanzen, die die ACAT-Reaktion hemmen. Dadurch werden der zelluläre Pool an unverestertem Cholesterin und die HDL-Bindungsaktivität erhöht. Unsere Ergebnisse aus diesen Untersuchungen sind in Abb. 4 zusammengefaßt. Unter ACAT-Inhibition kommt es zu einer leichten Stimulation der Clearance abnormer Lipoproteine. Die Zelle reagiert mit einer Steigerung der Apo-E-Synthese und einer verstärkten Cholesterinfreisetzung über den HDL-Stoffwechselweg. Neben den ACAT-Inhibitoren wurden andere Substanzen hinsichtlich ihrer Wirkung auf den Lipidstoffwechsel des Makrophagen untersucht. Inkubiert man die Zellen mit Ca^{++}-Antagonisten wie Nifedipin, von dem eine antiatherogene Wirkung bekannt ist, erfolgt keine Aktivierung des HDL-Rezeptors, jedoch eine Aktivierung der 3 wichtigsten am zellulären Cholesterinstoffwechsel beteiligten Enzyme ACEH, ACAT, NCEH und es kommt zu einer signifikanten Cholesterinsekretion. Diese Veränderungen im Cholesterinmetabolismus, die durch Ca^{++}-Antagonisten induziert werden, lassen sich morphologisch verfolgen. Zunächst findet man unter Cholesterinbeladung schaumartig veränderte Lysosomen, aus denen sich – stimulierbar

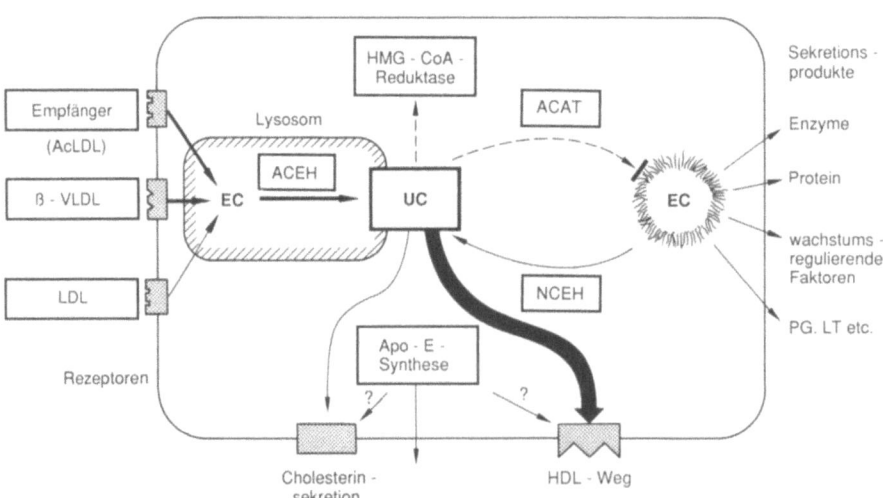

Abb. 4. Einfluß von ACAT-Inhibitoren auf den Cholesterinmetabolismus des Makrophagen

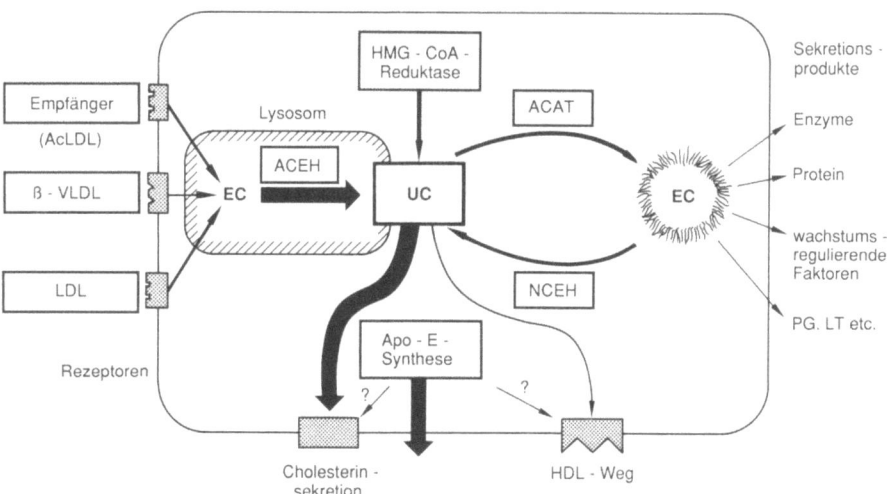

Abb. 5. Einfluß des Ca^{++}-Antagonisten Nifedipin auf den Cholesterinstoffwechsel des Makrophagen

durch Ca^{++}-Antagonisten – "lamellar bodies" bilden, die schließlich das Lysosom in einzelne Vesikel zerfallen lassen. Diese cholesterin- und phospholipidhaltigen "lamellar bodies" lysosomalen Ursprungs können selbständig, auch in der Abwesenheit von Akzeptorlipoproteinen, aus der Zelle transportiert werden. Das Schema in Abb. 5 faßt die Ergebnisse zum Einfluß des Ca^{++}-Antagonisten Nifedipin auf den Cholesterinstoffwechsel des Makrophagen zusammen. Über eine erhöhte Clearancerate abnormer Lipoproteine durch den "Scavenger pathway" und eine Aktivitätssteigerung der zellulären, am Cholesterinstoffwechsel beteiligten Enzyme kommt es zu einer aktiven Sekretion von cholesterin- und phospholipidhaltigen "lamellar bodies" aus der Zelle.

Damit ergeben sich für den Makrophagen 2 wesentliche Stoffwechselwege, um Cholesterin freizusetzen (Abb. 6):

1) HDL-Partikel binden über Apolipoprotein A-I an den Rezeptor und werden über "coated vesicles" in Endosomen geleitet. Diese fusionieren mit membranumgebenen "lamellar bodies", bestehend aus Cholesterin und Phospholipiden, die aus den Lipidtropfen entstehen. Die fusionierten Endosomen setzen einen cholesterin- und phospholipidangereicherten HDL-Partikel frei, der in die Leber aufgenommen wird. Dort wird das Cholesterin zu Gallensäuren umgewandelt.
Dieser Stoffwechselweg wird von der Proteinkinase C beeinflußt und läßt sich durch ACAT-Inhibition verstärken. Auch die Stimulation der Phospholipidbiosynthese spielt in diesem Weg eine Rolle.

2) Der 2. Stoffwechselweg liegt im Nebenschluß zur lysosomalen Route. Atherogene Lipoproteine werden über den "Scavenger pathway" aufgenommen und über "coated vesicles" und Endosome in Lysosomen geleitet. Durch Stimula-

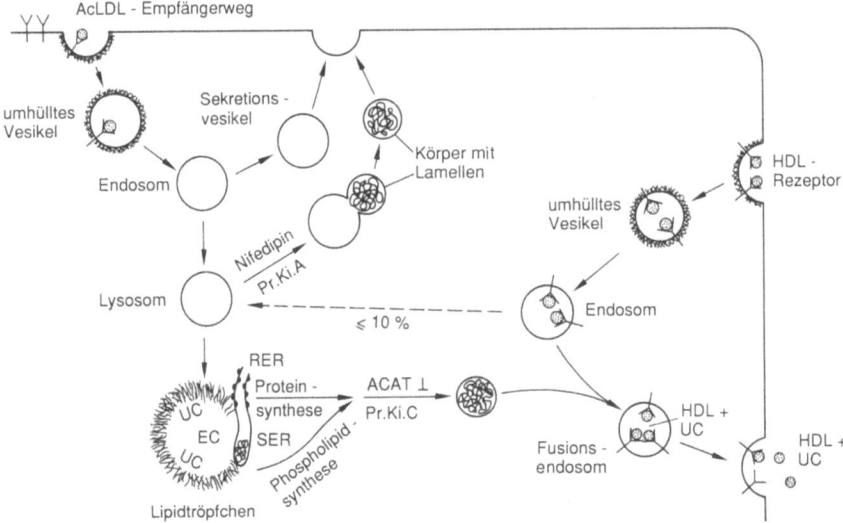

Abb. 6. Stoffwechselwege der Freisetzung von Cholesterin aus Makrophagen

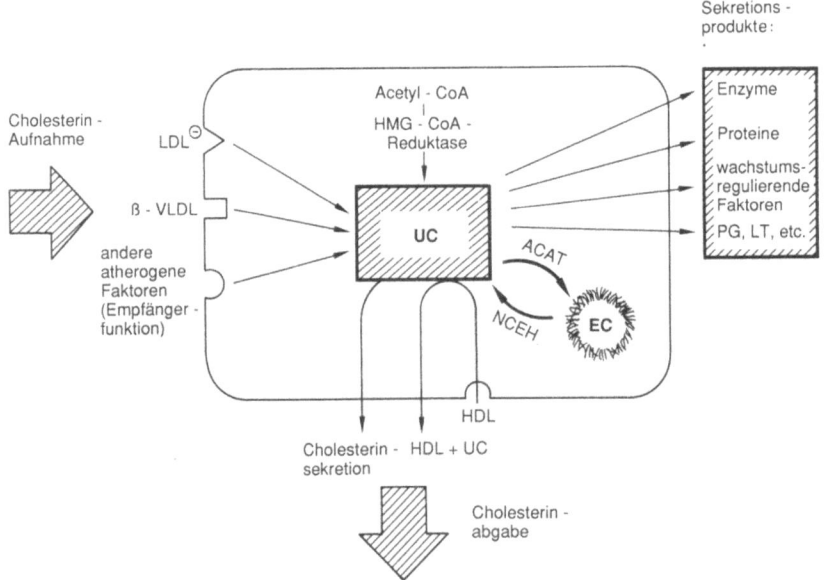

Abb. 7. Bedeutung des zellularen Pools an unverestertem Cholesterin für die Sekretionsinduktion des Makrophagen

tion der cAMP-abhängigen Proteinkinasen und durch den Ca^{++}-Antagonisten Nifedipin werden "lamellar bodies" induziert, die zur Zelloberfläche transportiert und von der Zelle selbständig sezerniert werden.

Schlußbemerkungen

Die Bedeutung des zellulären Pools an unverestertem Cholesterin für die Sekretionsinduktion ist in Abb. 7 zusammengefaßt.

Dem vermehrten Einstrom von Cholesterin versucht die Zelle zu begegnen, indem sie überschüssiges freies Cholesterin zu Cholesterinestern verestert und in Form von zytoplasmatischen Lipidtropfen ablagert oder den Cholesterinausstrom über den HDL-abhängigen oder HDL-unabhängigen Stoffwechselweg verstärkt. Ist dies allerdings nicht gewährleistet und die zelluläre Cholesterinhomöostase gestört, kommt es zu einer massiven Induktion von Sekretionsprodukten wie Enzymen, Proteinen, Wachstumsfaktoren oder Prostaglandinen und damit zur Induktion des arteriosklerotischen Proliferationsmechanismus. Diese Sekretionsinduktion wird außerdem sowohl quantitativ als auch qualitativ modifiziert, wenn der Makrophage zusätzlich durch inflammatorische Prozesse alteriert wird.

Insulin und Arteriosklerose

A. Wirth

Zusammenfassung

Insulin spielt eine wichtige Rolle bei der Entstehung der Arteriosklerose. Hierauf weisen 3 große epidemiologische Studien hin, in denen sich eine positive Korrelation zwischen der Inzidenz an koronarer Herzkrankheit und der Plasmainsulinkonzentration bei nichtdiabetischen Personen zeigte.

In tierexperimentellen Untersuchungen wurde nachgewiesen, daß Insulin die Atherogenese fördert. So konnte durch Insulin u. a. eine Akkumulation verschiedener Lipide in der Gefäßwand und eine Proliferation von glatten Muskelzellen erzeugt werden. Insulin stimuliert die Cholesterinsynthese sowie die Synthese von "Very-low-density"-Lipoproteinen (VLDL) und vermehrt die Anzahl von LDL-Rezeptoren, wodurch den Zellen vermehrt Cholesterin zugeführt wird. Darüber hinaus begünstigt Insulin durch Hemmung der Natriumrückresorption im distalen Nephron eine arterielle Hypertonie.

Reduktionskost und körperliches Ausdauertraining vermindern die Plasmainsulinkonzentration und können damit zur Prävention der Arteriosklerose beitragen.

Summary

Insulin plays an important role in atherogenesis. This is shown by three major epidemiologic studies which demonstrate a positive correlation between the incidence of coronary insufficiency and plasma insulin concentration in non-diabetic persons.

Animal experiments have proved that insulin promotes atherogenesis. For example, an accumulation of various lipids in the vascular wall and a proliferation of smooth muscle cells could be caused by insulin. Insulin stimulates cholesterol biosynthesis and the synthesis of VLDL and increases the number of LDL receptors, so that the cells are supplied with an increased amount of cholesterol. Besides, insulin favors arterial hypertension by inhibiting sodium reabsorption in the distal nephron.

Reduction diet and physical endurance training decrease the plasma insulin concentration and thus can help to prevent arteriosclerosis.

Wenn man von kardiologischen Risikofaktoren spricht, ist im allgemeinen vom Insulin nicht die Rede. Betrachtet man jedoch die Forschungsergebnisse, die in den letzten 25 Jahren zu diesem Thema zusammengetragen worden sind, ist dies kaum verständlich. Es liegen inzwischen nämlich eine Reihe epidemiologischer, klinischer und experimenteller Untersuchungen vor, die in der Tat dem Insulin bei der Entstehung der Arteriosklerose eine wichtige Rolle beimessen.

Epidemiologische Studien

Es gibt 3 große epidemiologische Studien, die auf die Bedeutung des Insulins bei der Genese der Arteriosklerose hinweisen. Eine wurde in Finnland [5], eine in Australien [10] und eine in Frankreich [2] durchgeführt.

In der von Ducimetière [2] in Frankreich durchgeführten Untersuchung wurden 7000 Polizeibeamte prospektiv einer oralen Glukosebelastung unterzogen. Glukose und Plasmainsulin wurden nüchtern und 2 h nach Belastung bestimmt. Wie man aus Abb. 1 ersehen kann, ist die Inzidenz an koronarer Herzkrankheit um so größer, je höher die Plasmainsulinkonzentration ist. Dies war nicht nur nüchtern, sondern auch 2 h nach Glukosebelastung feststellbar. Ähnliche Ergebnisse erhielt man von der finnischen und von der australischen Studie. Zudem stellte man fest, daß die Glukose mit der klinischen Manifestation einer koronaren Herzkrankheit nicht korreliert war. Auch die Dauer des Diabetes mellitus und die Art der Behandlung war für die Entwicklung einer Koronarsklerose unbedeutend. Die Rolle des Insulins für die Arteriosklerose wurde auch in der Schwabinger Studie [7] deutlich, in der eine Kontrollgruppe und 154 nichtinsulinpflichtige Typ-II-Diabetiker untersucht wurden. Die Serumkonzentration von C-Peptid (Parameter für Insulinsekretion) war nüchtern mit der Arteriosklerose positiv korreliert; dies traf sowohl für die Diabetiker als auch für die Nichtdiabetiker zu.

Bei der koronaren Herzkrankheit waren die Zusammenhänge ähnlich wie bei der peripheren arteriellen Verschlußkrankheit oder bei der zerebralen Durchblutungsstörung. Diese große klinische Studie steht im Einklang mit den oben erwähnten epidemiologischen Untersuchungen, bei denen Diabetiker ausgeschlossen waren.

Bereits Mitte der 60er Jahre, als man Insulin relativ zuverlässig bestimmen konnte, hatte man klinische Hinweise dafür, daß Diabetiker mit einer Arteriosklerose höhere Plasmainsulinspiegel haben als solche ohne eine Arteriosklerose [3]. Diese Ergebnisse wurden von Santen [6] 1972 bei insulinpflichtigen Diabeti-

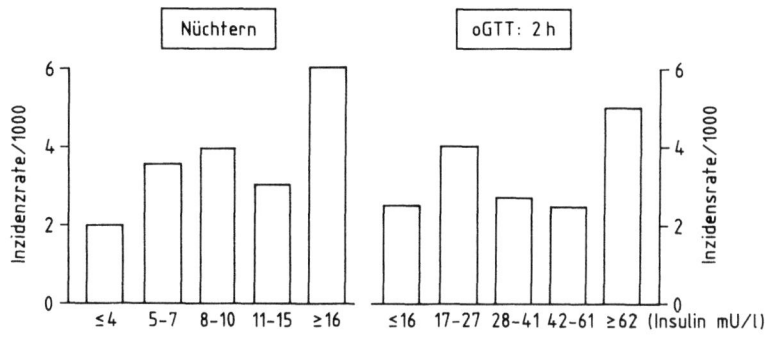

Abb. 1. Häufigkeit der koronaren Herzkrankheit in Abhängigkeit der Plasmainsulinkonzentration im Nüchternzustand (*links*) und nach oraler Glukosebelastung (*rechts*). Untersuchung von Ducimetière [2] in Frankreich an 7000 Polizeibeamten 1980

kern bestätigt. Da damals noch nicht zwischen Typ-I- und Typ-II-Diabetikern unterschieden wurde, läßt sich über eine diesbezügliche Zuordnung keine Aussage treffen.

Experimentelle Untersuchungen

Stout hat als einer der ersten in zahlreichen Experimenten nachgewiesen, daß Insulin die Arteriosklerose fördert. Zunächst hat er die Aorta von Ratten inkubiert und den Einbau von Acetat in die gesamte Aortenwand gemessen [8].

In späteren Untersuchungen wurden die Intimamedia von der Adventitia getrennt und die Glukoseinkorporation untersucht. Auch hier zeigte sich eine deutliche Stimulation durch Insulin. In späteren Untersuchungen hat Capron [1] Ergebnisse dieser In-vitro-Versuche durch In-vivo-Experimente bestätigt.

Die Bedeutung des Insulins für die Genese der Arteriosklerose wurde jedoch erst überzeugend, als man eine Proliferation von glatten Muskelzellen durch Insulin erzeugen konnte (Abb. 2). Die Darstellung von Pfeifle [4] zeigt, daß bereits bei physiologischen Insulinkonzentrationen eine deutliche Proliferation nach wenigen Tagen vorhanden ist.

Von Chait wurde 1979 erstmals veröffentlicht, daß Insulin auf die Bindung von "Low-density"-Lipoproteinen (LDL) wirkt. An Fibroblasten wies er nach, daß Insulin die Rezeptoraktivität durch Vermehrung der LDL-Rezeptorenanzahl stimuliert. Zudem fand er, daß Insulin die Degradation von LDL verstärkt, den Efflux von Cholesterin aus den Zellen in das Medium hingegen unbeeinflußt läßt.

Die Wirkungen von Insulin auf die Aortenwand (Makroangiopathie) lassen sich folgendermaßen zusammenfassen (Abb. 3):

Bei Typ-I-Diabetikern liegt eine exogene, bei Typ-II-Diabetikern (meist adipös) oft eine endogene Hyperinsulinämie vor. Insulin stimuliert die HMG-CoA-

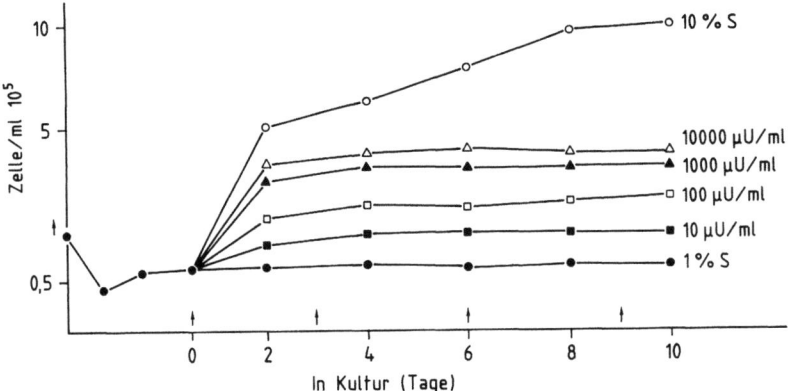

Abb. 2. Effekt von Insulin auf die Proliferation von menschlichen arteriellen glatten Muskelzellen in der Gewebekultur bei unterschiedlichen Insulinkonzentrationen [4] (*S* Serum)

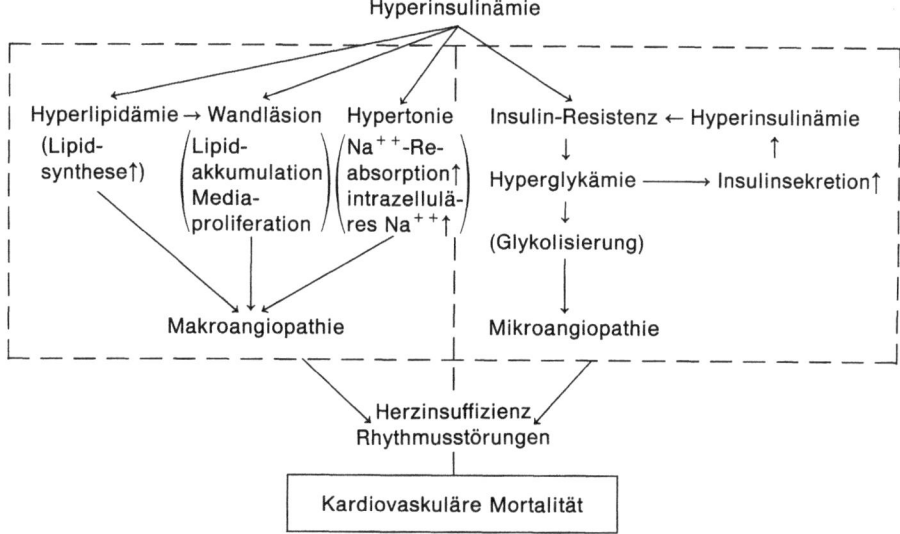

Abb. 3. Pathomechanismen der Hyperinsulinämie, die zur Makro und Mikroangiopathie führen

Reduktase und damit die Cholesterinsynthese sowie die Synthese von "Very-low-density"-Lipoproteinen (VLDL). Zum anderen bewirkt, wie oben erwähnt, Insulin eine Akkumulation von verschiedenen Lipiden in der Intima und Media und führt darüber hinaus zur Proliferation von glatten Muskelzellen. Insulin bewirkt aber auch durch Hemmung der Natriumrückresorption im distalen Nephron eine Vermehrung des intrazellulären Natriums und begünstigt damit eine arterielle Hypertonie. Alle 3 Faktoren, die Hyperlipoproteinämie, die arterielle Wandläsion und die arterielle Hypertonie sind pathogenetisch für die Entstehung einer Angiopathie verantwortlich.

Prävention und Therapie der Hyperinsulinämie

Bei Typ-I-Diabetikern liegt eine exogene Hyperinsulinämie vor, weil Insulin nicht auf physiologischem Wege (über die Pfortader) zugeführt wird und deshalb größere Insulinmengen notwendig sind, um eine Normoglykämie zu erreichen. Bei den meisten Typ-II-Diabetikern liegt kein absoluter, sondern ein relativer Insulinmangel aufgrund einer Insulinresistenz vor. Von den nicht Insulin spritzenden Typ-II-Diabetikern sind 90% adipös, die meisten von ihnen haben erhöhte Plasmainsulinkonzentrationen. Therapie der Wahl ist eine Reduktionskost, die innerhalb von Tagen zu einer drastischen Reduktion der Insulinspiegel und meist innerhalb von Wochen zu einer Normalisierung führt (Abb. 4). Wird gleichzeitig ein körperliches Ausdauertraining durchgeführt, kommt es zu einer weiteren Verminderung der Plasmainsulinkonzentration. Ähnlich ist die Situation bei Patien-

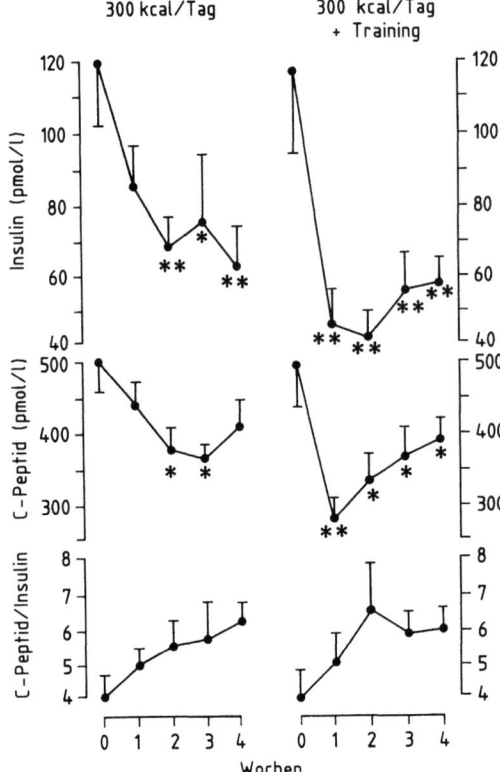

Abb. 4. Plasmakonzentration von Insulin, C-Peptid und C-Peptid-/Insulin-Verhältnis bei adipösen Patienten vor und während einer Reduktionskost mit 300 kcal pro Tag mit und ohne körperliches Ausdauertraining [12]

ten mit einer pathologischen Glukosetoleranz. Bei der Niereninsuffizienz, der Leberzirrhose und im Alter sind ebenfalls höhere Plasmainsulinkonzentrationen aufgrund einer vermehrten Clearance bekannt.

Eine Sonderrolle spielt das Insulinom, bei dem eine autonom gesteigerte Sekretion von Insulin vorliegt.

Die niedrigsten Plasmainsulinkonzentrationen sind in schlanken, ausdauertrainierten Personen festzustellen.

Ursachen der Arteriosklerose:

- Rauchen
- Hyperlipoproteinämie
- Hypertonie
- Diabetes mellitus
- Adipositas
- körperliche Inaktivität
- Streß
- Hyperinsulinämie

Literatur

1. Capron L, Housset E, Hartmann L (1980) Effects of in vitro and in vivo exposure to insulin upon glucose carbon accumultation in rat aorta: different patterns of response for intima-media and adventitia. Metabolism 29:859–866
2. Ducimetière P, Eschwege E, Papoz L, Richard JL, Claude JR, Rosselin GE (1980) Relationship of plasma insulin levels to the incidence of myocardial infarction and coronary heart disease mortality in middle-aged population. Diabetologia 19:205–210
3. Nikkilä EA, Miettinen TA, Vesenne MR, Pelkonen R (1965) Plasma insulin in coronary heart disease. Lancet II:508–511
4. Pfeifle B, Ditschuneit H (1981) Effect of insulin on growth of cultured human arterial smooth muscle cells. Diabetologia 20:155–158
5. Pyörälä K (1979) Relationship of glucose tolerance and plasma insulin to the incidence of coronary heart disease: results from two population studies in Finland. Diabetes Care 2:131–141
6. Santen RJ, Willis PW, Fajans SS (1972) Atherosclerosis in diabetes mellitus. Ann Intern Med 130:34–41
7. Standl E, Janka H-U (1985) High serum insulin concentrations in relation to other cardiovascular risk factors in macrovascula disease of type 2 diabetes. Horm Metab Res [Suppl] 15:46–51
8. Stout RW (1968) Insulin stimulated lipogensis in arterial tissue in relation to diabetes and atheroma. Lancet II:702–703
9. Stout RW (1979) Diabetes and atherosclerosis – the role of insulin. Diabetologia 16:141–150
10. Welborn T, Wearne K (1979) Coronary heart diesease indidence and cardiovascular mortality in Busselton with reference to glucose and insulin concentrations. Diabetes Care 2:154–160
11. Wirth A, Koch H (1987) Die Bedeutung des Diabetes mellitus für die Genese und Klinik der koronaren Herzkrankheit. Herz Gefäße 7:362–372
12. Wirth A, Vogel I, Schömig A, Schlierf G, (submitted for publication) Metabolic effects and body fat changes of a very-low-calorie diet with and without intensive physical training in obese subjects

Die mögliche Bedeutung von LDL-Scavenger-Rezeptoren in der Pathogenese der Arteriosklerose bei Hypercholesterinämie

H. A. Dresel

Zusammenfassung

Zum Mechanismus der Atherogenität von LDL gibt es verschiedene Hypothesen. Eine der Theorien geht davon aus, daß ein "Scavenger receptor" auf den Schaumzellen der Arterienwand die Aufnahme modifizierter LDL ermöglicht. Scavenger-Rezeptoren auf Schaumzellen aus arteriosklerotischer Aortenwand wurden durch fluoreszenzmarkiertes Acetyl-LDL nachgewiesen. LDL-ähnliche Partikel binden auf der Arterienwand an den Acetyl-LDL-Rezeptor. Es konnte gezeigt werden, daß kultivierte Endothelzellen LDL modifizieren, die dann von Makrophagen durch den "Scavenger pathway" internalisiert werden. Es wurde nachgewiesen, daß die Modifikation von LDL-Partikeln durch kultivierte Endothelzellen durch eine Oxidation des LDL mit freien Sauerstoffradikalen erfolgt. Diese Befunde lassen den Schluß zu, daß Antioxidantien im LDL – beispielsweise Vitamin E – den Partikel vor Oxidation schützen. Bei Aktivierung des RES oder bei einer verzögerten Plasmaclearance der LDL könnte dieser Schutzmechanismus beeinträchtigt sein und damit eine vollständige Oxidation des LDL-Partikels ermöglichen.

Summary

There are various hypotheses on the mechanisms causing the atherogenic effect of LDL. One of the theories claims that a "scavenger receptor" located on the foam cells of the arterial wall mediates the uptake of modified LDL. Scavenger receptors on foam cells from arteriosclerotic aortal walls were identified by fluorescence-marked acetyl LDL. On the arterial wall, LDL-similar particles bind to the acetyl LDL receptor. It could be demonstrated that cultivated endothelial cells modify LDL, which are then internalized from macrophages by the scavenger pathway. It was shown that the modification of LDL particles by cultivated endothelial cells is due to an oxidation of the LDL with free oxygen radicals. These findings permit the conclusion that antioxidants in LDL – e. g., vitamin E – protect the particle from oxidation. This protection mechanism could be impaired if the RES is activated or the plasma clearance of LDL delayed, rendering possible a complete oxidation of the LDL particle.

Epidemiologie der vorzeitigen koronaren Herzkrankheit

Seit mehreren Jahren ist weithin akzeptiert, daß erhöhte Plasmacholesterinspiegel einen gewichtigen Risikofaktor für die vorzeitige Arteriosklerose und ihre klinischen Folgesyndrome darstellen. Trotzdem konnte erst kürzlich gezeigt werden, daß eine deutliche Senkung des Plasmacholesterins auch ein vermindertes Risiko bedeutet. Im "Lipid Research Clinic Coronary Primary Prevention Trial" wurden 3806 Patienten mit Hypercholesterinämie (LDL-Cholesterin >175 mg/dl, Gesamtcholesterin >265 mg/dl) überwacht [1]. Sie wurden randomisiert und „doppelblind" über 7 Jahre mit Plazebo oder Colestyramin behandelt. Es gelang durch eine Absenkung des Gesamtcholesterins um 8–9%, die Häufigkeit der koronaren Herzkrankheit um 20% zu reduzieren. In einer Gruppe von Patienten mit einer Senkung des Cholesterin um 25% konnte sogar das KHK-Risiko auf die Hälfte reduziert werden. Das Ergebnis dieser Studie führte dazu, daß heute empfohlen wird, Individuen, die mit dem Gesamtcholesterin über der 90. Perzentile liegen, intensiv diätetisch zu behandeln. Therapierefraktäre Patienten sind mit Lipidsenkern zu behandeln.

→ Literaturhinweise:
Lipid Research Clinic Program (1984) JAMA 251; 365–374

Die Rolle der Lipide und Lipoproteine

Lipoproteine sind die Transportvehikel für die Lipide im Blut. Entsprechend der unterschiedlichen Schwimmdichte unterscheiden wir 4 Klassen. Die Chylomikronen transportieren die exogenen Lipide, also das Nahrungsfett. Chylomikronen fehlen beim nüchternen Stoffwechselgesunden und sind normalerweise nur postprandial nachzuweisen. Sie haben eine sehr niedrige Schwimmdichte, bilden große sphärische Partikel und bestehen hauptsächlich aus Triglyzeriden und geringen Mengen Cholesterin, Phospholipiden und Proteinen. Die "Very-low-density"-Lipoproteine" (VLDL) sind die Transportpartikel für endogene Triglyceride. Die VLDL werden in der Leber synthetisiert und sezerniert. Der VLDL-Metabolismus erfolgt in der Zirkulation. Aus dem lipolytischen Abbau der Triglyzeride entsteht "Low-density"-Lipoprotein (LDL), das Haupttransportprotein des Cholesterins im Plasma. LDL besteht etwa zu 60% aus Cholesterin und zu 40% Apoprotein B. Die kleinsten Lipoproteine mit dem niedrigsten Lipidgehalt sind die "High-density"-Lipoproteine (HDL). Sie enthalten etwa 50% Fett und 50% Protein.

Der Stoffwechsel der Lipoproteine wird durch ihre Apolipoproteine festgelegt. Im wesentlichen kennen wir 9 verschiedene Apoproteine. Ihre Aminosäuresequenz ist bekannt. Sie bilden eine amphipathische Helix und ermöglichen dadurch die Lösung der Fette im wässrigen Milieu. Einige Apoproteine sind Kofaktoren der Lipolyse. Das Apoprotein C-II z. B. stimuliert die Lipoproteinlipase des Gefäßendothels und determiniert deshalb entscheidend den Abbau von Chylomikronen und VLDL. Am besten ist die Funktion von Apoprotein B und Apoprotein E verstanden. Beide Apoproteine binden an den LDL-Rezeptor und leiten die Endozytose des LDL in die Zellen ein. Hepatozyten sind die Zellen mit den meisten LDL-Rezeptoren.

→ Literaturhinweise:
Dresel HA, Friedrich EA, Otto I, Waldherr R, Schettler G (1985) Arzneimittelforschung 35 (II) 12a:1936–1940
Rudel LL, Parks JS, Johnson FA, Babiak J (1986) J Lipid Res 27:465–474
Dresel HA (1986) Therapiewoche 36:1314–1422

Zytogenese der Arteriosklerose

Die Arteriosklerose bei experimentell induzierter Hypercholesterinämie in Versuchstieren oder bei familiärer Hypercholesterinämie (FH) des Menschen oder des Watanaba-Kaninchens (WHHL) beginnt mit der fokalen Akkumulation von Cholesterin in der arteriosklerotischen Frühläsion, dem "fatty streak". Cholesterinesterbeladene Schaumzellen mit zytoplasmatischen, nichtmembranumsäumten Fettropfen sind das typische zelluläre Korrelat des Frühstadiums. Diese Schaumzellen finden sich im subendothelialen Raum unmittelbar unter dem Endothel der Intima. Wie wir heute wissen, stimmt die alte Hypothese des Pathologen Anitschkow, daß die Schaumzellen von Monozyten/Makrophagen des zirkulierenden Blutes abstammen. Monozyten adhärieren bei Hyperchloesterinämie vermehrt am Endothel und migrieren in den subendothelialen Raum der Arterienwand, wo sie unter der vermehrten Transzytose des LDL in die Arterienwand gesteigert LDL-Cholesterin aufnehmen, verfetten und schließlich zu Schaumzellen konvertieren.

Die Progression zum arteriosklerotischen Plaque ist die Folge einer Akkumulation weiterer zellulärer und extrazellulärer Materials. In der Media beobachten wir eine Proliferation glatter Muskelzellen, die ebenfalls wie die Makrophagen in der Frühläsion zu Schaumzellen konvertieren können. Durch die Synthese der Plaquezellen und durch Zelluntergang ergibt sich eine extrazelluläre Matrix mit Lipiden, Bindegewebe, Kollagen, Elastin und anderen Zellkomponenten. Einzelne Plaques können dabei eine sehr unterschiedliche Morphe entwickeln. Hat die Bildung eines Plaque eine Stenose des Gefäßes zur Folge, so wird im nachfolgenden Stromgebiet eine Ischämie ausgelöst. Wenn der arteriosklerotische Plaque die Bildung einer Gefäßthrombose auslöst, kann dies einen Infarkt mit plötzlichem Herztod oder einen Schlaganfall bedeuten.

Die Ausbildung eines arteriosklerotischen Plaque dauert in der Regel Jahre bis Jahrzehnte. "Fatty streaks" sind bei schwerer Hypercholesterinämie bereits im Kindesalter die Regel, es dauert aber gewöhnlich 2–4 Jahrzehnte, bis sich fibröse Plaques herausbilden.

→ Literaturhinweise:
Ross R (1985) N Engl J Med 314:488–500
Faggioto A, Ross R, Harker L (1984) Arteriosclerosis 4:341–356

Warum ist LDL-Cholesterin atherogen?

Wenn wir heute aufgrund der bahnbrechenden Forschung der Arbeitsgruppe der beiden Nobelpreisträger des Jahres 1985, J. L. Goldstein und M. Brown aus Dallas/USA wissen wie die Plasmacholesterinspiegel durch LDL-Rezeptoren reguliert werden, so muß trotzdem eingestanden werden, daß wir nicht wissen, warum LDL atherogen ist. Solange der ursächliche Mechanismus des LDL in der Atherogenese nicht klar ist, bleibt die Absenkung des LDL auch das entscheidende klinische Kriterium einer Behandlung. Unzufrieden muß aber mit dieser Situation insbesondere der Kliniker sein, da jeder Arzt Patienten hat, die trotz hoher LDL-Spiegel keine KHK entwickeln und umgekehrt Fälle kennt, die bei leichter Hypercholesterinämie schon vorzeitig schwer erkrankt sind.

Zwei Hypothesen sorgten in den letzten Jahren in den Forschungslabors für Aufsehen, da sie experimentell überprüfbare Vorstellungen zur Atherogenität von LDL formulierten. Goldstein u. Brown folgerten aus einem gesteigerten Cholesterineinstrom in die Schaumzellen der frühen arteriosklerotischen Läsion bei familiärer Hypercholesterinämie (FH), daß Makrophagen über einen sog. "Scavenger receptor" verfügen könnten, der diesen Zellen eine gesteigerte Aufnahme von LDL ermöglicht. Eine gesteigerte zelluläre Cholesterinaufnahme durch LDL-Rezeptoren bei FH wäre ja paradox, da bei der FH bekanntlich die LDL-Rezeptoren der Zellen defekt sind. Andererseits findet selbst in Patienten ohne nachweisbare LDL-Rezeptoren ein signifikanter LDL-Abbau statt. Goldstein u. Brown stellten die Hypothese auf, daß in FH-Patienten die LDL infolge einer verlängerten Plasmaverweildauer schließlich modifiziert werden und in modifizierter Form durch Schaumzellen u. a. in der Arterienwand abgebaut werden. Sie postulierten dafür einen sogenannten "Scavenger rezeptor" auf diesen Zellen, der die Klärung der LDL bei FH besorgt.

→ Literaturhinweise:
Brown MS, Goldstein JL (1983) Annu Rev Biochem 52:223–261

Schaumzellenbildung in vitro mit modifizierten LDL-Partikeln

Schaumzellen mit zytoplasmatischen Lipidtröpfchen entstehen, wenn das Verhältnis Cholesterinester/freies Cholesterin >50% des Gesamtcholesterins ist. Unter der Annahme, daß die Schaumzellenbildung von der Konzentration des LDL abhängt, wurde zunächst versucht, peritoneale Makrophagen in vitro durch Inkubation mit hohen Konzentrationen von LDL zu Schaumzellen zu konvertieren. Goldstein u. Brown konnten mit nativem LDL keine Bedingung für eine Schaumzellenkonversion in peritonealen Makrophagen finden. Wie in kultivierten Fibroblasten führt auch in diesen Makrophagen die Aufnahme von LDL-Cholesterin zu einem Anstieg des freien Cholesterins in der Zelle und dadurch zu einer Suppression der LDL-Rezeptorsynthese und der Synthese der endogenen Cholesterinbiosynthese. Durch diesen Mechanismus bleiben die Zellen aber vor einer Überladung mit Cholesterin geschützt.

Da diese Versuche einer Schaumzellenbildung in vitro erfolglos blieben, war daran zu denken, daß in vivo LDL modifiziert werden könnte, bevor es von Makrophagen schneller als natives Plasma-LDL aufgenommen würde. Goldstein u. Brown konnten 1979 zeigen, daß durch Inkubation mit acetyliertem LDL, hergestellt in vitro durch Behandlung von LDL mit Acetanhydrid, die Bildung von Lipidtröpfchen mit hundertfach gesteigertem Cholesteringehalt im Zytoplasma von peritonealen Makrophagen auszulösen ist. Dabei stellte sich heraus, daß peritoneale Makrophagen Acetyl-LDL durch einen absättigbaren Mechanismus aufnehmen. Die Sättigungsbindungsanalyse ergab den Nachweis eines sog. „Acetyl-LDL-Rezeptors", der Acetyl-LDL mit hoher Affinität bindet. Weitere Studien mit konvertierten Makrophagen zeigten, daß – im Gegensatz zur Regulation und Suppression des LDL-Rezeptors von Fibroblasten durch freies Cholesterin – der Acetyl-LDL-Rezeptor nicht durch die Aufnahme von Cholesterin reguliert wird. Der Acetyl-LDL-Rezeptor ist jedoch nicht spezifisch für Acetyl-LDL. So konnte gezeigt werden, daß weitere Proteine mit negativen Ladungen oder Proteine nach Obliteration der positiven Ladungen den Acetyl-LDL-Rezeptor erkennen. Wie bei einigen anderen Rezeptoren ist die Ligandenbindung auch am Acetyl-LDL-Rezeptor durch einige Polyanionen wie Polyinosinsäure, Polyvinylsulfat etc. zu inhibieren. Möglicherweise sind polyanionenempfindliche Rezeptoren eine eigene Familie von Molekülen. Eine gewisse Stereospezifität des Acetyl-LDL-Rezeptors fällt dennoch auf: Während maleyliertes Albumin (Mal-BSA) mit hoher Affinität bindet, bindet Acetylalbumin nicht an den Acetyl-LDL-Rezeptor. Auch andere Polyanionen wie Polycytosinsäure sind im Gegensatz zur Polyinosinsäure keine brauchbaren Antagonisten. Weil der Acetyl-LDL-Rezeptor modifizierte LDL-Partikel erkennt, wurde vom Scavenger-Rezeptor für LDL gesprochen.

→ Literaturhinweise:
Goldstein JL, Ho YK, Basu SK, Brown MS (1979) Proc Natl Acad Sci USA 76:333–337
Brown MS, Basu SK, Falck JR, Ho YK, Goldstein JL (1980) J Supramol Struct 13:67–81

Der Scavenger-LDL-Rezeptor in Geweben und Zellinien

Scavenger-Rezeptoren wurden auf Schaumzellen aus arteriosklerotischer Aortenwand durch fluoreszenzmarkiertes Acetyl-LDL nachgewiesen. Neben Monozyten/Makrophagen des Menschen und mehrerer Versuchstierspezies fällt eine selektive Aufnahme modifizierter LDL durch Scavenger-Rezeptoren vorwiegend in Zellen auf, die mit Makrophagen verwandt sind. Dies sind die sinusoidalen Endothelzellen in den Organen des RES, die Kupffer-Zellen und die Astrozyten des Gehirns. Auch murine und menschliche Tumorlinien mit monozytärem oder makrophagozytärem Charakter haben z. T. Acetyl-LDL-Rezeptoren. Acetyl-LDL-Rezeptoren waren dagegen nicht nachzuweisen in Fibroblasten, glatten Muskelzellen, Lymphozyten, Hepatozyten und den Zellinien PU 5-1.8, U 937 und HL 60.

Die Acetyl-LDL-Rezeptor-positiven Linien P 388 D.1 und J 774.1 sind sehr vorteilhaft, um diese Rezeptoraktivität näher zu untersuchen. Acetyl-LDL wird in P 388 D.1 zeit- und konzentrationsabhängig modifiziert. Der Abbau ist reversibel durch Fucoidan, Dextransulfat, und Chloroquin zu unterbinden. Die Bindung von Acetyl-LDL an diese Zellen ist nicht Ca^{++}-abhängig. Die Gleichgewichtskonstante für die Acetyl-LDL-Bindung an die kultivierten Zellen war $3 \cdot 10^{-8}$ M, hinweisend auf einen hochaffinen Rezeptor. Die Aufnahme von Acetyl-LDL führt in P 388 D.1 innerhalb von 48–96 h zu einem 250fachen Anstieg des intrazellulären Cholesterins und zur Ausbildung intrazellulärer Lipidtröpfchen.

→ Literaturhinweise:
Pitas RE, Boyles J, Mahley RW, Bissell DM (1985) J Cell Biol 100:103–177
Nagelkerke JF, Barto KP, Berkel TJC van (1983) J Biol Chem 258:12221–12227
Via DP, Plant AL, Craig IF, Gotto AM, Smith LC (1985) Biochim Biophys Acta 833:417–428

Modifizierte LDL-Partikel in der Arterienwand?

LDL-Partikel mit erhöhter Elektronegativität wurden von arteriosklerotisch veränderten Aorten isoliert und auf Rezeptorbindung getestet. Die Arbeitsgruppe um Goldstein konnte zeigen, daß dem LDL ähnliche Partikel auf der Arterienwand an den Acetyl-LDL-Rezeptor der Makrophagen binden. Die Möglichkeit, daß LDL in der Arterienwand verändert wird, regte die Arbeitsgruppe um Steinberg, La Jolla, an, mögliche Modifikationen des LDL durch Zellen zu untersuchen. Kultivierte Endothelzellen modifizieren LDL zum sogenannten EC-LDL. EC-LDL wird von Makrophagen durch den "Scavenger pathway" internalisiert. Ähnliche Modifikationen mit einer Veränderung des LDL sind in Kulturen mit glatten Muskelzellen und Makrophagenkulturen nachgewiesen worden. In vivo konnte bisher Plasma-LDL nur in nativer Form, nicht aber in modifizierter Form, isoliert werden. Aus der interstitiellen Flüssigkeit entzündeten Gewebes jedoch waren LDL-Partikel mit erhöhter Ladung und Bindung an den Acetyl-LDL-Rezeptor zu isolieren.

→ Literaturhinweise:
Goldstein JL, Hoff HF, Ho YK, Basu SK, Brown MS (1981) Arteriosclerosis 1:210–226
Henrickson T, Mahoney EM, Steinberg D (1981) Proc Natl Acad Sci USA 78:6499–6503
Henrickson T, Mahoney EM, Steinberg D (1983) Arteriosclerosis 3:149–159
Clevidence BA, Morton RE, West C, Dusek DM, Hoff HE (1984) Arteriosclerosis 4:196–209

Modifikation von LDL durch Oxidation – Konsequenzen für die Atherogenese?

Die Arbeitsgruppe von Steinberg wies nach, daß die Modifikation von LDL-Partikeln durch kultivierte Endothelzellen durch eine Oxidation des LDL mit freien Sauerstoffradikalen erfolgt. LDL-Oxidation erfolgt nur in Anwesenheit von Redoxmetallen (Kupfer, Eisen). Antioxidantien wie Butylhydroxytuluol und Vitamin E hemmen die Oxidation von LDL. Durch die Oxidation kommt es zu einer Fragmentierung von Apo B. Die oxidierten Peptidfragmente von Apo B binden an den Acetyl-LDL-Rezeptor. Die ungesättigten Fettsäuren in den Cholesterinester- und Lecithinmolekülen werden massiv oxidiert, während der oxidativen Modifikation kommt es unter der Wirkung einer dem LDL-Partikel assoziierten Phospholipase A_2-Aktivität die Hydrolyse des Lecithins in Lysolecithin.

Inkubation von LDL in zellfreiem Medium mit 5 µM Cu^{++} führt zu einer sehr ähnlichen oxidativen Modifikation von LDL. Die Notwendigkeit von Redoxmetallen deutet darauf hin, daß freie Sauerstoffradikale die Oxidation von LDL einleiten.

In der Arbeitsgruppe von Steinberg gelang es ferner nachzuweisen, daß oxidierte LDL-Partikel chemotaktisch auf Monozyten wirken. Auf in vivo übertragen bedeutet dies, daß z. B. nach hohem Einstrom von LDL durch das Endothel oxidiertes LDL in ausreichender Konzentration entstehen könnte, eine vermehrte Adhäsion von Monozyten an der Arterienwand auslöst und die Migration der Zellen in den subendothelialen Raum stimuliert. Andererseits wurde beobachtet, daß modifizierte LDL-Partikel die Motilität peritonealer Makrophagen hemmen. Möglicherweise kommt es durch die Differenzierung der Monozyten in reife Makrophagen und dem Einfluß oxidierter LDL zur Konversion zum Gewebemakrophagen und Schaumzellenbildung.

→ Literaturhinweise:
Steinbrecher UP, Parthasarathy S, Lerke DS, Witztum JL, Steinberg D (1984) Proc Natl Acad Sci USA 81:3883–3887
Parthasarathy S, Steinbrecher UP, Barnett J, Witztum JL, Steinberg D (1985) Proc Natl Acad Sci USA 82:3000–3004
Parthasarathy S, Fong LG, Otero D, Steinberg D (1987) Proc Natl Acad Sci USA 84:537–540
Quinn MT, Parthasarathy S, Fong LG, Steinberg D (1987) Proc Natl Acad Sci USA 84:2995–2998

Antioxidantien im LDL – ein Schutz gegen Arteriosklerose?

Natürlich ist es berechtigt, angesichts der jetzt vorliegenden experimentellen Befunde nachzudenken, ob nicht Antioxidantien im LDL den Partikel vor Oxidation schützen. Das wichtigste Antioxidans in Plasmalipoproteinen ist Vitamin E (α-Tocopherol). α-Tocopherol verteilt sich im Plasma zu 65% auf LDL, zu 24% auf HDL und zu 8% auf VLDL. α-Tocopherol kann ein Elektron einfangen und durch Resonanz am Aromaten stabilisieren, so daß die Lipidperoxidation unterbrochen werden kann. Auch β-Carotin ist ein Radikalfänger unter hypoxischen Bedingungen und im Plasma-LDL stark angereichert. Unter normalen Bedingungen reichen diese Antioxidantien möglicherweise aus, den LDL-Partikel zu schützen. Es ist denkbar, daß aber bei Aktivierung des RES oder bei einer verzögerten Plasmaclearance des LDL hinreichende Bedingungen für eine vollständige Oxidation des LDL vorliegen. Interessant ist, daß in LDL-Partikeln von Patienten mit aortokoronarem Venenbypass deutlich erhöhte oxidierte Sterole nachzuweisen waren.

Spektakulär scheinen die antiarteriosklerotischen Wirkungen von Probucol beim Watanabe-Kaninchen zu sein. Probucol wirkt möglicherweise als Antioxidans, da es die Lipide im Kaninchen bei therapeutischen Spiegeln kaum senkt.

→ Literaturhinweise:
Bieri JG, Corash L, Hubbard S van (1983) N Engl J Med 308:1063–1071
Burton GW, Ingold RP (1984) Science 224:569–573

Besteht ein indirekter Schutz der Arterienwand durch hepatische Scavenger-Rezeptoren?

Die Tatsache, daß keine wesentliche Fraktion der Plasma-LDL-Partikel eine hohe Affinität zum Scavenger-Rezeptor hat, könnte bedeuten, daß modifizierte LDL-Partikel rasch aus der Zirkulation entfernt werden. In diesem Zusammenhang fällt auf, daß Acetyl-LDL nach i. v. Injektion in Versuchstieren innerhalb weniger Minuten von der Leber praktisch vollständig aus dem Blut geklärt wird. Acetyl-LDL wird überwiegend von den sinusoidalen Endothelzellen und Kupffer-Zellen gebunden und nach Internalisation verdaut. Es ist durchaus denkbar, daß die Leber eine Akkumulation oxidierter LDL im Plasma wirksam unterbindet und dadurch einen Schutz für die Arterienwand bewirkt.

→ Literaturhinweise:
Kou RL, Holmes RP (1986) Fed Proc 45:311
Parthasarathy S, Young SG, Witztum JL, Pittman RC, Steinberg D (1986) J Clin Invest 77:641–644
Kita T, Nagano Y, Yokode M et al. (1987) Proc Natl Acad Sci USA 84:5928–5931

Charakterisierung des hepatischen Scavenger-Rezeptors

Die schnelle Aufnahme von Acetyl-LDL in der Leber ist abhängig von einer gemeinsamen hochaffinen Bindungsstelle für Acetyl-LDL, Mal-BSA, Polyvinylsulfat, Fucoidan und Polyinosinsäure. Damit ist in der Leber ein ähnlicher Scavenger-Rezeptor wie im Makrophagen nachzuweisen. Unsere Arbeitsgruppe hat den Leberrezeptor in den letzten Jahren in vivo durch sequentielle Szintigraphie mit Radioiodliganden und biochemisch an der Rattenleber charakterisiert und isoliert. Der hepatische Scavenger-Rezeptor ist unter nativen Bedingungen als ein 250-kD-Glucoprotein aus der Lebermembranfraktion mit nichtionischen Detergentien zu solubilisieren. Ein Membranfilterbindungstest ermöglicht die Scavenger-Rezeptoren nach Rekonstitution in Liposomen zu testen. Unter reduzierenden Bedingungen und in Gegenwart von ionischen Detergentien ist aus dem Membranextrakt ein 35-kD-Peptid des Scavenger-Rezeptors zu charakterisieren. Die biochemische Aufreinigung der Scavenger-Rezeptoraktivität gelingt am besten durch Affinitätschromatographie / Gelpermeationschromatographie und präparative Polyacrylamidgelelektrophorese. Neben dem 35-kD-Peptid treten bei der Affinitätschromatographie weitere Bindungsstellen mit höherem und niedrigerem Molgewicht auf, wahrscheinlich als Folge von Aggregation bzw. partieller Proteolyse.

Augenblicklich sind bei uns in der Gruppe weitere Schritte im Gange, die 35-kD-Bindungsstelle zu gewinnen und ihre Regulation in vivo zu untersuchen.

→ Literaturhinweise:
Dresel HA, Friedrich E, Via DP, Schettler G, Sinn H (1985) EMBO J 1157–1162
Dresel HA, Friedrich E, Via DP, Sinn H, Ziegler R, Schettler G (1987) EMBO J 6:319–326
Ottnad E, Via DP, Sinn H, Friedrich E, Ziegler R, Dresel HA (to be published) Biochem J

Schlußbemerkung

Die Rolle der Scavenger-Rezeptoren und die Bedeutung der Lipoproteinoxidation in vivo für die Atherogenese ist letztlich noch unklar. Bedeutsam wäre aus klinischer Sicht, Patientengruppen mit vermehrter Lipoproteinoxidation (z. B. Raucher?) von normalen abzugrenzen. Patienten mit Defekten im enzymatischen „Verteilungssystem" der Zelle gegen O_2-Radikale sollten untersucht werden (z. B. Myeloperoxidasemangel), ebenso natürlich Patienten mit Anomalien im weißen Blutbild. Wir selbst konnten in einer kleinen Patientengruppe mit schwerer homozygoter familiärer Hypercholesterinämie eine Monozytose und eine vermehrte Beladung dieser Zellen durch Neutralfette beobachten. Eine verstärkte Forschung, die sich auf die Rolle des Lipidstoffwechsels in weißen Blutzellen bei Zuständen mit vorzeitiger lipidinduzierter Atherosklerose konzentriert, ist aus unserer Sicht sehr wünschenswert.

→ Literaturhinweise:
Dresel HA, Via DP, Stoehr M et al. (1986) Arteriosclerosis 6:259–264

Aus der Diskussion

Der Darstellung W. Krones über Stoffwechseleffekte α- und β-adrenerger Substanzen sowie von Ca-Antagonisten folgten methodenkritische Anmerkungen und Fragen zu den sich aus den Befunden möglicherweise ergebenden therapeutischen Konsequenzen. Eine Kontroverse entwickelte sich aus der bewertenden Gegenüberstellung epidemiologischer und molekularbiologischer Untersuchungsergebnisse, wonach die in Frage gestellte Evidenz einer wirksamen KHK-Prävention durch Antihypertensiva auf bezüglich der Arterioskleroseentwicklung ungünstigen Stoffwechseleffekten beruhen könnte. Für die Praxis wurde die Forderung nach ausreichender Berücksichtigung individueller Gegebenheiten wie Lebensalter, Schwere der Hypertonie und Begleiterkrankungen erhoben. Darüber hinaus verdeutlichte die Diskussion auch eine unterschiedliche Einschätzung des Stellenwertes verschiedener für die Pathogenese der Arteriosklerose angeführter experimenteller Daten. Dem von G. Schmitz vorgetragenen Nachweis HDL-unabhängiger Sekretionsinduktion von Cholesterin in Makrophagen durch Ca-Antagonisten folgten Fragen nach den Stoffwechselbedingungen für die wieder in das Plasma gelangten Moleküle und nach eventuell klinisch/diagnostisch bedeutsamen Befunden im Makrophagensystem. Offensichtlich muß von zahlreichen Makrophagen-Unterpopulationen ausgegangen werden, die sich nicht nur morphologisch und biochemisch, sondern auch funktionell unterscheiden. Eine Rolle für die zellulären Enzym-Aktivitäten (ACAT, HMG-Co-A-Reduktase) und Rezeptor-Aktivitäten spielt darüber hinaus das Alter der jeweiligen Zellen in der Population.

Die atherogene Bedeutung eines Hyperinsulinismus wurde von A. Wirth mit epidemiologischen, klinischen und biochemischen Befunden begründet. Als ursächlichen Mechanismus können zellbiologische Effekte (Wachstumsfaktoren, Rezeptor-Stimulation) und metabolische Abweichungen (VLDL-Produktion) angesehen werden. Die Diskussion verdeutlichte weiter die für die Praxis relevante Forderung niedriger peripherer Insulin-Konzentrationen.

A. Dresels Beitrag rückte nicht unmittelbar mit dem Cholesterin-Stoffwechsel verbundene biologische Effekte der LDL in den Vordergrund. Sie führten zur Diskussion über die Bedeutung unterschiedlicher Zellsysteme und Detail-Befunde zum Prostaglandin-Metabolismus.

Gefäßwandstoffwechsel – In-vivo-/In-vitro-Modelle

Experimentelle Gefäßkalzinosen und Kalziumantagonisten

U. P. Ketelsen

Zusammenfassung

Die Wand arteriosklerotischer Arterien zeigt eine pathologische Anreicherung sowohl von Lipiden, speziell Cholesterol, als auch von Kalzium. Der pathogenetischen Rolle des Kalziums im Sinne einer zytotoxischen Wirkung bei zellulärer Kalziumüberladung wurde erst in den letzten 10–15 Jahren eine größere Bedeutung zugemessen. Tierexperimentell wurde nachgewiesen, daß eine intrazelluläre Kalziumüberladung des Myokards als Ursache einer Zellnekrose zu sehen ist. Eine prophylaktische Gabe des Kalziumantagonisten Nifedipin konnte diese pathologische Überladung der Myokardzellen verhindern. Auf die Kalziumakkumulation der glatten Gefäßmuskulatur von Aorta und Koronarien zeigte Nifedipin den gleichen protektiven Effekt.

Der Alterungsprozeß ist durch eine zunehmende Kalzinose gekennzeichnet. Durch klinische Untersuchungen muß geprüft werden, ob Kalziumantagonisten bei vorzeitigem Altern der Gefäße eine therapeutische Wirkung besitzen.

Summary

The wall of arteriosclerotic arteries shows a pathologic accumulation of lipids, especially cholesterol, and calcium. The pathogenetic role of calcium as a cytotoxic agent in cellular calcium overload has gained importance during the last 10–15 years. In animal experiments it was shown that an intracellular calcium overload of the myocardium is the cause of cell necrosis. Prophylactic administration of the calcium antagonist nifedipine could prevent this pathologic calcium accumulation in the myocardial cells. In the same way, nifedipine protected the smooth vascular muscles of the aorta and the coronaries.

The general aging process is characterized by increasing calcinosis. Clinical trials will have to be performed to show whether calcium antagonists have a therapeutic effect in patients with premature aging of the blood vessels.

Morphologische Aspekte

Glatte Gefäßmuskelzellen, Skelettmuskelzellen und Myokardzellen stimmen dahingehend überein, daß sie zur Aktivierung ihres kontraktilen Systems auf die Kalziumversorgung aus dem extrazellulären Raum angewiesen sind. Während eine Verminderung des Kalziumeinstroms in die Zellen ihre mechanische Aktivität dämpft, kommt es bei einem vermehrten Kalziumeinstrom zu hyperkontraktilen Reaktionen.

Die Wand arteriosklerotischer Arterien zeigt eine pathologische Anreicherung sowohl von Lipiden, speziell Cholesterol, als auch von Kalzium. Während sich eine nahezu unübersehbare Anzahl von Publikationen mit der pathogenetischen Rolle der Lipidakkumulation beschäftigte, wurde vergleichsweise der pathogenetischen Rolle des Kalziums im Sinne einer zytotoxischen Wirkung bei zellulärer Kalziumüberladung erst in den letzten 10–15 Jahren größere Bedeutung zugemessen. Hierbei konnte sowohl bei einigen hereditären Myopathien (z. B. Duchenne-Muskeldystrophie) und Kardiomyopathien wie auch unter tierexperimentellen Bedingungen nachgewiesen werden, daß eine intrazelluläre Kalziumüberladung als Ursache und nicht als Folge einer letztlich zustandekommenden Zellnekrose zu sehen ist [1, 2].

Bei der *Herzmuskelzelle* ist das pathogenetische Prinzip der intrazellulären Kalziumüberladung experimentell für folgende Nekroseformen gesichert [2]:

1) Die β-adrenerge Überstimulation;
2) die Überdosierung von Vitamin D_3 oder Dihydrotachysterol (ATIO);
3) den alimentären Kalium- oder Magnesiummangel;
4) die hereditäre Kardiomyopathie des syrischen Hamsters.

Tierexperimentelle Befunde zur intrazellulären Kalziumüberladung

Die folgenden zellmorphologischen Befunde wurden in Experimenten zusammen mit Prof. Fleckenstein und Dr. Frey (Physiologisches Institut der Universität Freiburg) erhoben.

Abbildung 1a zeigt die pathologische Kalziumüberladung einer Rattenmyokardzelle 6 h nach sympathischer Überstimulation infolge subkutaner Injektion der Nekrose erzeugenden Dosis von 30 mg Isoproterenol/kg Körpergewicht.

Mit Hilfe der Kaliumpyroantimonatmethode lassen sich elektronenmikroskopisch massive intrazelluläre Kalziumantimonatpräzipitate intermyofibrillär und insbesondere in den Mitochondrien demonstrieren. Unsere Beobachtungen nach Injektion von Isoproterenol lassen darauf schließen, daß eine Kalziumbindung zuerst am Sarkolemm erfolgt und in einem 2. Schritt ein massiver intrazellulärer Kalziumeinstrom zustandekommt. Diese intrazelluläre Kalziumüberladung ist dabei für die Myokardzelle, aber auch, unter anderer pathogenetischer Ausgangssituation, für die Skelettmuskelzelle und wahrscheinlich auch für die glatte Gefäßwandmuskelzelle in mehrfacher Weise schädlich:

1) Infolge einer exzessiven Aktivitätssteigerung intrazellulärer, kalziumabhängiger ATPasen wird der ATP-Verbrauch der Myofibrillen, der Mitochondrien und des sarkoplasmatischen Retikulums bis zur Dekompensation in die Höhe getrieben.
2) Infolge der Aktivierung kalziumabhängiger neutraler Proteasen kommt es wahrscheinlich zusätzlich zur Schädigung der Myofibrillen.
3) Infolge einer kalziumbedingten Destruktion der Mitochondrien verlieren diese ihre Phosphorylierungskapazität, so daß die Synthese von ATP letztlich erlischt.

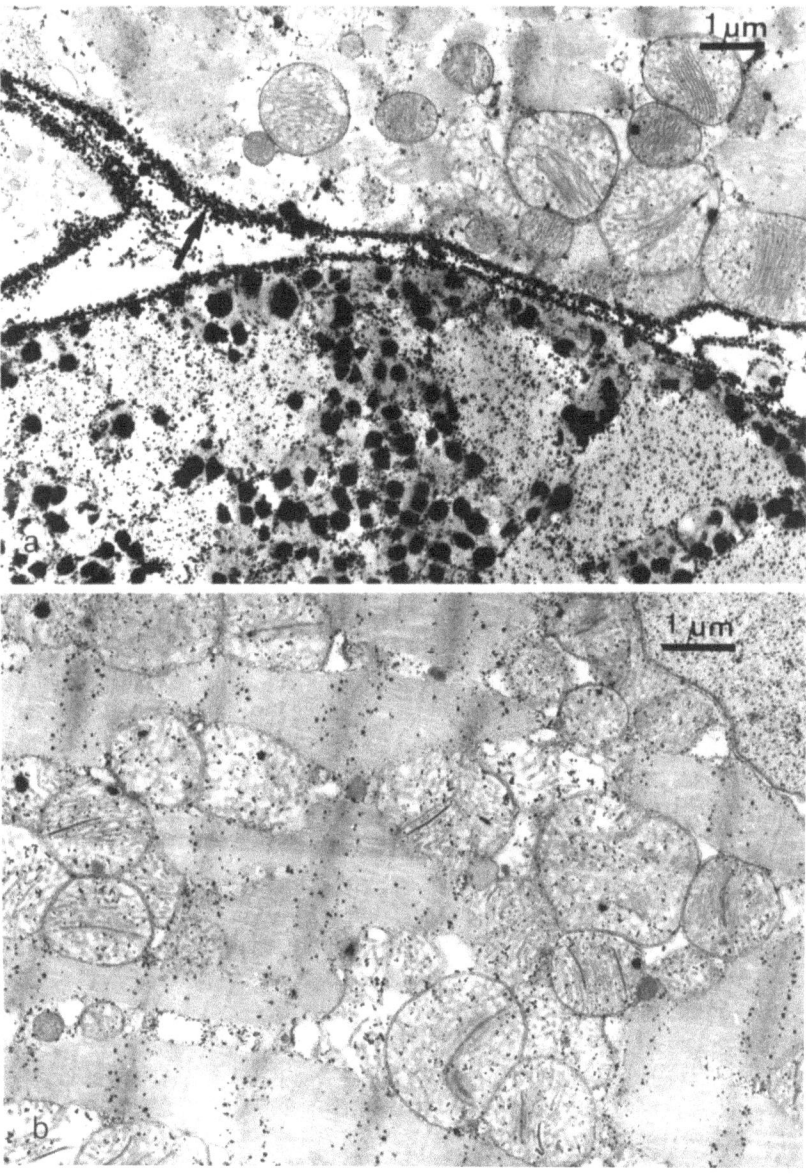

Abb. 1. a Starke Kalziumüberladung der Rattenmyokardzelle 6 h nach subkutaner Injektion von 30 mg Isoproterenol/kg. Elektronenmikroskopischer Nachweis der extremen Akkumulation von Kalzium am Sarkolemm (→) und im Innern einer Myokardzelle (Myofibrillen und Mitochondrien) mit Hilfe der Kaliumpyroantimonatmethode. Kontrastierung: Uranylacetat und Bleicitrat.
b Schutz vor isoproterenolbedingter Myokardzellüberladung mit Kalzium durch prophylaktische Gabe von 50 mg s.c./kg Nifedipin (12 h vor der Isoproterenolgabe). Feinkörnige Kalziumantimonatpräzipitate im Bereich der Z-Band-Strukturen und in den Mitochondrien entsprechend der Befunde unbehandelter Kontrolltiere. *Kontrastierung:* Uranylacetat und Bleicitrat

Diese Effekte summieren sich schließlich in einem Circulus vitiosus mit dem Resultat der Zellnekrose.

In unseren Experimenten nach Injektion von Isoproterenol konnte durch prophylaktische Gabe von Nifedipin oder Verapamil die pathologische Kalziumüberladung der Rattenmyokardzellen verhütet werden.

Abbildung 1 b zeigt den präventiven Effekt der durch Isoproperenol induzierten Kalziumüberladung nach prophylaktischer Gabe von Nifedipin (50 mg/kg Körpergewicht subkutan 12 h vor der Isoproterenolgabe). Wir sehen elektronenmikroskopisch, daß die strukturelle Integrität der Myokardzelle erhalten geblieben ist, mit meist in Nähe der Z-Streifen normal verteilten Kalziumantimonatpräzipitaten und nur wenigen, eher unspezifischen mitochondrialen Veränderungen.

Da eine Kalziumüberladung des Myokards deletär wirkt, war die Frage zu beantworten, ob die Kalziumüberladung auch in der Gefäßwand die erwähnte pathogenetische Bedeutung besitzt und inwieweit eine solche Gefäßwandschädigung ähnlich wie an der Myokardfaser, mit Kalziumantagonisten zu beeinflussen ist.

Wir haben die Kalziumüberladung der glatten Gefäßmuskulatur von Aorta und Koronarien in den letzten Jahren im wesentlichen an 2 tierexperimentellen Modellen überprüft:

1) am hypercholesterinämischen Kaninchen im Rahmen einer Studie zur Wirkung von Mg-pyridoxal-5-phosphat-glutamat [3] in enger Zusammenarbeit mit Herrn Prof. Heuck, der anschließend hierüber berichten wird und
2) bei der Ratte nach Überdosierung von Vitamin D_3 im Rahmen einer Studie zur Wirkung von Kalziumantagonisten, die in enger Kooperation mit Herrn Prof. Fleckenstein und Herrn Dr. Frey vom Physiologischen Institut der Universität Freiburg möglich war.

Auch in diesen Untersuchungen ermöglichten spezielle Untersuchungsmethoden wie die Analyse arterieller Gefäße mit Hilfe der Atomabsorptionsspektrometrie und spezielle morphologische Färbe- und Reaktionsmethoden bis in den ultrastrukturellen Bereich eine Aussage darüber, ob eine Überladung der glatten Muskelzelle der Arterienwand mit Ca^{++} einen wesentlichen Faktor in der Pathogenese der Arteriosklerose darstellt.

Sowohl beim hypercholesterinämischen Kaninchen als auch bei der mit Vitamin D_3 überdosierten Ratte war mit morphologischen Methoden eine pathologische Kalziumüberladung der glatten Gefäßwandzellen licht- und elektronenmikroskopisch nachzuweisen.

Die Kalziumablagerungen waren, wie in Abb. 2a am Beispiel von Mediamyozyten der Aorta des hypercholesterinämischen Kaninchens, sowohl im Bereich der Myofibrillen, insbesondere aber in den Mitochondrien nachzuweisen, die meist ausgeprägte Kalziumantimonatpräzipitate aufweisen.

Demgegenüber zeigt Abb. 2b Mediamyozyten aus der Aorta von normalen Kontrolltieren ebenfalls in der Darstellung mit Hilfe der Kaliumpyroantimonatmethode. Es finden sich nur wenige feinkörnige intermyofibrilläre Kalziumantimonatpräzipitate. Die Mitochondrien dieser Mediamyozyten sind strukturell unauffällig und nicht mit Kalzium überladen. Morphologisch gleichartige Befunde

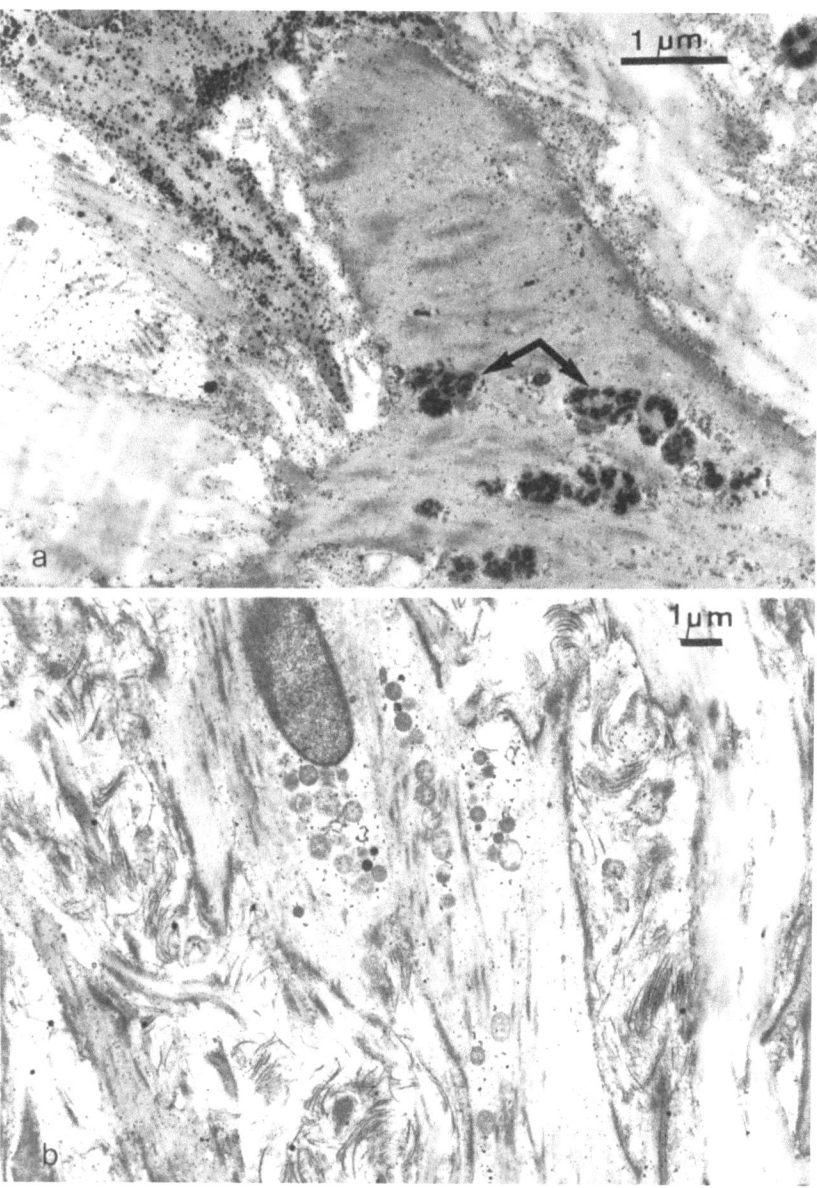

Abb. 2. a Elektronenmikroskopische Aufnahme von Mediamyozyten der Aorta beim hypercholesterinämischen Kaninchen. Nachweis ausgeprägter Kalziumvermehrung intermyofibrillär und mitochondrial (→). Kaliumpyroantimonatmethode. *Kontrastierung:* Uranylacetat und Bleicitrat. **b** Elektronenmikroskopische Aufnahme von Mediamyozyten der Aorta normaler Kontrolltiere. Regelrechte feinkörnige Kalziumantimonatpräzipitate myofibrillär. Keine mitochondriale Kalziumüberladung. Kaliumpyroantimonatmethode. *Kontrastierung:* Uranylacetat und Bleicitrat

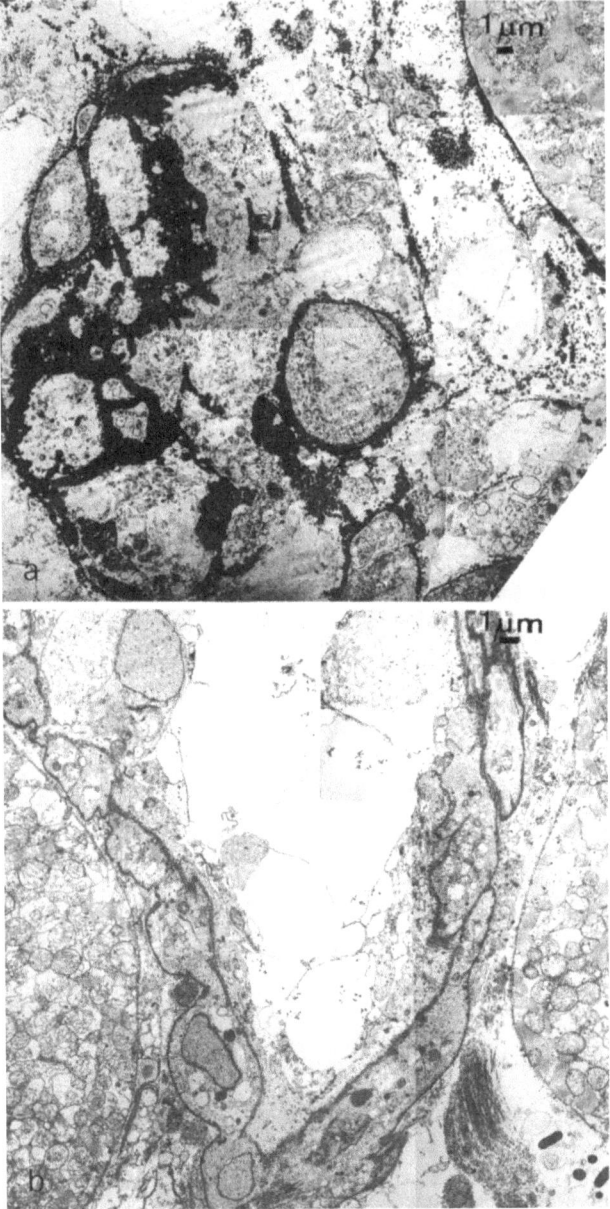

Abb. 3. a Elektronenmikroskopischer Nachweis einer exzessiven Koronarkalzinose bei der Ratte nach Überdosierung von Vitamin D_3. Zerstörung der strukturellen Integrität der Koronarwand durch massive Ablagerung von Kalksalzen. Kaliumpyroantimonatmethode. *Kontrastierung:* Uranylacetat und Bleicitrat. **b** Verhinderung der durch Vitamin D_3 induzierten Koronarkalzinose durch prophylaktische Behandlung mit Diltiazem. Kaliumpyroantimonatmethode. *Kontrastierung:* Uranylacetat und Bleicitrat

sind an den glatten Muskelzellen der Koronarien von normalen Kontrolltieren zu erheben.

Sehr viel dramatischer gestaltete sich die Überladung der Gefäßwand mit Kalzium in unseren Experimenten infolge Überdosierung von Vitamin D_3 [4].

Dabei zeigte sich, daß hohe Dosen von Vitamin D_3 alleine oder als potenzierender Faktor mit Nikotin kombiniert zu schwerster Kalzinose der Koronarien, aber auch zu Verkalkungen anderer arterieller Gefäße wie Aorta und Mesenterialarterien führten. Damit konnte die pathogenetische Bedeutung des Kalziums als Risikofaktor, wie er auch bei der menschlichen Arteriosklerose im Rahmen des Hypertonus, Diabetes, der Vitamin-D-Überdosierung, dem Nikotinabusus und dem höheren Alter zunehmend diskutiert wird, bestätigt werden. Unter dem Einfluß von Vitamin D_3 allein stieg bei Untersuchung mit Hilfe der Atomabsorptionsspektrometrie der Kalziumgehalt z. B. der Wand des R. descendens anterior der linken Koronararterie von 12 mmol/kg Trockengewicht auf 220 mmol/kg Trockengewicht an. Mit Hilfe von Diltiazem konnte dagegen der Kalziumgehalt bei den Vitamin-D-behandelten Tieren im Normbereich gehalten werden.

In der Versuchsgruppe mit Applikation von Vitamin D_3 und Nikotin waren lichtmikroskopisch nicht nur die bereits in den Isoproterenolversuchen nachgewiesenen Myokardzellverkalkungen, sondern andere Verkalkungen der Koronarwände mit der von Kossa-Methode und fluoreszenzmikroskopisch bei Morinfärbung nachzuweisen. Unter dem Schutz von Diltiazem war der Aspekt der Gefäße normal [4].

Diese lichtmikroskopischen Befunde ließen sich in vollem Umfang elektronenmikroskopisch bestätigen. Die Untersuchung von Koronarien und Aorten 24, 48, 72 und 80 h nach Vitamin-D_3-Injektion zeigt eine gewisse Dynamik im Prozeß der Kalziumüberladung von glatten Gefäßwandmuskelzellen und interstitiellem Stroma. Nach Vitamin-D_3-Injektion in hoher Dosierung kommt es bereits nach 24 h sowohl in der Media der Aorta wie auch in der Gefäßwand der Koronarien zu Ablagerungen von Kalzium im interstitiellen Stroma wie in den Mediamyozyten, wobei im interstiellen Stroma die Kalziumablagerung häufig in kleinen Vesikeln nachzuweisen ist, während die Kalziumablagerungen in den Mediamyozyten sowohl intermyofibrillär wie auch besonders deutlich in den Mitochondrien zu beobachten ist.

Das Endbild massivster Koronarkalzinose nach Vitamin-D_3-Injektion zeigt der elektronenmikroskopische Befund in Abb. 3a. Die strukturelle Integrität der Koronararterie ist vollständig zerstört mit exzessiver Massierung von Kalksalzen. Die unter gleichen Versuchsbedingungen mit Diltiazem behandelten Tiere zeigen dagegen auch elektronenmikroskopisch nahezu intakte Koronarwände ohne wesentlich pathologische Kalziumablagerungen (Abb. 3b).

Schluß

Haben diese tierexperimentellen Ergebnisse praktische Konsequenzen für die kardiovaskuläre Therapie? Eine endgültige und sichere Antwort hierauf steht z. Z. noch aus. Die demonstrierten Tierversuche zeigen, daß die Kalziumüberladung der glatten Gefäßmuskulatur bei der Arteriosklerose kein begleitendes oder sekundäres Phänomen darstellt, sondern eine kausale Bedeutung für die Zerstörung der Gefäßwand hat. Eine prophylaktische Verabreichung von geeigneten Kalziumantagonisten konnte in diesen Experimenten die Überladung der Arterienwände mit Kalzium verhüten. Wichtig ist, daß es in allen menschlichen Arterien schon vom 1. Lebensjahrzehnt an zu einer spontanen Gefäßkalzinose kommt, die dann progredient fortschreitet, wie eine Untersuchung von Fleckenstein et al. [5] an arteriellen Gefäßen aus 144 Leichen, hauptsächlich Verkehrsopfern, zeigt. Bei 80- bis 90jährigen findet sich in der Mesenterialarterie etwa 20mal, in der Aorta 100mal und in der Koronarie 8mal mehr Kalzium als im 1. Lebensjahrzehnt. Der Alterungsprozeß ist also durch eine zunehmende Kalzinose charakterisiert. Der Schwund an elastischen Elementen dürfte wahrscheinlich damit zusammenhängen, daß als Folge der Kalziumüberladung der Arterienwand die elastischen Fasern mineralisiert werden. Ähnliche Ergebnisse ließen sich auch an Gefäßen von Diabetikern mit massiven Durchblutungsstörungen sowie bei Hypertonikern erheben. Spontan hypertensive Ratten (Okamoto-Ratte) lassen nach Dauerbehandlung mit Kalziumantagonisten nicht nur eine Normalisierung des Bluthochdrucks, sondern auch eine Normalisierung der bei ihnen nachweisbaren arteriellen Kalziuminkorporationen erkennen.

Klinische Untersuchungen müssen deshalb zeigen, ob Kalziumantagonisten tatsächlich bei vorzeitigem Altern der Gefäße, z. B. als Folge eines Diabetes oder einer Hypertonie eine gefäßtherapeutische Grundwirkung besitzen könnten.

Literatur

1. Ketelsen U-P (1984) Duchenne-Muskeldystrophie (DMD) Molekularpathologischer und histochemischer Beitrag zur Pathogenese der Muskelzellnekrose in frühen Krankheitsstadien und bei männlichen Foeten definitiver Überträgerinnen. Therapiewoche 34:3495–3507
2. Fleckenstein A (1983) Calcium antagonism in heart and smooth muscle. Experimental facts and therapeutical prospects. Wiley & Sons, New York
3. Panagiotopoulos T, Ketelsen U-P, Schmidt A, Heuck CC (1986) Long-term effect of magnesium pyridocal 5-phosphate glutamate in rabbits developing hypercholestolemia. Arzneimittelforschung 36 (II) 8:1210–1215
4. Fleckenstein A, Frey M, Fleckenstein-Grün C (1985) Myocardial and vascular damage by intracellular calcium overload. Preventive actions of calcium antagonists. In: Godfrained T et al. (eds) Calcium entry blockers and tissue protection. Raven, New York
5. Fleckenstein A, Frey M, Fleckenstein-Grün G (1983) Protection by calcium antagonists against experimental arterial calcinosis. In: Pyörala K et al. (eds) Secondary prevention of coronary heart disease. Thieme, Stuttgart New York

Experimentelle Befunde über Effekte von Magnesium-pyridoxal-5-phosphat-glutaminat im Fettstoffwechsel von Kaninchen

C. C. Heuck

Zusammenfassung

Ziel der vorliegenden Untersuchung war, die Struktur des Pharmakons Sedalipid aufzuklären sowie den lipidsenkenden Effekt der Substanz und dessen Mechanismus zu überprüfen. Kernresonanzmessungen haben gezeigt, daß das Produkt aus einer Mischung aus Pyridoxalphosphat, Magnesiumglutamat und aus dem Aldiminkondensat beider Verbindungen besteht. Da die Aldiminverbindung leicht hydrolysiert, ist die pharmakologische Wirkung des Präparates vermutlich von den Hydrolyseprodukten Vitamin-B_6-phosphat und/oder Magnesiumglutamat verursacht. Verschiedene Untersuchungen haben zu der Annahme geführt, daß Vitamin B_6 eine präventive Wirkung bei der Entwicklung der Arteriosklerose haben könnte.

In eigenen Tierexperimenten wurden verschiedene Gruppen von Kaninchen unterschiedlich ernährt und ein Teil des Kollektives mit Sedalipid behandelt. Bei den mit hohen Dosen von Sedalipid behandelten Kaninchen zeigten sich deutlich niedrigere Serumcholesterinkonzentrationen als in den unbehandelten Kontrollgruppen.

Summary

The goal of the present investigation was to clarify the chemical structure of the pharmacon Sedalipid and to examine the lipid-lowering effect of the substance as well as the mechanism of this effect. NMR measurements have shown that the product consists of a mixture of pyridoxal phosphate, magnesium glutamate and of the aldimin condensate of the two substances. As the aldimin compound hydrolyses very easily, the pharmacological effect of the preparation is probably caused by the hydrolysis products vitamin B_6 phosphate and/or magnesium glutamate. Various investigations have led to the conclusion that vitamin B_6 could have a preventive effect in atherogenesis.

In the present animal experiments various groups of rabbits were fed different diets and some were treated with Sedalipid. The groups treated with high doses of Sedalipid showed distinctly lower serum cholesterol concentrations than did the nontreated control groups.

Einleitung

Die Mechanismen, die der lipidsenkenden Wirkung des Präparates Sedalipid zugrundeliegen, sind bisher nicht geklärt. Gegenstand unserer Untersuchungen waren daher neben der Aufklärung der chemischen Struktur von Sedalipid die biochemischen Wirkungen von Vitamin B_6 als einer Komponente dieses Pharmakons sowie die Ergebnisse aus Untersuchungen an Kaninchen.

Sedalipid enthält Magnesium-pyridoxal-5-phosphat-glutaminat (MPPG). Der Hersteller nimmt an, daß eine einheitliche chemische Verbindung vorliegt, in der ein Glutaminsäuremolekül durch eine Aldiminkondensation an Pyridoxal-5-phosphat gebunden ist. Das Magnesiumion neutralisiert die sauren Valenzen der Glutaminsäure und der Phosphatgruppe.

Da jedoch zum Zeitpunkt unserer Untersuchungen keine Analysen zur Struktur der Verbindung vorlagen, führten wir infrarotspektroskopische Messungen und Kernresonanzmessungen durch. Im IR-Spektrum dieses Produktes fanden wir gegenüber dem Spektrum von Pyridoxalphosphat keine wesentlichen Unterschiede.

Kernresonanzmessungen zur Struktur von Sedalipid

Die Daten der Kernresonanzmessung sind etwas komplexer. Man findet bei einer Resonanzfrequenzverschiebung von 10,3 Hz ein Singulett, das dem Wasserstoff einer Aldehydgruppe zugeordnet werden könnte. Man findet aber auch bei 8,2 Hz ein Singulett, das dem Wasserstoff einer Aldimingruppe zugeordnet werden könnte. Bei der Aufsummierung der Integrale der Protonenabsorption müßte man ferner erwarten, daß die Summe der Integrale der Summe der Wasserstoffatome in der Verbindung entspricht, wenn man das Integral der Aldehydgruppe bzw. der Aldimingruppe einem einzelnen Wasserstoffatom zuordnet. Die Aufsummierung der Integrale entspricht jedoch nicht der Anzahl der Wasserstoffatome in der angenommenen Verbindung. Diese Beobachtungen weisen darauf hin, daß das Produkt in der Form, in der es vertrieben wird, aus einer Mischung aus Pyridoxalphosphat, Magnesiumglutamat und aus dem Aldiminkondensat beider Verbindungen besteht.

Bei unseren Untersuchungen konnten wir jedoch nicht sicher ausschließen, daß während der Kernresonanzmessungen, die in deuteriertem Wasser vorgenommen wurden, eine Hydrolyse stattfindet. In diesem Falle müßte man jedoch annehmen, daß die Aldiminverbindung auch unter physiologischen Bedingungen leicht hydrolysiert, d. h. bei einer oralen Verabreichung würde das Pharmakon sowohl im sauren Milieu des Magens wie im alkalischen Milieu des Dünndarms hydrolysieren. Eine pharmakologische Wirkung wäre dann jedoch nicht von der ursprünglichen Verbindung, sondern von den Hydrolyseprodukten Vitamin-B_6-phosphat und/oder Magnesiumglutamat, verursacht.

Bedeutung des Vitamin B_6 für Fettstoffwechsel und die Entstehung der Arteriosklerose

Damit bin ich bei der Biochemie von Vitamin B_6 angelangt. Es stellt sich hier die Frage, welche Wirkung hat diese Komponente auf den Fettstoffwechsel und die Arteriosklerose. Bei der Durchsicht der veröffentlichten Untersuchungen über Vitamin B_6 findet man durchaus unterschiedliche Effekte.

So ist erwiesen, daß Vitamin B_6 im Tryptophanstoffwechsel mitwirkt. Deutliche Effekte lassen sich bei einer Xanturenacidurie nachweisen. Ebenso ist bekannt, daß Vitamin B_6 an der Transformation von Tryptophan zu Nikotinsäure beteiligt ist.

Ferner ist ein Einfluß von Vitamin B_6 auf den Methioninstoffwechsel nachgewiesen. Eine weiterhin bekannte Wirkung ist der Einfluß von Vitamin B_6 als Kofaktor bei der Hämoglobinsynthese. Es katalysiert die Transformation von Methylmalonsäure zu Bernsteinsäure, die anschließend mit Glycin zu δ-Aminolävulinsäure kondensiert. Sie ist, wie Sie wissen, die Vorstufe der Porphyrine.

Am bekanntesten sind Ihnen wahrscheinlich die Kofaktoreigenschaften von Pyridoxal für die Transaminasen. So wird z. B. Glyoxalsäure unter dem Einfluß von Vitamin B_6 in Glycin überführt. Im Falle eines Vitamin-B_6-Mangels kann man eine erhebliche Steigerung von Oxalsäure, dem Oxidationsprodukt von Glyoxalsäure, beobachten. Dem Kliniker ist am ehesten die Kofaktorwirkung für die Transaminasen GOT und GPT vertraut. Gelegentlich müssen wir auch in der klinisch-chemischen Analytik eine Vitamin-B_6-Mangelsituation bei der Beurteilung der Transaminasenaktivitäten in Erwägung ziehen.

Bei verschiedenen klinischen Situationen kann ein Vitamin-B_6-Mangel bestehen. So beobachtet man beispielsweise bei einer Schwangerschaft einen – im allgemeinen relativen – Vitamin-B_6-Mangel, ebenso in Folge der Hämsynthesestörung bei einer hypochromen Anämie, bei malignen Erkrankungen, bei Lebererkrankungen, bei neurologischen Erkrankungen, bei extremem Alkoholabusus, bei Diabetes mellitus. Tierexperimentell wurde auch zwischen einer Arteriosklerose und einem Vitamin-B_6-Mangel eine positive Korrelation gefunden. Auf diesen Punkt möchte ich etwas näher eingehen.

Man hat feststellen können, daß Vitamin B_6 verschiedene Mechanismen der Atherogenese beeinflußt (Abb. 1). Beispielsweise ist die Elastizität der Lamina interna der Gefäßwand bei einem Vitamin-B_6-Mangel vermindert. Die Veränderung der elastischen Eigenschaften beruht auf einer verminderten Enzymaktivität einer extrazellulär wirksamen Lysyloxidase, durch die Kollagen bzw. Elastin vernetzt wird [1]. Die Aktivität dieses Enzyms wird durch Vita-

Summenformel: $C_{13}H_{17}O_{10}MgN_2P$

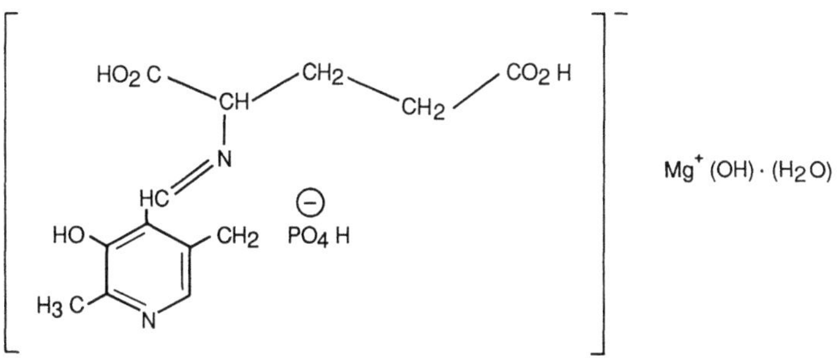

Molekulargewicht (ber.): 416,6

Abb. 1. Magnesium-pyridoxal-5-phosphat-glutaminat (Sedalipid)

min B_6 erhöht. Ferner wird die Aktivität von 2 Schlüsselenzymen der Mukopolysaccharidsynthese, nämlich der Glukosaminphosphatdehydrogenase und der UDP-Glucosedehydrogenase erhöht. Man hat im Tierversuch herausgefunden, daß bei Gabe von Vitamin B_6 die Mukopolysaccharidsynthese gesteigert und gleichzeitig die Lipidablagerung in der Gefäßwand vermindert wird [2].

Der 3. Punkt – den ich schon zuvor kurz erwähnt habe –, ist die Transformation von Tryptophan zu Nikotinsäure. Sie wissen, daß Nikotinsäure eine cholesterinsenkende Wirkung hat. Im Tierversuch konnte weiterhin gezeigt werden, daß der Einbau von ^{14}C-Acetat in Cholesterin bei einer Vitamin-B_6-Mangelsituation gesteigert ist. Durch Gabe von Vitamin B_6 wird die Einbaurate von ^{14}C-Acetat deutlich vermindert [3].

Ein weiterer Effekt beruht auf der Mitwirkung von Vitamin B_6 in der Fettsäuresynthese, d. h. der Kettenverlängerung der Fettsäuren. Schon in den 40er Jahren wies Quakenbush nach, daß Vitamin B_6 die Verlängerung von C_{18}-Fettsäuren auf C_{20}-Fettsäuren und C_{20}-Fettsäuren auf C_{22}-Fettsäuren steigert [4]. In den 60er Jahren konnte Wakil zeigen, daß die Dehydrierung von Diensäuren zu Tetraensäuren unter dem Einfluß von Vitamin B_6 gesteigert ist [5].

Die Summe dieser Beobachtungen führte zu der Annahme, daß Vitamin B_6 eine präventive Wirkung bei der Entwicklung der Arteriosklerose haben könnte. Bekanntlich ist eine Hypercholesterinämie einer der Risikofaktoren für die Atherogenese. Da über die Wirkung von Sedalipid, bzw. eines seiner Hydrolseprodukte, auf eine Hypercholesterinämie bislang keine Informationen vorlagen, haben wir einen Versuch konzipiert, dessen Ergebnisse ich Ihnen hier darlegen möchte.

Tierexperimentelle Untersuchungen

Wir belasteten Kaninchen im Alter von 3 Monaten bis zu 2 Jahren, die nach ihrem Gewicht in Quadruplets aufgeteilt waren (Abb. 2). Jede Gruppe, also 4 Gruppen, enthielt jeweils 8 Tiere. Das Gesamtkollektiv bestand somit aus 32 Tieren. Nach einer Eingewöhnungsphase von 10 Tagen wurden die Gruppen mit unterschiedlichen Futtermischungen ernährt:

Die Kontrollgruppe, Gruppe II, erhielt eine Standarddiät, die mit 20 g Cholesterin/kg Futter angereichert war.

Eine weitere Gruppe, Gruppe I, erhielt die gleiche Diät unter Zusatz von 0,36 g Sedalipid/kg Trockennahrung.

Die 3. Gruppe erhielt ebenfalls die cholesterinreiche Standarddiät mit 3,6 g Sedalipid/kg, also der 10fachen Menge.

Die 4. Gruppe erhielt die cholesterinreiche Standdarddiät mit der höchsten Dosierung, nämlich 9 g Sedalipid/kg Trockengewicht.

Die Futtermischungen waren in einer speziellen Weise hergestellt worden, daß eine Zersetzung des Pharmakons ausgeschlossen werden konnte. Die Belastungsphase dauerte unter strenger diätetischer Kontrolle 8 Wochen. Die Tiere wurden täglich kontrolliert und die Tagesfuttermenge für ein Tier innerhalb eines Quadruplets entsprechend der Futtermenge dosiert, die von dem Tier des gleichen

Wirkungen von Vitamin B6 bei Stoffwechselprozessen der Arteriosklerose

1. Cofaktor der extrazellulären **Lysyloxidase**

2. Cofaktor der Glucosaminphosphatdehydrogenase und **UDP** - Glucosedehydrogenase

3. Stimulator der Transformation von **Tryptophan** − − − ▶ **Nikotinsäure**

4. ??? Inhibitor des **Acetat** - Einbaus in Cholesterin

5. Aktivator der Kettenverlängerung und Desaturierung von Fettsäuren

Abb. 2. Bedeutung des Vitamin B_6 im Atherosklerosenprozeß

Quadruplets mit der geringsten Nahrungsaufnahme innerhalb der vorangegangenen 24 h konsumiert worden war. Bei dieser Fütterungsweise konnten wir diätetische Faktoren, die durch eine unterschiedliche Nahrungsaufnahme verursacht sein könnten, in unseren Untersuchungsergebnissen ausschließen.

In 14tägigen Abständen wurde den Tieren nach einem 12stündigen Nahrungsentzug über die Ohrvenen Blut abgenommen. Aus dem Serum wurden anschließend die Parameter Harnsäure, Triglycerid, Gesamtcholesterin, HDL-Cholesterin und Phospholipid gemessen. Zusätzlich bestimmten wir auch Kalzium. Am Ende des Versuchs wurden den Tieren nach Entblutung Organe entnommen und die Lipidzusammensetzung Geweben untersucht. Weiterhin bestimmten wir gaschromatographisch die Gesamtfettsäuren im Serum und in den lyophilisierten Geweben.

Das Diagramm (Abb. 3) zeigt die Veränderungen der Serumlipide im Ablauf des Versuches. Unabhängig von dem Zusatz von Sedalipid vermindern sich die Serumtriglyceride innerhalb der ersten 14 Tage und halten sich auf dem niedrigen Niveau über die gesamte Versuchsdauer.

Gegen Ende des Versuches stieg die Triglyceridkonzentration in der Kontrollgruppe und in der Gruppe, die die geringste Dosierung von Sedalipid erhielt, wieder geringfügig an.

Die Cholesterinkonzentrationen blieben in allen Gruppen in den ersten 4 Wochen konstant. Abschließend änderten sich die Konzentrationen in der Kontrollgruppe allerdings erheblich. Nach 6 Wochen waren die Serumcholesterinkonzentrationen in dieser Gruppe von 0,5 g/l auf 10 g/l, d. h. um das 20fache, nach 8 Wochen auf 20 g/l, d. h. auf das 40fache erhöht.

Bei den mit Sedalipid behandelten Tieren waren hingegen die Serumcholesterinkonzentrationen in allen Gruppen bis zur 6. Woche unverändert. Erst danach stiegen sie in den verschiedenen Gruppen in unterschiedlichem Maße an. Die Gruppe mit der geringsten Sedalipiddosierung, Gruppe I, erreichte nach 8 Wochen das Niveau der Kontrollen. In der Gruppe mit der höchsten Dosierung, Gruppe IV, lagen die Cholesterinkonzentrationen gegenüber den Kontrollen um

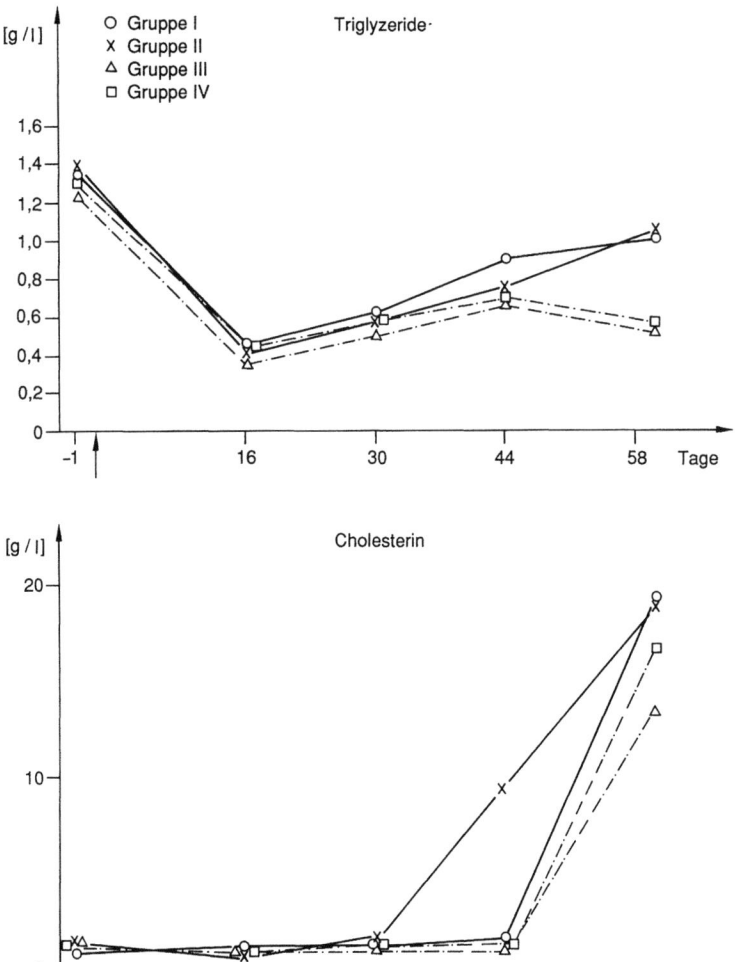

Abb. 3. Serumtriglycerid- und Serumcholesterinkonzentration bei Kaninchen unter verschiedenen Diäten und unter Behandlung mit Sedalipid

15% niedriger. In der Gruppe mit der mittleren Dosierung von Sedalipid, Gruppe III, betrug der Unterschied gegenüber den Kontrollen sogar 30%.

Die Phospholipidkonzentrationen im Serum veränderten sich analog zu den Cholesterinkonzentrationen. Auch hier stiegen sie nach der 4. Woche deutlich an, während in den mit Sedalipid behandelten Tieren der Anstieg erst nach der 6. Woche zu beobachten war.

HDL-Cholesterin fiel schon frühzeitig, d. h. nach der 2. Woche unter der hypercholesterinämischen Kost deutlich ab. Unterschiede zwischen der Kontrollgruppe und den mit Sedalipid behandelten Gruppen ergaben sich nicht.

Die Tiere, die wir in der Studie verwendeten, waren unterschiedlichen Alters, nämlich 3–28 Monate alt. Wir hatten somit die Möglichkeit, auch altersabhängige Effekte zu überprüfen. Die Daten waren zwar aus statistischen Gründen wegen der kleinen Zahl der Tiere nicht signifikant. – In jeder Gruppe waren jeweils 3 juvenile und 5 adulte Tiere. – Die Ergebnisse zeigten jedoch deutlich, daß ein Effekt von Sedalipid bei den juvenilen Tieren wesentlich deutlicher ausgeprägt war als bei den adulten Tieren. Offensichtlich ist die pharmakologische Wirkung von Sedalipid altersabhängig unterschiedlich.

Bemerkenswerterweise konnten wir keine Veränderungen der Lipidzusammensetzung in Herz, Niere und Leber unter dem Einfluß von Sedalipid feststellen. Auf dem 5%-Signifkanzniveau fanden wir allerdings Unterschiede in der Aorta, wobei die Kontrolltiere höhere Cholesterineinlagerungen hatten als die zusätzlich mit Sedalipid behandelten Tiere. Überraschend waren auch die Ergebnisse der gaschromatographischen Untersuchungen der Fettsäuren. Nachdem in früheren Untersuchungen nachgewiesen worden war, daß Vitamin B_6 die Kettenverlängerung und Dehydrierung von Fettsäuren stimuliert [4, 5], hatten wir in unserem Versuch Veränderungen bei den Fettsäuren erwartet. Überraschenderweise beobachteten wir im Serum und der Leber, dem Hauptorgan der Fettsäuresynthese, unter dem Einfluß von Sedalipid keine Veränderungen im Fettsäuremuster.

Schluß

Offensichtlich wirkt Sedalipid nicht direkt auf den Stoffwechsel der Leber. Eine Beeinflussung der hepatischen Lipidsynthese ist daher nicht wahrscheinlich. Wir nehmen daher an, daß der Effekt von Sedalipid auf die Serumcholesterinkonzentrationen auf einer Mitwirkung bei der Resorption von Cholesterin im Darm beruht.

Literatur

1. Levene CI, Murray JC (1977) The aetiological role of maternal vitamin-B_6 deficiency in the development of atherosclerosis. Lancet I:628
2. Vijayammal PL, Kurup PA (1978) Pyridoxine and atherosclerosis: role of pyridoxine in the metabolism of lipids and glycosaminoglycans in rats fed normal and high fat, high cholesterol diets containing 16% casein. Aust J Biol Sci 31:7
3. Shah SN, Johnston V, Kummerow FA (1960) J Nutr 72:81
4. Witten PW, Holman R (1952) Arch Biochem Biophys 41:266
5. Wakil SJ (1961) J Lipid Res 2:1

Effekte von Sedalipid auf den Lipideinbau in Makrophagen

G. Kostner

Zusammenfassung

Zur Untersuchung der molekulären Mechanismen der eventuellen Lipidsenkung oder der antiarteriosklerotischen Wirkung von Sedalipid wurden 2 Versuchsansätze durchgeführt. Anhand von Hep-G$_2$-Zellkulturen wurde überprüft, ob Sedalipid die Cholesterinbiosynthese steigert. Dies konnte nicht bestätigt werden. Die zweite Frage war, ob Sedalipid den "Scavenger pathway", d.h. den Einbau von verändertem LDL in Makrophagen, beeinflußt. Dazu wurden peritoneale Mäusemakrophagen kultiviert und mit acLDL kultiviert. Entgegen den Erwartungen der Untersucher zeigte sich unter dem Einfluß steigender Mengen von Sedalipid eine Erhöhung des Einbaus von Cholesterin in den Makrophagen und damit ein stark positiver Effekt auf den Scavenger-Mechanismus, wobei die Komponente Pyridoxalphosphat eine entscheidende Rolle spielt. Eine Erklärungsmöglichkeit für dieses überraschende Ergebnis wäre, daß der "Scavenger pathway" ein physiologischer Vorgang ist, bei dessen Verstärkung pathogene Lipoproteine schneller abtransportiert werden, woraus wiederum ein negativer Einfluß auf den arteriosklerotischen Prozeß resultiert.

Summary

The molecular mechanisms of the possible lipid-lowering effect or the antiarteriosclerotic effect of Sedalipid were investigated by means of two experimental designs. With the help of Hep-G2 cell cultures it was tested whether Sedalipid increases cholesterol biosynthesis. This could not be confirmed. The second question was whether Sedalipid can influence the scavenger pathway, i.e. the incorporation of modified LDL in macrophages. Peritoneal mouse macrophages were cultivated and incubated with acetyl LDL. In contrast to the investigators' expectations, the incorporation of cholesterol into the macrophage was intensified under the influence of increasing amounts of Sedalipid. This demonstrates a strongly positive effect on the scavenger mechanism, especially due to the component pyridoxal phosphate. A possible interpretation of this surprising result is to regard the scavenger pathway as a physiologic phenomenon: if the use of this pathway is increased, pathogen lipoproteins can be removed faster, which results in a negative influence on atherogenesis.

Im Anschluß an die Ausführungen von Herrn Heuck möchte ich nur ganz kurz auf Ergebnisse eingehen, die wir mit dieser Substanz Sedalipid erhalten haben. Wir haben uns die Frage gestellt, wo die molekularen Mechanismen der eventuellen Lipidsenkung oder der antiarteriosklerotischen Wirkung von Sedalipid liegen. Und hier haben wir 2 Versuchsansätze durchgeführt.

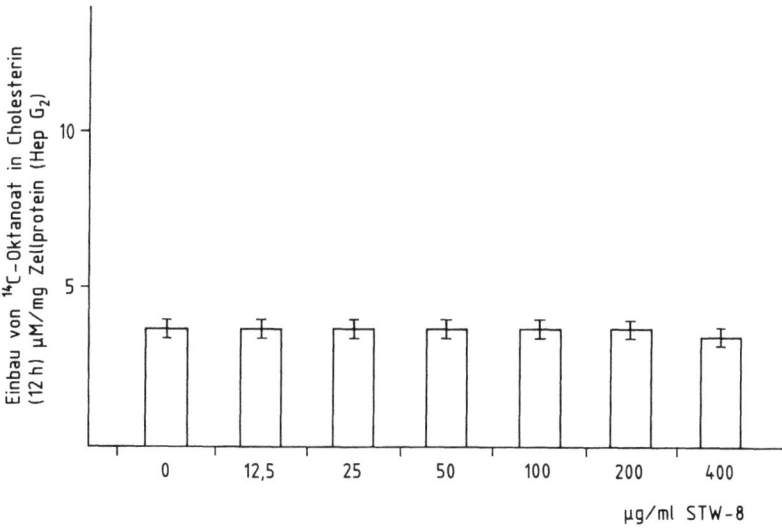

Abb. 1. Einfluß von Sedalipid (STW-8) auf die Cholesterinbiosynthese in Hep-G$_2$-Zellen: Hep-G$_2$-Zellen wurden in DMEM und lipoproteinfreiem FCS kultiviert und der Einbau von ^{14}-C-Oktanoat in die nichtverseifbare intrazelluläre Sterolfraktion untersucht. Die Inkubation mit radioaktivem Precursor dauerte 12 h. Steigende Mengen an STW-8 zeigten keinen Einfluß

Zum einen haben wir gefragt: Kann diese Substanz die Cholesterinbiosynthese beeinflussen? Als Modell haben wir Hep-G$_2$-Zellkulturen verwendet.

Und die 2. Frage war: Gelingt es mit Sedalipid den "Scavenger pathway" in irgendeiner Weise zu beeinflussen, d. h. den Einbau von verändertem LDL in Makrophagen zu modulieren?

Zum ersten haben wir in Hep-G$_2$-Zellkulturen geschaut, ob sich der Zusatz von steigenden Mengen von Sedalipid auf die Cholesterinbiosynthese positiv oder negativ auswirkt. Hier haben wir nach 12stündiger Inkubation von konfluenten Hep-G$_2$-Zellen steigende Mengen Sedalipid zugesetzt, bis zu 400 µg/ml Medium, und mit Kontrollen verglichen. Nach 12 h wurde der Einbau von radioaktivem Oktanoat in Cholesterin der Zellen untersucht.

Wie Sie in Abb. 1 sehen, hat sich praktisch kein Einfluß ergeben. Sedalipid wirkt offenbar nicht auf die zelluläre Cholesterinbiosynthese.

Die nächste Frage war: Beeinflußt diese Substanz die Sekretion von Lipiden, in diesem Fall von Cholesterin? Wir haben also auch im Medium im gleichen Versuchsansatz die Radioaktivität gemessen. Und hier sahen wir ebenfalls durch Zusatz von bis zu 400 µg/ml an Sedalipid keinen Einfluß auf die Cholesterinsekretion in Hep-G$_2$-Zellen.

Ich muß sagen, daß die Zellen hier, wie im vorigen Experiment, bis zur Konfluenz angewachsen waren und dieser Versuch dann innerhalb von 12 h durchgeführt wurde. Wir sind gerade dabei, das Ganze noch weiter zu studieren, um zu sehen, ob ein längerzeitiger Effekt, vielleicht für einige Tage auf die Cholesterinbiosynthese intrazellulär und extrazellulär zu beobachten ist.

Die 2. Art von Untersuchungen, eben in Richtung "Scavenger pathway", wurde dergestalt durchgeführt, daß wir peritoneale Mäusemakrophagen, wie be-

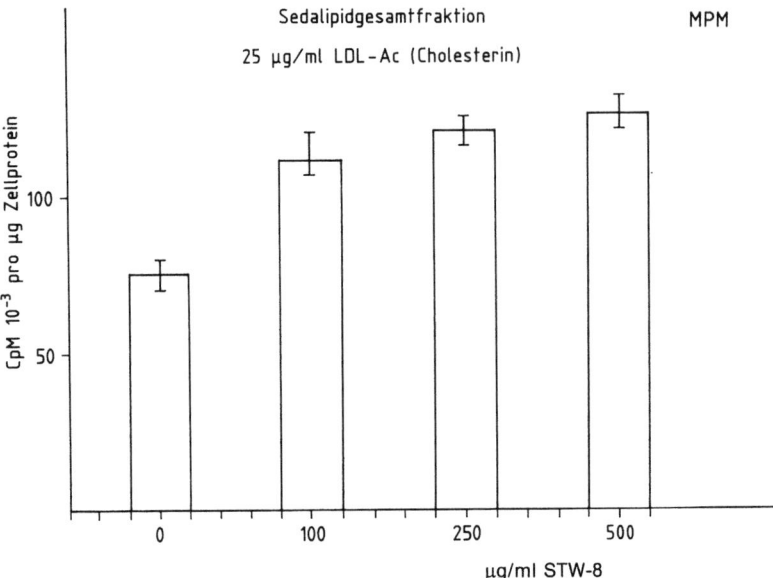

Abb. 2. Einfluß von Sedalipid auf den "Scavenger pathway" in Mäusemakrophagen (MPM). MPM wurden in DMEM kultiviert und anschließend wurde in Gegenwart von 25 µg/ml LDL-Ac der Einbau von 3-H-Ölsäure in die Cholesterinesterfraktion der Zellen untersucht. Inkubationsdauer: 24 h. Die Versuche wurden mit steigenden STW-8 Konzentrationen durchgeführt

kannt, kultiviert und mit acLDL inkubiert haben. Der Einbau von radioaktivem ^{14}C-Oleat in die Cholersterinesterfraktion wurde verfolgt. Also ganz ähnlich dem, was vorher von Herrn Schmitz und von anderen auch vorgetragen wurde. Und hier zeigte sich eigentlich etwas ganz anderes als wir erwartet haben. Wir haben zunächst erwartet, daß acLDL in verringertem Maße in Makrophagen eingebaut bzw. aufgenommen wird. Durch steigende Mengen von Sedalipid, hier 100, 250 und 500 µg/ml zeigte sich jedoch eine sehr starke Erhöhung des Einbaus von Cholesterin, was konform geht mit Bindung an Scavenger-Rezeptoren, mit Degradation in Lysosomen und ACAT-Aktivation (Abb. 2). Das ist sozusagen die Summe, die wir messen. Bei 100 µg/ml zeigt diese Substanz, und das war hier das Magnesium-pyridoxal-phosphat-glutaminat, einen sehr stark positiven Effekt auf den Scavenger-Mechanismus.

Wir haben dann auch versucht, alles zu wiederholen mit anders veränderten LDL, also nicht mit acetyliertem, sondern mit durch Malondialdehyd behandelten LDL. Hier war ebenfalls bei 250 µg/ml ein sehr deutlicher Anstieg zu sehen.

Um zu schauen, ob normales LDL irgendeinen Effekt auf den LDL-Rezeptor, der zwar in MPM nicht ausgeprägt, aber unter Umständen doch wirksam ist, zeigt, wurde ein Kontrollversuch angeschlossen. In Gegenwart von LDL zeigte sich praktisch kein Effekt. MDA-LDL wird in Gegenwart von Sedalipid verstärkt in Makrophagen eingebaut und ebenso auch noch oxydiertes LDL.

Oxydiertes LDL: Hier haben wir eigentlich relativ wenig Einfluß gefunden. Ich muß ganz ehrlich gestehen, daß das oxydierte LDL viel weniger, in unserem

Experiment zumindest, von Makrophagen aufgenommen wird. Hier zeigte sich kein signifikanter Effekt von Sedalipid. Aber die Einheiten sind anders. Die gesamte Aufnahme von oxydiertem LDL war geringer.

Wie wir vorher gehört haben, ist das Sedalipid wahrscheinlich eine Mischsubstanz. Auf jeden Fall wird sie im Körper transformiert, und wir haben die „Biotransformationsprodukte" von dieser Substanz untersucht. Hier sind sie bezeichnet als Ausgangssubstanz, das wäre das Sedalipid, sowie 1, 2, 3, 4. Zu diesem Zeitpunkt haben wir noch nicht genau gewußt, was diese Substanzen darstellen. In der Zwischenzeit wissen wir es: die Substanz 2 ist wahrscheinlich das Pyridoxalphosphat. Und hier zeigte sich (Abb. 3), daß gerade die Substanz „STW2", wie sie hier bezeichnet wird, Pyridoxalphosphat bei 25 µg/ml acLDL einen sehr stark positiven Effekt aufweist, also die Aufnahme von acLDL sehr stark moduliert wird.

Die Frage war jetzt natürlich: Wirkt diese Substanz nur auf die Aufnahme von verändertem LDL bei Makrophagen oder unter Umständen auch auf die Aufnahme von normalem LDL? Und so wurden die Makrophagen in Gegenwart von 100 µg/ml Normal-LDL untersucht. Normales LDL wird von Makrophagen nur sehr wenig aufgenommen. Aber es ist doch ein meßbarer Effekt vorhanden.

Die einzelnen Fraktionen, die untersucht wurden: In Gegenwart von 100 µg/ml Normal-LDL wurde kein signifikanter Effekt festgestellt. Erhöht man allerdings die Konzentration von LDL oder von den einzelnen Produkten, dann findet man auch hier einen leichten Effekt. Das heißt also, in Gegenwart von 100 µg/ml LDL und 400 µg dieser einzelnen Produkte zeigen sowohl die Ausgangssubstanz als auch das Pyridoxalphosphat einen signifikanten Effekt auf den Einbau oder

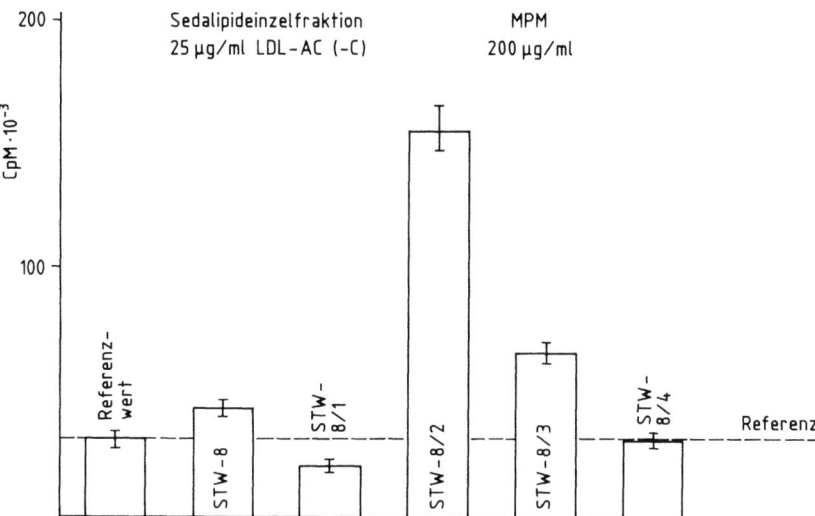

Abb. 3. Einfluß verschiedener „Biotransformationsprodukte" von Sedalipid auf den "Scavenger pathway" in MPM. Die Versuchsanordnung wäre ähnlich wie in Abb. 2, mit dem Unterschied, daß verschiedene Subfraktionen von STW-8 eingesetzt und alle Experimente bei 200 µg/ml durchgeführt wurden

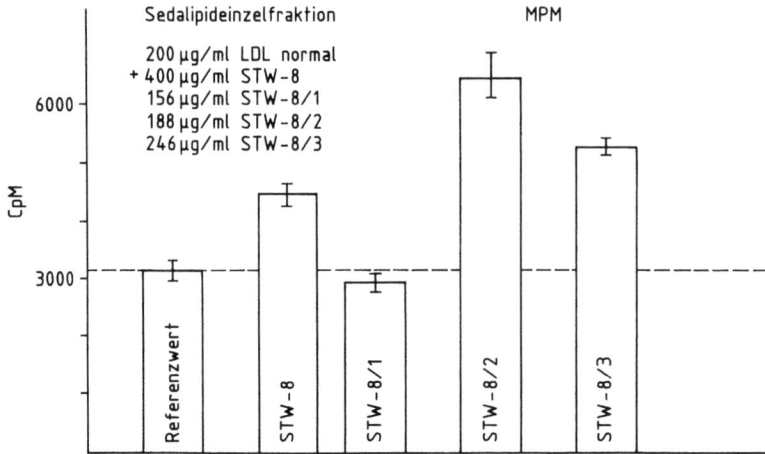

Abb. 4. Einfluß von Sedalipidsubfraktionen auf die Cholesterinveresterung in MPM in Gegenwart von normalem LDL: MPM wurde in DMEM und in Gegenwart von 200 µg LDL-C inkubiert und äquimolare Mengen an STW-8-Subfraktionen wurden zugesetzt. Der Einbau von 3-H-Ölsäure in die Cholesterinesterfraktion wurde gemessen

auf die Cholesterinveresterung in Makrophagen. Bei 200 µg/ml Normal-LDL, und 400 µg von den einzelnen Substanzen war hier ein deutlicher Effekt in der Cholesterinveresterung zu sehen (Abb. 4). In Zusammenfassung möchte ich sagen, daß wir erwartet haben, daß eine Substanz, die antiatherogen wirkt, entweder die Cholesterinbiosynthese unterdrückt oder aber auf den Scavenger-Mechanismus einwirkt. Die Cholesterinbiosynthese in diesem Kurzzeitversuch wurde nicht beeinflußt, der Scavenger-Mechanismus dagegen wurde beeinflußt, allerdings in entgegengesetzter Richtung zu dem, was man ursprünglich erwartet hat.

Es gibt Befunde, daß Lipidsenker oder antiarteriosklerotische Agentien, wie z. B. Probukol auch auf den "Scavenger pathway" wirken und zwar einen negativen Einfluß haben, d. h. den "Scavenger pathway" unterdrücken. So etwas ähnliches haben wir von Sedalipid angenommen oder versucht zu finden. Genau das Gegenteil wurde gefunden: ein stark positiver Effekt.

Wie das in Einklang zu bringen ist mit der antiarteriosklerotischen Wirkung, ist nicht ganz klar, d. h. es gibt natürlich Modelle dazu. Ich hoffe, Sie werden mir helfen, dies in der Diskussion herauszufinden. Eine Möglichkeit wäre, daß der "Scavenger pathway" ein physiologischer Vorgang ist, und wenn man diesen erhöht, d. h. wenn es gelingt, pathogene Lipoproteine möglichst rasch abzutransportieren, dann würde dies einen negativen Einfluß auf die Arteriosklerose haben.

Aus der Diskussion

In seiner zweiten Präsentation wies A. Dresel den Scavenger-Rezeptor in vivo nach und charakterisierte obigen biochemisch. Es folgten Fragen nach dessen Regulationsbedingungen mit dem Hinweis einer Beteiligung von Interferon sowie eine methodenkritische Diskussion.

U. P. Ketelsen stellte morphologische Daten zum Effekt von Ca-Antagonisten in der Arterienwand vor. Die Diskussion wies auf die Abhängigkeit der Befunde von Zell-Typ, Spezies und Art des Ca-Antagonisten als Erklärung für offene Fragen nach der Rolle von Ca-Antagonisten in der Prävention der Arteriosklerose des Menschen hin.

C. C. Heuck diskutierte biochemische Effekte der Einzelkomponenten von Mg-Pyridoxal-5-Phosphat-Glutamat. Aus tierexperimentellen Befunden wurde auf die mögliche Rolle der Interaktion der Substanz mit der Darmwand als Erklärung für Stoffwechseleffekte geschlossen. Eine klinische Relevanz wurde kritisch diskutiert. G. Kostner fand in Untersuchungen zu Mg-Pyridoxal-5-Phosphat-Glutamat-Effekten auf Makrophagen keinen Einfluß auf die Cholesterin-Biosynthese, dagegen Effekte auf den Scavenger-Metabolismus, erfaßt als erhöhte Cholesterin-Veresterung unter der Substanz. Ob dieser an sich gerade nicht anti-Arteriosklerose-wirksame Effekt biologische Bedeutung hat, erfordert eine gleichzeitige Erfassung von Clearance-Möglichkeiten der Zelle.

Diagnostik und Risikoerfassung

Therapie der terminalen Herzinsuffizienz – Möglichkeiten und Probleme der Herztransplantation aus internistischer Sicht

K. Theisen

Zusammenfassung

Eine dauerhafte Besserung der schweren Herzinsuffizienz ist mit medikamentösen Maßnahmen und chirurgischen Eingriffen wie Bypassoperationen oder Aneurysmektomie bzw. Klappenersatz nicht zu erzielen. Vor dem Hintergrund dieser schlechten Prognose sind die Erfolge der Herztransplantation in den letzten Jahren zu sehen. Neben der verbesserten Prognose ist für die präoperativ schwerstkranken Patienten die nach einer Herztransplantation gesteigerte Lebensqualität von wesentlicher Bedeutung.

Der entscheidende Durchbruch bei der Herztransplantation erfolgte mit der Einführung der Cyclosporin-A-Therapie in der Behandlung der Abstoßungsreaktionen, die neben Infektionen die häufigste Komplikation darstellen. Seit die immunsuppressive Therapie durch Cyclosporin A ergänzt wurde, sind die Einjahres- und Fünfjahresüberlebensraten deutlich angestiegen. Weltweit wurden seit Ende 1967 ca. 4600 Herztransplantationen durchgeführt.

Summary

A permanent improvement in patients with severe cardiac insufficiency cannot be achieved by drug therapy or with surgical measures like bypass operations, aneurysmectomy, or replacement of valves. This poor prognosis must be kept in mind when viewing the successes of heart transplantation in recent years. Besides the improved prognosis, the much better quality of life after heart transplantation is of great importance for the patients, who have been very ill before the operation.

A big step forward in heart transplantation was the introduction of cyclosporin A therapy in the treatment of transplant rejection, which is the most frequent complication next to infections. Since commencement of the administration of cyclosporin A to complete the immunosuppressive therapy, the 1 year and 5 year survival rates have increased significantly. About 4600 heart transplantations have been performed worldwide since the end of 1967.

Herzinsuffizienz – eine chronisch progrediente Erkrankung

Eine manifeste Herzinsuffizienz wird in der Regel durch kardiale Erkrankungen hervorgerufen, die chronisch progredient fortschreiten. Abhängig von der Grunderkrankung und dem Schweregrad sind die Verläufe unterschiedlich lang. Durch medikamentöse Therapie ist nur eine vorübergehende Besserung der klini-

Tabelle 1. Natürlicher Verlauf einer chronischen Herzinsuffizienz [33]

Terminale Herzinsuffizienz
NYHA IV/EF < 20%
Mehrmalige Re- bzw. Dekompensation möglich
Keine dauerhafte Besserung durch medikamentöse bzw. chirurgische Therapie

Prognose schlecht:
   Überleben: 1 Jahr 23%
                3 Jahre 4%

schen Symptome wie Atemnot und körperliche Belastbarkeit zu erreichen. Insgesamt ist jedoch eine Verbesserung der Prognose über einen längeren Zeitraum nicht möglich (s. Tabelle 1) [3, 33]. Ausnahmen sind Patienten, bei denen eine ursächliche Therapie z. B. bei einer Hypo- bzw. Hyperthyreose oder Myokarditis möglich ist. Operative Eingriffe wie Resektion eines Ventrikelaneurysmas oder Korrektur eines Klappenvitiums wirken aufschiebend.

Der Erkennung und Behandlung von Grunderkrankungen, die zu einer Herzinsuffizienz führen, kommt daher eine entscheidende Bedeutung zu. In erster Linie sind dies eine Hypertonie oder eine koronare Herzerkrankung. Bei einer koronaren Herzerkrankung ist die Entwicklung einer Herzinsuffizienz infolge ischämischer Schädigung des Myokards durch akute Myokardinfarkte oder chronisch ischämische Schädigungen, sog. ischämische Kardiopathien, möglich. Das Ausmaß der myokardialen Schädigung der Pumpfunktion ist entscheidend für die weitere Prognose.

Bei begründetem Verdacht einer koronaren Herzerkrankung ist daher eine invasive Diagnostik durch eine Koronarangiographie mit dem Ziel einer die Prognose verbessernden therapeutischen Intervention gerechtfertigt [34]. Bei Hauptstammstenosen und Dreigefäßerkrankungen sind revaskularisierende Maßnahmen durch Venenbypass oder Mammaria-interna-Implantation indiziert. Dies gilt insbesondere bei Risikopatienten mit bereits eingeschränkter Auswurffraktion unter 50% und bei geringen Belastungsstufen auftretender Angina-pectoris-Symptomatik und ST-Streckensenkung im Belastungs-EKG [8]. Die günstigen Langzeitergebnisse bezüglich Öffnungsrate und verbesserter klinischer Symptomatik nach Ballondilatation der Herzkranzgefäße haben zu einer erfolgreichen Ausweitung der Indikation auch auf Mehrgefäßerkrankungen geführt [15, 22]. Auch wenn eine Prognoseverbesserung nach Dilatation durch kontrollierte Studien noch nicht belegt ist, erscheint diese Methode geeignet, um ischämische Formen der Herzinsuffizienz hinauszuschieben oder zu verhindern. Neue therapeutische Ansätze in der Akuttherapie des Myokardinfarkts mittels akuter Lyse [9, 16] und – falls erforderlich – anschließender Ballondilatation sowie der medikamentöse Schutz des Myokards z. B. durch β-Rezeptorenblocker bei akutem Myokardinfarkt [25] gehen in die gleiche Richtung: Durch Erhaltung von Myokard eine ischämische Schädigung des Myokards mit Herzinsuffizienz möglichst zu verhindern.

Eine einmal eingetretene schwere Herzinsuffizienz ist durch medikamentöse Maßnahmen nur kurzfristig symptomatisch zu beeinflussen. Eine Prognoseverbesserung durch Digitalis oder Diuretika ist nicht sicher belegt [26]. Erst in den letzten Jahren konnte durch Vasodilatation mit der kombinierten Gabe von Isosorbiddinitrat und Hydralazin eine Lebensverlängerung nachgewiesen werden [10]. Auch nach Gabe des ACE-Hemmers Captopril konnte bei Patienten mit schwerer Herzinsuffizienz die Einjahresmortalität im Vergleich zu einer Kontrollgruppe signifikant verbessert werden. Allerdings zeigen die Zahlen für die Einjahresmortalität von 36 bzw. 52% in beiden Patientengruppen letztlich die extrem schlechte Prognose dieser Patienten [11].

Herztransplantation bei terminaler Herzinsuffizienz

Vor diesem Hintergrund der extrem schlechten Prognose und letztlich fehlender sonstiger therapeutischer Möglichkeiten bei terminaler Herzinsuffizienz sind die Erfolge der Herztransplantation der letzten Jahre zu sehen.

Die Einjahresüberlebensrate liegt heute bei 80–94%, die Zweijahresüberlebensrate bei über 80% und Fünfjahresüberlebensraten von 70% sind möglich, während in den Anfangszeiten der Herztransplantation nur 20% der Patienten 1 Jahr überlebten [3, 4, 12, 19, 30, 37].

Neben der verbesserten Prognose ist für die vor der Transplantation schwerstkranken Patienten die nach einer Herztransplantation festzustellende gesteigerte Lebensqualität wesentlich. So gaben 41% ihre Lebensqualität nach der Transplantation mit sehr gut und 22 bzw. 26 mit gut bis befriedigend an. Nur 2 Patienten waren nicht gebessert (Abb. 1) [24].

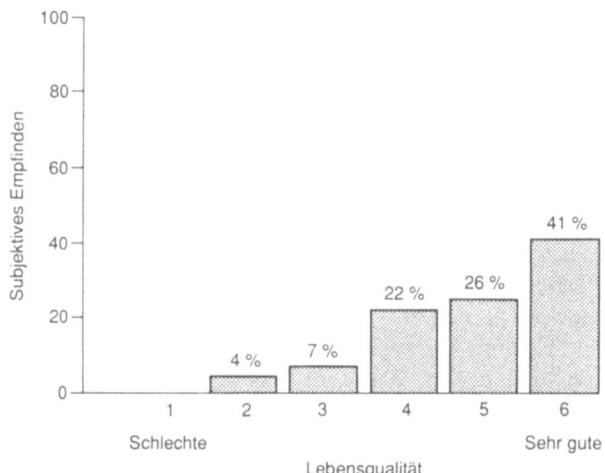

Abb. 1. Lebensqualität nach Herztransplantation [24]

Voraussetzungen für die Erfolge der Herztransplantation

Der wesentliche Durchbruch bei der Herztransplantation erfolgte mit der Einführung der Cyclosporin-A-Therapie in der Behandlung der Abstoßungsreaktion. Seit die immunsuppressive Therapie mit Kortikosteroiden und Azatioprin durch Cyclosporin A ergänzt wurde, sind die Einjahresüberlebensraten von 80 auf 90% und die Fünfjahresüberlebensraten von 50 auf 70–75% angestiegen [6, 19, 37]. Eine kritischere Spenderauswahl mit kurzen Ischämiezeiten des Transplantates und Zurückhaltung beim Einsatz von Katecholaminen haben ebenfalls zur Verbesserung der Ergebnisse beigetragen.

Die Erfolge der Herztransplantation hängen wesentlich auch von der frühzeitigen Erfassung von Abstoßungsreaktionen ab, den neben Infektionen nach wie vor häufigsten Komplikationen [21, 37]. Die weiterhin als „Goldstandard" übliche häufig durchgeführte Endomyokardbiopsie ist durch neuere Methoden zur frühzeitigen Erfassung der Abstoßungsreaktion wie hochverstärkte EKG, immunologische Verfahren und insbesondere auch durch spezielle Ultraschalluntersuchungen ergänzt worden [20]. Mittels Ultraschalluntersuchung konnten wir zeigen, daß eine nichtinvasive Charakterisierung und Verlaufsbeobachtung des kardialen Funktionszustandes nach Herztransplantation möglich ist. Akute und chronische Abstoßungsreaktion lassen sich aufgrund echokardiographischer Befunde mit hoher Sensitivität und Spezifität erkennen [1, 2].

Folgeprobleme nach Herztransplantation

Nach erfolgreicher Herztransplantation kommt es in der Nachbehandlungsphase zu z. T. neuen, bisher wenig bekannten klinischen Problemen, die die Prognose und Rehabilitation beeinflussen können. So treten Nierenschäden auf, eine arterielle Hypertonie, eine Hypercholesterinämie sowie gelegentlich schnell progrediente koronare Herzerkrankungen [17, 21]. Inwieweit hier die Cyclosporin-A-Therapie ursächlich beteiligt ist, ist derzeit noch unklar.

Eine koronare Herzerkrankung nach Herztransplantation wird wahrscheinlich durch chronische Abstoßungsreaktionen hervorgerufen, möglicherweise spielt aber auch hier die Cyclosporin-A-Therapie eine Rolle. Da eine Angina-pectoris-Symptomatik bei den denervierten Herzen nicht auftritt, sind jährliche Kontrollkoronarangiographien notwendig [21]. Therapeutisch kommt, sofern technisch möglich, eine Ballondilatation in Betracht [17]. Bei schwerem Befall, z. B. Dreigefäßerkrankungen und progredientem Verlauf kann eine Retransplantation notwendig werden.

Genaue Angaben über neu auftretende Hypertonien nach Herztransplantation liegen noch nicht vor [5]. In dem von uns nachbetreuten Patientengut der Herzchirurgischen Klinik München-Großhadern trat nach Herztransplantation bei 44 von 48 Patienten eine Hypertonie auf. Die Blutdruckwerte zeigten keine zirkadianen Schwankungen über 24 h (Abb. 2). Die Patienten entwickelten in wenigen

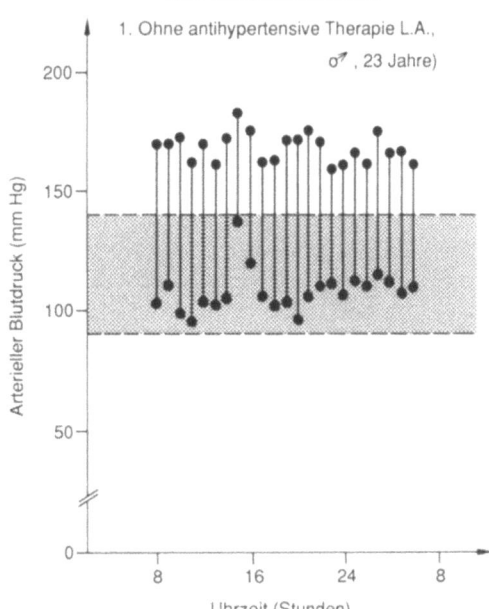

Abb. 2. Blutdruckverhalten nach Herztransplantation ohne antihypertensive Therapie (24-h-Registrierung) [35]

Monaten eine beträchtliche Hypertrophie des linksventrikulären Myokards. Nach Blutdruckeinstellung mit Enalapril, Furosemid und Verapamil konnte bereits nach 4 Monaten wieder eine deutliche Regression dieser Hypertrophie mit entsprechendem Verlauf im Ultraschallbild dokumentiert werden [2].

Patientenauswahl zur Herztransplantation

Eine Herztransplantation wurde bisher meist bei Patienten mit terminaler Herzinsuffizienz durchgeführt. Einer terminalen Herzinsuffizienz werden Patienten des klinischen Schweregrades IV der New York Heart Association (NYHA) zugeordnet. Mehrmalige Re- und Dekompensationen unter medikamentöser Therapie sind möglich. Die Auswurffraktion ist in der Regel stark eingeschränkt und liegt unter 20%. Eine dauerhafte Besserung ist auch unter maximaler Therapie mit i.v.-Einsatz von positiv inotropen Substanzen, Diuretika, Vasodilatantien, chirurgischen Eingriffen wie Bypassoperationen oder Aneurysmektomie bzw. Klappenersatz nicht zu erwarten. In Einzelfällen ist die Abschätzung des Verlaufs problematisch. Die Überlebensraten solcher Patienten werden für 1 Jahr mit ca. 23% und für 3 Jahre nur noch mit 4% angegeben [19].

Die Altersgrenzen für eine Herztransplantation sind in den letzten Jahren ausgeweitet worden. Die Indikation wird heute unter Berücksichtigung des biologischen Alters des Patienten bis 60 und z.T. sogar bis 65 Jahre angehoben. Kinder zwischen 2 und 12 Jahren wurden in den letzten Jahren ebenfalls transplantiert [31, 37].

Die Nieren- und Lungenfunktion sollten normal bzw. nur reversibel gestört sein. Es dürfen keine akuten Infektionen vorliegen. Ein insulinpflichtiger Diabetes mellitus ist nach Einführung der Cyclosporin-A-Therapie nur eine relative Kontraindikation, ebenso wie zerebrale und periphere Durchblutungsstörungen. Eine akute Lungenembolie ist eine zeitlich begrenzte Kontraindikation. Systemische Erkrankungen, die die Lebenserwartung nach Transplantation einschränken, sind nur relative Kontraindikationen, da heute auch bösartige Erkrankungen kurativ 10 Jahre oder länger rezidivfrei behandelt werden können. Abgeheilte Magen- und Duodenalulzera stellen ebenfalls keine Kontraindikation mehr dar. Eine pulmonale Druckerhöhung über 8 Wood-Einheiten, die auch auf Nitratinfusion und systolischen Druckabfall von 60 mm Hg besteht bleibt, gilt weiterhin als Kontraindikation, da der transplantierte rechte Ventrikel diesen Lungenwiderstand nicht überwinden kann und postoperativ versagt (vgl. Übersicht) [35].

Kriterien für die Patientenauswahl zur Herztransplantation:
– terminale Herzinsuffizienz, Lebenserwartung unter 6 Monaten;
– Alter unter 55 Jahren (Ausnahmen möglich);
– normale bzw. reversible Schädigung von Nieren oder Lungenfunktion;

Kontraindikationen:
– schwere irreversible pulmonale Hypertonie über 8 Wood-Einheiten;
– irreversible schwere Schädigung der Nieren- oder Leberfunktion;
– akute Infektionen;
– Systemerkrankungen, die die Lebenserwartung beeinträchtigen;
– psychisch labile Patienten;
– insulinpflichtiger Diabetes mellitus mit Cyclosporin A jetzt keine absolute Kontraindikation mehr;
– schwere zerebrale oder periphere Durchblutungsstörung als relative Kontraindikation;
– frische (innerhalb von 6 Wochen) Lungenembolie, zeitlich begrenzte Kontraindikation;
– fehlendes psychosoziales Milieu.

Die diagnostischen Maßnahmen vor einer Herztransplantation sind umfangreich. Latente Infektionen, die postoperativ aktiv werden können, müssen ausgeschlossen werden. Blutgruppenunverträglichkeiten sollten ausgeschlossen sein. Alle verfügbaren Laborparameter, HLA-Untersuchungen sowie Antikörper werden bestimmt. Eine Lungenszintigraphie, eine Herzkatheteruntersuchung mit Koronarangiographie und Pulmonalisdruckmessung sind in der Regel unerläßlich. In Einzelfällen ist bei schwerer Diagnose z. B. einer Kardiomyopathie eine Ultraschalluntersuchung und eine Pulmonalisdruckmessung ausreichend. Eine psychiatrische Untersuchung ist ebenfalls erforderlich [21].

Herztransplantation bei speziellen kardialen Erkrankungen

Weltweit wurden seit Ende 1967 ca. 4600 Herztransplantationen durchgeführt, 1986 waren es allein 1415 [20]. Die klinischen Diagnosen verteilen sich auf in 51% Patienten mit Kardiomyopathien, 40% koronare Herzerkrankungen, 2% kongenitale Vitien, 1% akute Abstoßungsreaktion [31]. Seltener wird bei unbeherrschbaren Herzrhythmusstörungen oder therapierefraktärer Angina pectoris transplantiert [18, 21, 23]. Während zunächst die dilatativen Kardiomyopathien die häufigste Indikation zur Transplantation darstellten, nimmt weltweit die Indikation bei koronarer Herzerkrankung zu (s. Tabelle 2).

Herztransplantation bei dilatativen Kardiomyopathien

In der Regel liegt bei Patienten mit dilatativer Kardiomyopathie vor einer Herztransplantation ein klinischer Schweregrad NYHA III-IV mit einmaliger oder auch häufiger Dekompensation vor. Bei einem Teil dieser Patienten wird präoperativ eine Infusionstherapie mit positiv inotropen Substanzen notwendig. Die Auswurffraktion liegt in der Regel unter 20%. Alkoholische Kardiomyopathien sowie entzündliche Formen sollten ausgeschlossen sein.

Die Problematik einer Indikationsstellung bei dilatativen Kardiomyopathien unter alleiniger Berücksichtigung des klinischen Schweregrades zeigt eine Untersuchung aus Los Angeles: Bei 28 Patienten, die vor einer Herztransplantation als noch nicht krank genug ausgesondert wurden, war der klinische Schweregrad nach NYHA I-II, z.T. waren die Patienten noch berufstätig. Die Auswurffraktion lag unter 25%. Von diesen Patienten lebten nach 1 Jahr nur noch 42%, nach 2 Jahren nur noch 24%. Die Todesursache war bei 82% der Patienten ein plötzlicher Herztod [32]. Die Untersuchung weist auf die Problematik des Kriteriums NYHA IV für die Auswahl dieser Patienten hin.

Um die unvertretbar schlechte Prognose besser zu erkennen, sollten unabhängig von der klinischen Beschwerdesymptomatik der Patienten Kriterien gefunden werden, die eine derartig schlechte Prognose sicherer erkennen lassen. Hier sind

Tabelle 2. Diagnosen vor Herztransplantationen verschiedener Zentren. (Nach Theisen et al. [35]

	London bis (1986)	Stanford (1984)	Pittsburg (1986)	Hannover (1986)	München-Großhadern (1/1987)
Koronare Herzerkrankung	108 (49%)	133 (46%)	72 (55%)	33 (29%)	16 (24%)
Kongestive Kardiomyopathie	95 (43%)	130 (45%)	60 (45%)	72 (64%)	46 (70%)
Vitien	–	17 (6%)	–	3 (3%)	3 (4%)
Andere	17 (8%)	8 (3%)	–	4 (4%)	1 (1%)
Gesamt	220	228	132	112	66

insbesondere die Auswurffraktion unter 20%, hohe enddiastolische Drucke über 25% mm Hg sowie komplexe ventrikuläre Herzrhythmusstörungen bedeutsam [12, 28, 36]. In der folgenden Übersicht sind Faktoren, die auf eine schlechte Kurzzeitprognose bei Kardiomyopathie hinweisen, zusammengestellt [12, 36]:

- Alter über 50 Jahre,
- Linksschenkelblock,
- hohe pulmonale Drucke,
- Cardiac Index unter 2,5 l/min^2,
- enddiastolischer Druck links über 20 mm Hg,
- Auswurffraktion unter 20%,
- ventrikuläre Tachykardien.

Herztransplantation bei koronarer Herzerkrankung

Die Indikation zur Herztransplantation wird bei koronarer Herzerkrankung zunehmend häufig gestellt [12]. Betroffen sind Patienten, die konservativ oder mit sonstigen chirurgischen Maßnahmen wie Bypassoperationen, Aneurysmektomien etc. nicht zu behandeln sind. In der Regel liegt als Folge der koronaren Herzerkrankung eine schwere Herzinsuffizienz mit schlechter Auswurffraktion vor. Therapierefraktäre Angina pectoris ist nur in Ausnahmefällen eine Indikation [23].

Auch bei diesen Patienten ist im Einzelfall die Abschätzung der Prognose schwierig. Hinweise auf eine sehr schlechte Prognose und die Gefahr eines plötzlichen Herztodes gibt auch hier eine deutlich eingeschränkte Auswurffraktion sowie komplexe ventrikuläre Herzrhythmusstörungen: Patienten, die in der amerikanischen CASS-Studie eine Auswurffraktion unter 20% hatten und nicht bypassoperiert wurden, wiesen eine 2-Jahres-Mortalität von über 65% auf [29]. Summieren sich Faktoren wie schlechte Auswurffraktion und komplexe ventrikuläre Herzrhythmusstörungen sowie Zeichen der kardialen Dekompensation, so ist die Zweijahresüberlebenswahrscheinlichkeit unter 35% (Abb. 3) [27]. Patienten mit einer 1-Jahres-Mortalität von 40–50% nach Mykoardinfarkt lassen sich identifizieren, wenn die Auswurffraktion unter 40% liegt, eine Belastungsischämie vorliegt sowie häufige komplexe Herzrhythmusstörungen [13].

Da bisher eine überzeugende Behandlung dieser Patienten nicht existiert, sollte versucht werden, die Risikogruppen mit entsprechend hoher Mortalität noch besser zu identifizieren und bei entsprechenden Voraussetzungen die Indikation zur Transplantation zu diskutieren.

Eine relativ seltene Indikation ergibt sich auch bei terminaler Herzinsuffizienz mit Schock und Abhängigkeit von assistierenden Systemen, die die Kreislauffunktion aufrecht erhalten, z. B. intraaortale Ballonpulsation oder kreislaufersetzende Pumpsysteme bei fehlender Aussicht auf Reversibilität der kardialen Erkrankung. Hier scheitert die Transplantation in der Regel an der frühzeitigen Beschaffung eines Spenderherzens.

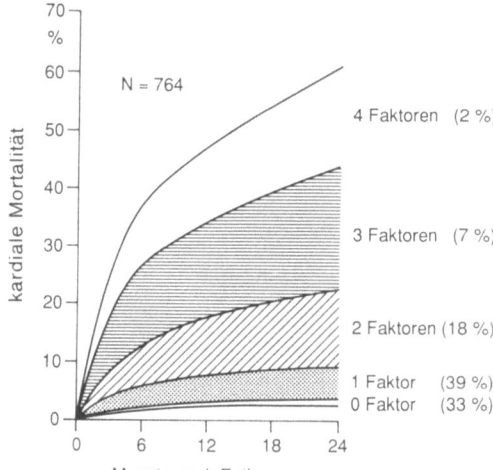

Abb. 3. Beziehung zwischen kardialer Mortalität und prognostischen Kriterien

Ob Patienten mit anderen kardialen Erkrankungen und einem hohen Risiko für einen plötzlichen Herztod mit z. T. 2-Jahres-Mortalitäten von über 40%, wie z. B. bei Zustand nach Reanimation [14], rezidivierenden ventrikulären Tachykardien bei eingeschränkter linksventrikulärer Pumpfunktion [6] bei bisher fehlenden sonstigen Therapiemöglichkeiten für eine Herztransplantation in Betracht kommen, muß diskutiert werden.

Literatur

1. Angermann C, Schott L, Spes C, Reichenspurner H, Kemkes BM, Gokel JM, Theisen K (im Druck) Chokardiographische Ergebnisse nach orthotoper Herztransplantation: Normalbefund und Veränderungen bei akuten Abstoßungsreaktionen. In: Berghoff A (Hrsg) Kardiologische Rehabilitation 1987. Heenemann, Berlin
2. Angermann C, Spes C, Hart RJ, Kemkes BM, Theien K (in press) Regression of the left ventricular hypertrophy under effective antihypertensive treatment after orthotopic cardiac transplantation. J Am Coll Cardiol
3. Baldwin JC, Shumway NE (1985) Cardiac transplantation. Z Kardiol 74:39–43
4. Barnard CN (1967) The operation. S Afr J Med 31:1271
5. Bellet MB, Cabrol C, Sassano P, Léger P, Corvol P, Ménard J (1985) Systemic hypertension after cardiac transplantation: effect of cyclosporine on the renin-angiotensin-aldosterone system. Am J Cardiol 56:927–931
6. Buxton AE, Marchlinski FE, Waxman HL, Flores BT, Cassidiy DM, Josephson ME (1984) Prognostic factors in nonsustained ventricular tachycardia. Am J Cardiol 3:1275–1279
7. Carrier M, Emery RW, Riley RJ, Levinson MM, Copeland JG (1986) Cardiac transplantations in patients over 50 years of age. JACC 8:285–288
8. CASS Principal Investigators (1983) Coronary artery surgery study (CASS): A randomized trial of coronary artery bypass surgery. Circulation 68:939–950

9. Chesebro JH, Knatterud G, Roberts R et al. (1987) Thrombolysis in myocardial infarction (TIMI) Trial, phase I: a comparison between intravenous tissue plasminogen activator and intravenous streptokinase. Circulation 76:142–154
10. Cohn JN, Archibald DG, Ziesche S et al. (1986) Effect of vasodilatator therapy on mortality in chronic congestive heart failure: results of a Veterans Administration Cooperative Study. N Engl J Med 314:1547–1552
11. The CONSENSUS Trial Study Group (1987) Effects of enalapril on mortality in severe congestive heart failure. Results of the Cooperative North Scandinavian Enalapril Survival Study (CONSENSUS) N Engl J Med 316:1429–1435
12. Copeland JG, Emery RW, Levinsdon MM et al. (1987) Selection of patients for cardiac transplantation. Circulation 75:2–9
13. De Busk R, Blomqvist CG, Kouchoukas NT et al. (1986) Identification and treatment of low risk patients after acute myocardial infarction and coronary-artery bypass graft surgery. N Engl J Med 314:161–166
14. Goldstein S, Landis R, Leighton R, Ritter G, Vasu CM, Lantis A, Serokman R (1981) Characteristics of resuscitated out-of-hospital cardiac arrest victim with coronary heart disease. Circulation 64:977–984
15. Gruentzig AR, King SB, Schlumpf M, Siegenthaler W (1987) Long-term follow-up after percutaneous transluminal coronary angioplasty: The early Zurich experience. N Engl J Med 316:1127–1132
16. Gruppo Italiano per 10 Studio della Streptochinasi nell Infarcto Miocardico (GISSI) (1986) Effectiveness of intravenous thrombolytic treatment in the acute myocardial infarction. Lancet I:397
17. Hastillo A, Cowley MJ, Vetrovacx G, Olfgang TC, Loer RR, Hess ML (1985) Serial coronary angioplasty for atheroclerosis following heart transplantation. J Heart Transplant 4:192–195
18. Hetzer R, Warnecke H, Schüler S et al. (1985) Herztransplantation. Internist (Berlin) 26:563–568
19. Jamieson SW, Oyer P, Baldwin J, Billingham M, Stinson E, Shumway N (1984) Heart transplantation for endstage ischemic heart disease: the Stanford experience. J Heart Transplant 3:224–227
20. Kaye MP (1987) The registry of the International Society for Heart Transplantation: fourth official report. J Heart Transplant 6:63–67
21. Kemkes BM, Reichenspurner H, Osterholzer G et al. (1986) Herztransplantation. Internist (Berlin) 27:322–330
22. Kent KM (1987) Coronary angioplasty: a decade of experience. N Engl J Med 316:1148–1150
23. Lichtlen P, Herrmann G, Haverich A, Wahlers T, Schäfers HJ, Borst HG (1986) Orthotope Herztransplantation: Zur Problematik der Indikation bei koronarer Herzerkrankung. Z Kardiol [Suppl 5 75:127–133
24. Lough ME, Lindsey AM, Shinn JA, Stotts NA (1985) Life satisfaction following heart transplantation. J Heart Transplant 4:446–449
25. The MIAMI Trial Study Group (1985) Metroprolol in acute myocardial infarction (MIAMI) A radomised placebo-controlled international trial. Eur Heart J 6:199–226
26. Mulrow CD, Feussner JR, Velez R (1984) Reevaluation of digitalis efficacy. Ann Int Med 101:113–117
27. The Multicenter Postinfarction Research Group (1983) Risk stratification and survival after myocardial infarction. N Engl J Med 309:331–336
28. O'Connell JB, Gunor RM (1982) Dilated congestive cardiomyopathy: prognostic features and therapy. J Heart Transplant 1:7
29. Pigott JD, Kouchoukos NT, Oberman A, Cutter GR (1985) Late results of surgical and medical therapy for patients with coronary heart disease and depressed left ventricular function. JACC 5:1036–1045
30. Reichenspurner H, Odell JA, Cooper DKC et al. (1987) Twenty years of heart transplantation at Groote Schuur Hospital. J Heart Transplant 6:317–323
31. Solis E, Kaye MP (1986) The registry of the International Society for Heart Transplantation. Third official report. Heart Transplant 5:2

32. Stevenson LW, MacAlpin RN, Drinkwater D, Clark S, Dracup K, Laks H (1986) Heart transplantation at ULCA: selection and survival. J Heart Transplant 5:62–64
33. Taylor SH (1983) Promises and disapointment of vasodilatator treatment of chronic heart failure. In: Just H, Bussmann WD (eds) Vasodilatators and chronic heart failure. Springer, Berlin Heidelberg New York Tokyo, p 83
34. Theisen K, Angermann C, Silber S, Weber M, Jahrmärker H (1986) Überflüssige kardiologische Diagnostik. Internist (Berlin) 27:552–565
35. Theisen K, Angermann C, Kemkes BM (im Druck) Indikation zur Herztransplantation: Auswahlkriterien für Empfänger. In: Berghoff A (Hrsg) Kardiologische Rehabilitation 1987. Heenemann, Berlin
36. Unverferth DV, Magorien RD, Moeschberger ML, Baker PB, Petters JK, Leier CV (1984) Factors influecing the one-year mortality of dilated cardiomyopathy. Am J Cardiol 54:147–152
37. Yacoub MH, Reid CJ, Al-Khadimi RH, Radley-Smith R (1985) Cardiac transplantation – the London experience. Z Kardiol [Suppl 6] 74:45–50

Erkennung beginnender Arteriosklerose bei jungen Patienten mit familiärer Hypercholesterinämie

F. A. Spengel

Zusammenfassung

Mit Hilfe der Duplexsonographie kann die Ausbildung der Atherosklerose bei jungen Patienten mit familiärer Hypercholesterinämie (FH) vor Manifestation einer klinischen Symptomatik erfaßt werden. Im Rahmen eigener Untersuchungen wurde die Duplexsonographie bei 44 FH-Patienten und einer Vergleichsgruppe von 82 gesunden Kontrollpersonen an den Karotiden durchgeführt. Nur 30% der FH-Patienten wiesen normale Karotiden auf gegenüber 88% bei Normalpersonen. Der Nachweis früher arteriosklerotischer Veränderungen bei jugendlichen Risikopatienten sollte zur drastischen Senkung des Serumcholesterinspiegels veranlassen, durch die eine Regression der Veränderungen induziert werden kann.

Summary

The extent of atherosclerosis in young patients with familiar hypercholesterinemia (FH) can be detected by duplex sonography before its clinical manifestation. We performed duplex sonography of the carotid arteries of 44 FH patients 82 healthy volunteers. Only 30% of the FH patients showed healthy carotids compared with 88% of the controls. The detection of early arteriosclerotic changes in young patients at risk should be followed by a drastic therapeutic lowering of serum cholesterol, which may induce a regression of the pathologic changes.

Einleitung

50% der Patienten mit heterozygoter familiärer Hypercholesterinämie (FH) erleiden einen Herzinfarkt bis zum 50. Lebensjahr [1], unbehandelte Patienten mit homozygoter familiärer Hypercholesterinämie werden selten älter als 25 Jahre, sie versterben schon in ihrer Jugend am Herzinfarkt.

Schon in der frühen Kindheit beginnt bei diesen Patienten der Prozeß der Atherosklerose, bedingt durch die teilweise exzessive Erhöhung des Serumcholesterins. Diese ist durch einen genetisch bedingten partiellen oder kompletten Funktionsverlust der Low-Density-Lipoprotein (LDL)-Rezeptoren der Zellen verursacht.

Es war von Interesse, die Ausbildung der Atherosklerose junger Patienten vor Manifestation einer klinischen Symptomatik wie Schlaganfall oder Herzinfarkt zu erfassen, da das Ausmaß der Gefäßveränderungen sowohl die Wahl der Therapie beeinflußt als auch eine Abschätzung des individuellen Risikos ermöglicht [2].

Als neues Ultraschallverfahren vermag die Duplexsonographie mit hoher Auflösung Gefäße darzustellen, wobei noch immer große Veränderungen zweifelsfrei identifiziert werden können.

Wir führten die Duplexsonographie bei jungen FH-Patienten an den Karotiden durch (Gerät ATL Mark 600 und Mark 4, Schallkopf 7,5 und 10 Mhz). Die Untersuchung der Karotiden wurde gewählt, da eine deutlich positive Korrelation des Auftretens arteriosklerotischer Läsionen in Koronarien und Karotiden beschrieben wurde [3] und da sich dieses Gefäß ideal zur nichtinvasiven Untersuchung eignet.

In vorangegangenen Untersuchungen konnten wir aufzeigen, daß eine Karotisatheromatose bei hypercholesterinämischen Patienten, die älter als 40 Jahre alt waren, zu 90% mit einer koronaren Herzkrankheit vergesellschaftet war [4]. Aus dieser und anderen Arbeiten kann geschlossen werden, daß die Ausbildung der Atherosklerose bei Patienten mit FH Koronarien und Karotiden in analoger Weise betrifft.

Methoden

44 Patienten mit FH wurden untersucht. 38 Patienten waren heterozygot, 2 Patienten pseudohomozygot [5] und 4 Patienten homozygot. Die Patienten waren 2–29 Jahre alt. Die genetische Klassifikation jedes einzelnen Patienten wurde durch Nachweis der LDL-Rezeptoren in Zellkultur erbracht [6], Alter und Serumcholesterin sind in Tabelle 1 aufgeführt.

Diesen Patienten wurden 82 gesunde Kontrollpersonen gegenübergestellt, die in Alter und Geschlecht mit der Patientengruppe vergleichbar waren.

Die Duplexuntersuchung wurde in 3 Ebenen durchgeführt und auf Videoband dokumentiert.

Tabelle 1. Mittelwerte von Alter und Serumcholesterin von 44 FH-Patienten und 82 Normalpersonen

	Alter	Serumcholesterin (mg/dl)
Normalpersonen (n = 82)	17,0	167
FH-Patienten (n = 44)	16,2	408
– heterozygot (n = 38)	17,1	370
– pseudohomozygot und homozygot (n = 6)	13,8	696

Tabelle 2. Karotisbefall von 44 FH-Patienten und 82 Normalpersonen

	FH-Patienten (%)	Normalpersonen (%)
Keine Atherosklerose	30	88
Leichte Atherosklerose	57	12
Schwere Atherosklerose	13	0

Tabelle 3. Karotisatherosklerose bei 44 FH-Patienten in Abhängigkeit von Serumcholesterin und Alter

	Atherosklerose		
	Keine (%)	Leicht (%)	Schwer (%)
Serumcholesterin (mg/dl)			
260–350	38	62	0
351–500	29	64	7
>500	0	7	72
Alter (Jahre)			
2–20	44	41	15
21–30	6	82	12

Ergebnisse

Tabelle 2 zeigt das Ausmaß des atherosklerotischen Karotisbefalls bei 44 Patienten mit FH und bei 82 Normalpersonen. Während nur 30% der FH-Patienten normale Karotiden aufwiesen, waren 88% der Karotiden von Normalpersonen ohne pathologischen Befund.

Die Veränderungen waren sowohl vom Alter der Patienten als auch vom Serumcholesterinspiegel abhängig. Tabelle 3 zeigt die Abhängigkeit vom Serumcholesterin und Alter. Bei Serumcholesterinspiegeln über 501 mg/dl zeigen 72% der Patienten einen schweren atherosklerotischen Befall der Karotiden. Von den 2- bis 20jährigen Patienten hatten 44% einen Normalbefund, während von den 21- bis 30jährigen nur 6% einen Normalbefund an den Karotiden aufzuweisen hatten.

Diskussion

Wir schließen aus diesen Untersuchungen, daß bereits junge Patienten mit familiärer Hypercholesterinämie beginnende und teilweise fortgeschrittene atherosklerotische Veränderungen der Karotiden aufweisen. Wir konnten zeigen, daß diese Veränderungen bei älteren Patienten mit einer koronaren Herzkrankheit vergesellschaftet sind. Der Nachweis der frühen atherosklerotischen Veränderungen jugendlicher Risikopatienten soll sowohl die Patienten als auch den behandelnden Arzt zur drastischen Senkung des Serumcholesterinspiegels motivieren. Diese Senkung kann eine Regression der Veränderungen induzieren [7].

Literatur

1. Slack J (1969) Risks of ischaemic heart-disease in familial hyperlipoproteinaemic states. Lancet II:1380–1382
2. Spengel FA, Kaess B, Keller C, Kröner KK, Schreiber M, Schuster H, Zöllner N (1988) Atherosclerosis of the carotid arteries in joung patients with with familial hypercholesterolemia. Klin Wochenschr 66:65–68
3. Solberg LA, McGarry PA, Moossy J, Strong J, Tejada C, Löken A (1968) Severity of atherosclerosis in cerebral arteries, coronary arteries and aortas. Ann NY Acad Sci 2:956–973
4. Schuster H, Kröner K, Keller C, Spengel F, Wolfram G, Zöllner N (1987) Atherosclerosis of the carotid arteries documented by duplex scan as a predictor of coronary artery diesease in familial hyperlipidemias. Klin Wochenschr 65:34–39
5. Keller C, Spengel FA, Wieczorek A, Wolfram G, Zöllner N (1981) Familial hypercholesterolemia: a family with divergence of clinical phenotype and biochemical genotype based on fibroblast studies. Ann Nutr Metab 25:79–84
6. Spengel FA, Harders-Spengel K, Keller C, Wieczorek A, Wolfram G, Zöllner N (1982) Use of fibroblast culture to diagnose and genotype familial hypercholesterolemia. Ann Nutr Metab 26:240–247
7. Keller C, Spengel FA (1988) Changes of atherosclerosis of the carotid arteries due to severe familial hypercholesterolemia following long-term plasmapheresis, assessed by duplex scan. Klin Wochenschr 66:149–152

Computerunterstützte Datenauswertung in der Lipidstoffwechseldiagnostik

H. Wieland

Zusammenfassung

Die computerunterstützte Auswertung der im folgenden zusammengefaßten epidemiologischen Daten verdeutlicht die Gefahr von Fehlbeurteilungen verschiedener Variabler für die kardiovaskuläre Risikoeinschätzung. Zumindestens nach Case-control-Studien muß an der prognostischen Aussagekraft der bekannten Risikoindikatoren aus erkenntnistheoretischen Überlegungen gezweifelt werden.

Summary

The computer-aided analysis of the epidemiologic data presented in this paper elucidates the danger of misjudging various parameters for the assessment of cardiovascular risks. At least after case-control studies, the prognostic value of the known risk indicators may be questionable, as can be concluded from theoretical considerations.

Allgemeines

Fettstoffwechselforschung war lange Zeit ein Stiefkind der Biochemie. Da diese alle wichtigen molekularbiologischen und zellbiologischen Methoden erarbeitet hatte, war der Aufholvorgang besonders rapide. Die erhebliche Zunahme der Kenntnisse über Komponenten des Lipoproteinsystems, ihren Stoffwechsel und ihren Beitrag zur Artheroskleroseentstehung und die Ergebnisse von Prospektiv- und Interventionsstudien haben einen beträchtlichen Fortschritt gebracht, der heute Eingang in die klinische Praxis finden könnte. Sowohl die Analyse und Interpretation der Daten, als auch ihre Verwertung werden durch die Benutzung von Computern erheblich vereinfacht.

Der Ersatz der Lipiddiagnostik durch Lipoproteindiagnostik hat dazu geführt, daß man das individuelle Risiko wesentlich besser abschätzen kann und hat weiterhin eindrückliche Hinweise auf die Pathophysiologie der Arterioskleroseentstehung geliefert.

Die geringe Prävalenz der koronaren Herzkrankheit in der Nachkriegszeit und in Entwicklungsländern weist uns deutlich den Weg, welche globalen und individuellen Maßnahmen ergriffen werden müßten, um die epidemieartige Verbreitung des Herzinfarkts zum Verschwinden zu bringen. Ein Teil dieser Maßnahmen liegt in der Hand der Ärzte, die das individuelle Risiko bei Berücksichtigung aller Risikofaktoren abschätzen können sollten und zu entsprechenden Maßnahmen raten müßten. Hierbei kann man sich neuerdings durch Computer unterstützen lassen, die aufgrund von Daten von Prospektivstudien eine individuelle Risikovorhersage machen können. Diese kann entweder für den Einzelfall mit Hilfe einer multiplen logistischen Funktion anhand von Daten aus Prospektivstudien erfolgen, oder aber als automatische Befundung, die sich an Grenzwerten orientiert, die aus klinischen Studien und Prospektivstudien stammen.

Summenkurven und Receiver-operator-Kurven

Die anschauliche Auswertung solcher Studien wird durch Darstellungen mit Hilfe des Computers und seiner gespeicherten Daten wesentlich erleichtert. So setzen sich immer mehr Darstellungen in Form von Summenkurven durch. Es ist aus Abb. 1 ersichtlich, daß diese Summenkurvendarstellung am deutlichsten zeigt, daß die Physiknoten (gestrichelte Linie) höher liegen, als die Mathematiknoten. Die Summenkurve ist also die beste Art, Wertlagen eines Parameters innerhalb verschiedener Kollektive darzustellen und erlaubt es, sofort die Mediane abzulesen (der Grenzwert, der von 50% einer Population überschritten wird) und auch

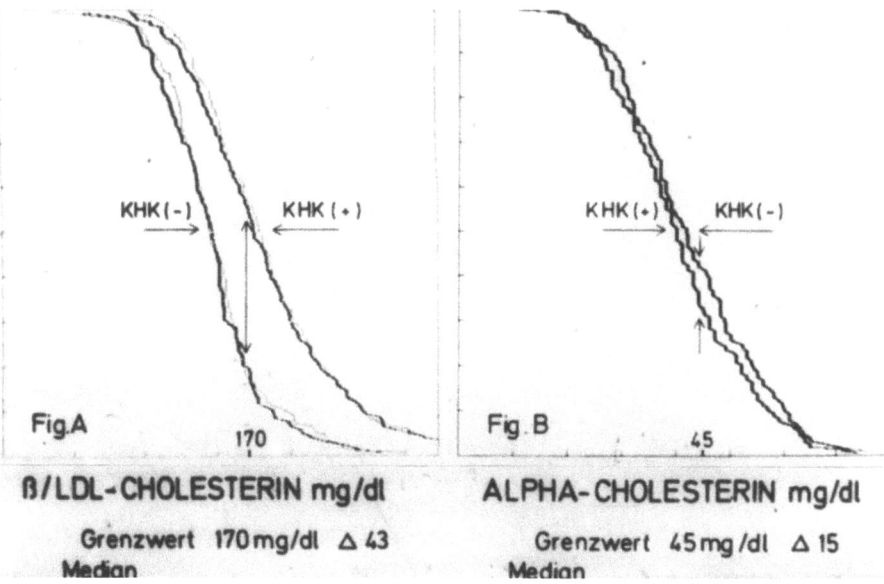

Abb. 1. Summenkurven zur Darstellung der Wertlagen eines Parameters innerhalb verschiedener Kollektive

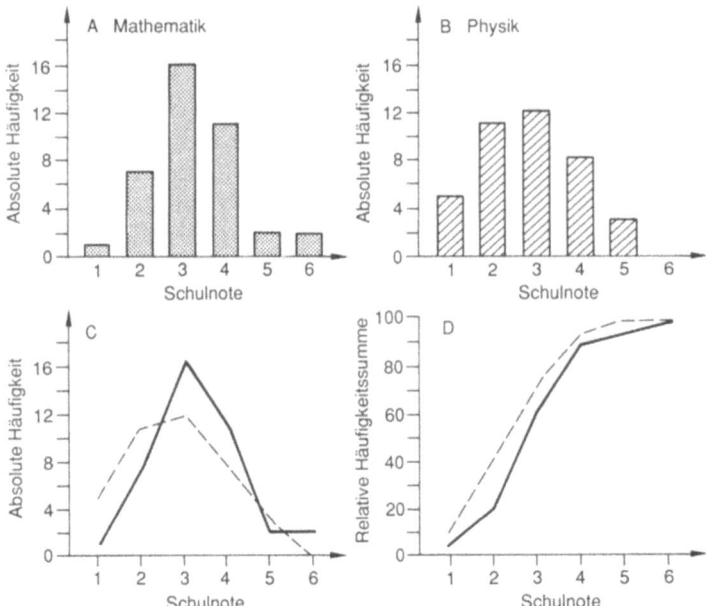

Abb. 2. β-Lipoprotein-/LDL-Cholesterinkonzentration (*links*) und α-Lipoproteinkonzentration (*rechts*) bei Patienten mit und ohne koronarangiographisch nachgewiesener koronarer Herzkrankheit

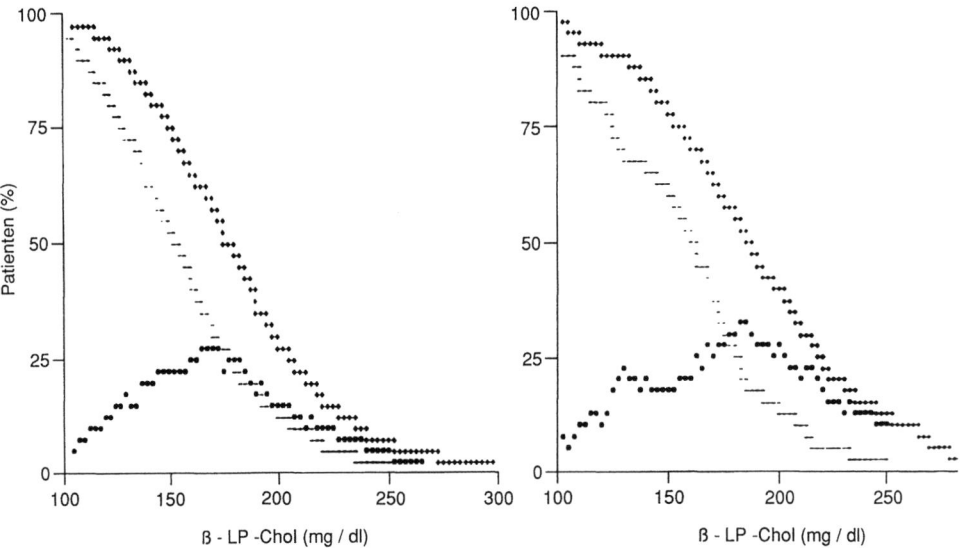

Abb. 3. Receiver-operator-Kurven zur Darstellung der gegenseitigen Abhängigkeit von Sensitivität und Spezifität

den optimalen Grenzwert festzulegen (der Grenzwert, bei dem der vertikale Abstand zwischen Kurven möglichst hoch ist). Abb. 2 zeigt, daß die β-Lipoprotein/LDL-Cholesterinkonzentration wesentlich besser geeignet ist, zwischen Patienten mit und ohne koronarangiographisch nachgewiesener koronarer Herzkrankheit zu unterscheiden. Bei der Festlegung eines optimalen Grenzwertes für diagnostische Aussagen kann der Computer durch Konstruktion von sogenannten Receiver-operator-Kurven helfen (Abb. 3). Diese Kurve gibt die gegenseitige Abhängigkeit von Sensitivität und Spezifität wieder. Führt eine Grenzwertverschiebung zu einem Gewinn an Sensitivität, der von einem gleich großen Verlust an Spezifität begleitet wird, ergibt sich eine 45°-Gerade. Der Punkt der maximalen Abweichung von dieser Gerade entspricht dem besten, sogenannten "cut-off point".

Hochselektierte Kollektive: unsichere Ergebnisse

Untersuchungen an koronarangiographierten Kollektiven sind nur mit erheblichen Einschränkungen zu verwerten, da es sich um ein hochselektiertes Patientengut handelt. Die Patienten mit koronarer Herzkrankheit haben bereits erhebliche klinische Symptome, bewegen sich daher weniger, haben u. U. ihre Lebensweise in bezug auf Zigarettenkonsum und Nahrungsgewohnheit erheblich verändert, erhalten Medikamente gegen Bluthochdruck, Herzinsuffizienz oder Fettstoffwechselstörungen, so daß die hieraus abgeleiteten Grenzwerte möglicherweise nur einen geringen Vorhersagecharakter haben. Noch problematischer ist die Gruppe der Patienten, die als negativ eingestuft werden; auch diese weisen Risikofaktoren und Symptome auf und entsprechen in körperliche Aktivität, Medikamenten- und Nahrungsgewohnheiten vermutlich sehr stark dem Patienten mit koronarer Herzkrankheit. Besonders die Konzentration der HDL unterliegt vielfältigen Umwelteinflüssen, wie Alkohol, körperlicher Aktivität, Medikamenten etc. Dies mag erklären, warum die Konzentration dieser Lipoproteine nicht geeignet ist, zwischen koronar „Kranken" und „Gesunden" zu unterscheiden. Möglicherweise liegen die LDL-β-Lipoproteincholesterinkonzentrationen zum Zeitpunkt der Koronarangiographie niedriger als in der Zeit, als sie zum Entstehen der Koronarsklerose beigetragen haben.

Multivariate Auswertung von Prospektivstudien: verläßliche Daten

Wegen dieser Einschränkungen gelten Daten aus Prospektivstudien im allgemeinen als verläßlicher. Prospektivstudien werden mit multivariaten Analysen ausgewertet. Die Gleichung für multivariate Auswertung lautet:

$$y = b_1 x_1 + \tfrac{1}{2}_2 x_2 + b_3 x_3 + \ldots b_n x_n + a$$

(a = Achsenabschnitt, y = score), b_1, b_2 ... sind Wichtungsfaktoren der Variablen x_1, x_2 ... (z. B. Chol., TG., Alter).

Ob sie nun Diskriminanzanalyse oder multiple logistische Funktion heißen, sie beinhalten immer etwas ähnliches. Sie haben einen sogenannten „Score". Bei multipler logistischer Funktion liegt dieser zwischen 0 und 1, sonst hat er einen numerischen Wert. Der Score im vorliegenden Beispiel hängt von den Wichtungsfaktoren für die Variablen, Cholesterin, Triglyzeride und Alter ab.

Die Faktoren b_1, b_2 ... werden gewichtet:

1) Nach dem Trennvermögen der zugehörigen Variablen,
2) nach der Korrelation der Variablen untereinander.

Ein Maß für das Trennvermögen ist der Quotient aus dem Abstandsquadrat der Gruppenmittelwerte und der gemeinsamen Streuung (d).

Die Wichtungsfaktoren ihrerseits sind abhängig vom Trennvermögen der zugehörigen Variablen. Trennt diese gut, ist der Wichtungsfaktor hoch, korrelieren die Variablen untereinander, werden die Wichtungsfaktoren schlecht. Ein Maß für das Trennvermögen ist der Quotient aus dem Abstandsquadrat der Gruppenmittelwerte, dividiert durch die gemeinsame Streuung. Dieses Maß soll als „d" bezeichnet werden. Dieses „d" dient zur Errechnung des Wichtungsfaktors „b":

$$b_1 + r_{12}b_2 + r_{13}b_3 + \ldots r_{1n}b_n = d_1$$
$$b_1 r_{21} + b_2 + r_{23}b_3 + \ldots r_{2n}b_n = d_2$$
$$\vdots$$
$$b_1 r_{n1} + r_{n2}b_2 + \ldots \quad b_n = d_n$$

Die folgende Übersicht zeigt die Abhängigkeit für nur 2 Variablen. In diesem Fall kann man „b" errechnen:

$d_1 = 0,9$ (z. B. Alter)
$d_2 = 0,8$ (z. B. LDL)
$r = 0,8$

$$b_1 = \frac{0,9 - 0,64}{1 - 0,64} = 0,72$$

$$b_2 = \frac{0,8 - 0,72}{0,36} = 0,22$$

Sind die 2 Variablen Alter und LDL-Cholesterin und angenommen, Alter differenziert noch besser als LDL-Cholesterin, korreliert aber sehr gut mit dem Lipoproteinparameter, dann erhält man als Wichtungsfaktor für das Alter 0,72 und als Wichtungsfaktor für LDL-Cholesterin einen viel geringeren Wert, nämlich 0,22. Dies bedeutet, daß bei Korrelation zweier Faktoren der Wichtungsfaktor für den zweiten Faktor sehr niedrig wird, selbst wenn dieser gut differenziert.

Folgendes Beispiel zeigt den Fall für 3 Variablen (Alter, LDL und HDL):

Alter $\quad d_1 = 0{,}8 \quad r_{12} = 0{,}9$
LDL $\quad\; d_2 = 0{,}8 \quad r_{13} = 0$
HDL $\quad d_3 = 0{,}6 \quad r_{23} = 0$

$b_1 = 0{,}94$
$b_2 = -0{,}05$
$b_3 = 0{,}6$

Alter soll gut trennen. LDL soll gut trennen. HDL soll auch einigermaßen gut trennen. Nun korreliert aber LDL mit dem Alter, also r_{12} liegt in diesem Falle recht hoch. Alter korreliert aber nicht mit HDL, dann bekommt man die auf der Abbildung dargestellten Wichtungsfaktoren. Das Alter erhält einen sehr hohen Wichtungsfaktor, LDL einen negativen Wichtungsfaktor. Dies bedeutet, je mehr LDL im Serum vorhanden ist, desto geringer die Gefahr einer koronaren Herzkrankheit. Es handelt sich also um eine völlig paradoxe Situation. Dies führt dazu, daß HDL stark bewertet werden. Wenn also das Alter in eine multivariate Funktion mit hineingenommen wird, dann werden Faktoren, die mit dem Alter korrelieren, nicht entsprechend ihrer Bedeutung gewürdigt.

Für die LDL-Cholesterinkonzentration gibt es einen eindeutigen Altersgang. Dies bedeutet, daß auch Taschenrechner, die mit multivariaten Analysen eine individuelle Risikovorhersage gestatten, einen wichtigen Faktor, die LDL-Cholesterinkonzentration bzw. die Gesamtcholesterinkonzentration nicht adäquat berücksichtigen, wenn das Lebensalter mit eingeht. Dies führt zu einer vermutlichen Überbewertung der HDL-Cholesterinkonzentration. Da diese sehr umweltabhängig ist und z. B. durch cholesterinarme Diät gesenkt wird, eignet sich ein solcher Taschenrechner nicht sehr gut dazu, Patienten zu einer Diät zu motivieren, da unter Umständen das Individualrisiko, so wie es vom Taschenrechner errechnet wird, nach einer Diät ansteigt.

Wie so häufig, gilt:

5th law of unreliability:

"To err is human, but to really foul things up requires a computer."

GREER's 3rd law:

"A computer program does what you tell it to do, not what you want it to do."

Aus der Diskussion

K. Theisen dokumentierte die prognostische Bedeutung einer Herzinsuffizienz im Rahmen einer koronaren Herzkrankheit. In der Diskussion wurde diesem Gesichtspunkt für diagnostische und therapeutische Implikationen besondere Beachtung geschenkt.

F. Spengel belegte an zwei Kollektiven den diagnostischen Nutzen des Duplex-Scan für die Erfassung von Arteriosklerose-Manifestationen an Hirn-versorgenden Arterien. In die Diskussion gingen ergänzende und unterstützende Befunde zur Sensitivität und Spezifität der Methode ein.

Die Diskussion von H. Wielands sehr kritischer Darstellung einer Computer-unterstützten Datenauswertung für prognostische Kriterien epidemiologischer Lipid-Analytik entsprach der erst beginnenden Erfahrung mit neuen Anwendungssystemen in der biochemischen Befundauswertung.

Wirksamkeit therapeutischer Maßnahmen

Arterielle Verschlußkrankheit

Angiologische Diagnostik zur Objektivierung therapeutischer Maßnahmen

W. Heiss

Zusammenfassung

Ein breites Spektrum diagnostischer Verfahren dient der Objektivierung des Therapieerfolges bei arterieller Verschlußkrankheit. Mit Hilfe von Angiographie, Sonographie und Computertomographie können Lokalisation, Form und Grad einer Stenose festgestellt und die Veränderungen von Plaques und Thromben visualisiert werden. Plethysmographie, Doppler-Sonographie und Organdurchblutungsmessungen erfassen funktionelle Größen. Duplexscan, Magnetresonanz und Videomikroskopie stellen sowohl Bild als auch Funktion dar.

Summary

A broad array of diagnostic methods serve to objectify the therapeutic success in occlusive arterial disease. Image-producing techniques like angiography, sonography, and computer tomography can visualize the location, form, and extent of a stenosis and the changes of plaques and thrombi. Plethysmography, Doppler sonography, and organ blood flow measurements record functional parameters. Duplex scan, magnetic resonance, and video microscopy show both image and function.

Einleitung

Zur Objektivierung des Therapieerfolges bei einer arteriellen Verschlußkrankheit werden verschiedene diagnostische Verfahren eingesetzt. Hierbei muß auch die Vielfalt der behandelten Krankheitsbilder berücksichtigt werden. Die arterielle Verschlußkrankheit manifestiert sich bei 90% der Patienten als obliterierende Arteriosklerose. In zunehmendem Maße treten auch Vaskulitiden auf, weiterhin die arterielle Embolie und Thrombose, die funktionellen Durchblutungsstörungen schweren Ausmaßes, der Gefäßspasmus und natürlich auch arterielle Durchblutungsstörung als Folge von traumatischen Schädigungen. Darüber hinaus führen wir recht unterschiedliche Therapieformen durch, wie z. B. das Gefäßtraining, den großen Bereich der sehr variabel und unterschiedlich durchgeführten medikamentösen Therapie, die Katheterlysetechniken, die angioplastischen Verfahren mit dem Ballonkatheter, mit dem Laser, dem Bohrer und mit dem Hochfrequenzangioplastiekatheter. Die neueren Verfahren, als „Start" apostrophiert, also die endovasale Implantation von Gefäßwandstützen, die in Freiburg in den Becken- und Koronararterien bei ausgewählten Fällen durchgeführt wurde und natürlich auch die gefäßchirurgischen Maßnahmen werden angewandt.

Zur Objektivierung von Therapieerfolgen müssen unsere Methoden für quantitative Messungen geeignet sein. Das ist eine unabdingbare Voraussetzung. Sie müssen komplikationsfrei sein, vielleicht mit der Ausnahme der Angiographie, die komplikationsarm ist. Sie müssen reproduzierbare Befunde liefern und rückwirkungsfrei das darzustellende Objekt oder das zu untersuchende Objekt beurteilbar machen. Eine weitere Forderung bezieht sich auf die Dokumentation und auf die Möglichkeit, Interventionen durchzuführen, um möglichst große Bereiche pathophysiologischer Störung erfassen zu können. Ins Kalkül ziehen wir auch den Aufwand, der mit der jeweiligen Methode betrieben werden muß, den Ort, an dem gemessen wird, und natürlich für viele Verfahren, die ich ihnen zeigen werde, die Kostenfrage, die beträchtlich ist, wenigstens zur Zeit noch.

Zunächst werde ich verschiedene Methoden darstellen, die als bildgebende Verfahren arbeiten, dann solche, die vorwiegend die Funktion erfassen und dann zentral diejenigen Verfahren, die Bild und Funktion miteinander verknüpfen können. Ziel, wie gesagt, ist dabei, nichtinvasiv vorzugehen.

Bildgebende Verfahren

Von den bildgebenden Verfahren, wie sie als Angiographie, Sonographie und Computertomographie bekannt sind, verlangen wir eine Auskunft über Lokalisation, Form und Grad einer Stenose, wie auch über Lokalisation und Länge eines Verschlusses. Wir wollen ferner, wie das Herr Spengel vorhin vorgestellt hat, Plaques typisieren, Thromben sichtbar machen und ihre Veränderung beschreiben. Zusätzlich wünschen wir eine Information über die Gefäßwand selbst und sind natürlich auch daran interessiert, etwas über das Ausmaß des Kollateralkreislaufs zu erfahren. Die Darstellung von Aneurysmen und Dissektionen gewinnt gerade im Zusammenhang mit den Angioplastieverfahren an Bedeutung.

Die Routineangiographie erkennen wir nicht als Goldstandard an. Die vergleichende Betrachtung von Befunden des Duplexscan mit denen angiographischer Verfahren hat uns gelehrt, daß die monoplane Angiographie im Einzelfall relativ häufig zu einer Fehlinterpretation der Gefäßsituation führt, besonders dann, wenn es um das Ausmaß einer exzentrischen Stenose und die Detailbetrachtung des thrombotischen Wandprozesses geht. Es gibt aber ein Verfahren, das durchaus als Goldstandard für alle diese bildgebenden Verfahren einzusetzen ist. Es ist die biplane, isozentrische, multidirektionale Angiographie. Sie erlaubt die Darstellung eines Gefäßabschnittes im Zentrum des Röntgenstrahles, immer simultan und biplan. Solche Anlagen sind sehr teuer und stehen zur Zeit nur in sehr begrenztem Umfange zur Verfügung. Deshalb weichen wir auf ein anderes bildgebendes Verfahren aus, die Duplexsonographie.

Verfahren zur Erfassung der Funktion

Verfahren, die funktionelle Größen messen, sind die Pletysmographie, Doppler-Sonographie und Organdurchblutungsmessungen, wie sie mit verschiedenen Methoden durchgeführt werden können. Die Meßparameter, die wir hierdurch gewinnen, sind einmal die Strömungsgeschwindigkeit, wenn es um Doppler-Verfahren geht. Mit diesen Verfahren können wir Drucke und Flüsse messen, ferner Strömungsprofile beschreiben. Zur Organdurchblutungsmessung verwenden wir die Argonmethode, z. B. für die Bestimmung der Myokarddurchblutung bei nicht koronarkranken Patienten. Wir bestimmen damit zusätzlich die Substratzufuhr zum Organ und den Substratverbrauch. Weitere Verfahren, die die Funktion beschreiben, beziehen sich auf die Endothelfunktion und natürlich auch die Funktion der Blutzellen, also der Thrombozyten, der Erythrozyten und auch der Leukozyten im Austausch mit der Gefäßwand.

Verfahren zur Erfassung von Bild und Funktion

Jetzt weiter zu den Verfahren, die Bild und Funktion darstellbar und meßbar machen. Zunächst zur Duplexsonografie: Abb. 1 zeigt eine A. femoralis. Der Meßstrahl ist mit seinem "sample-volume", das Sie hier sehen, ungefähr 1,5 mm Größe, in der Mitte des Bildes ausgerichtet, und Sie erhalten über eine Fast-Fourier-

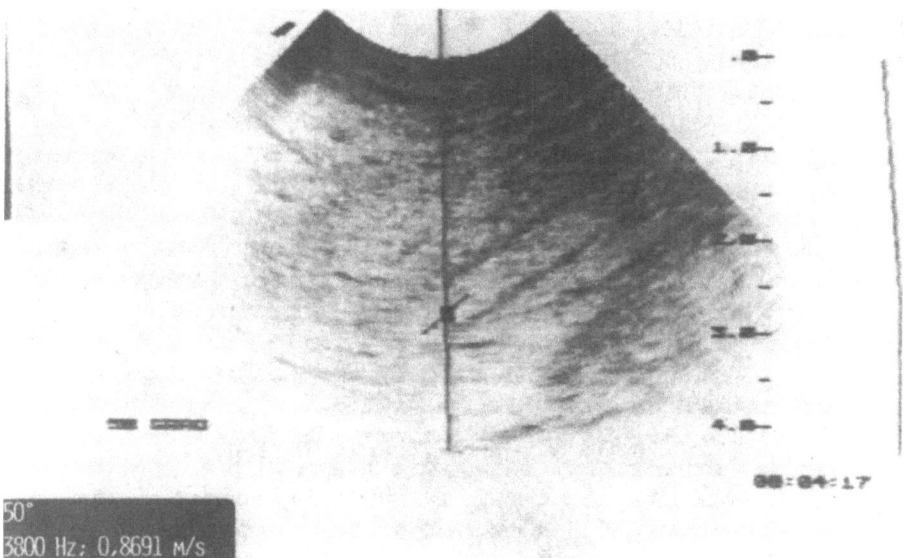

Abb. 1. Duplexsonographie einer A. femoralis

90 W. Heiss

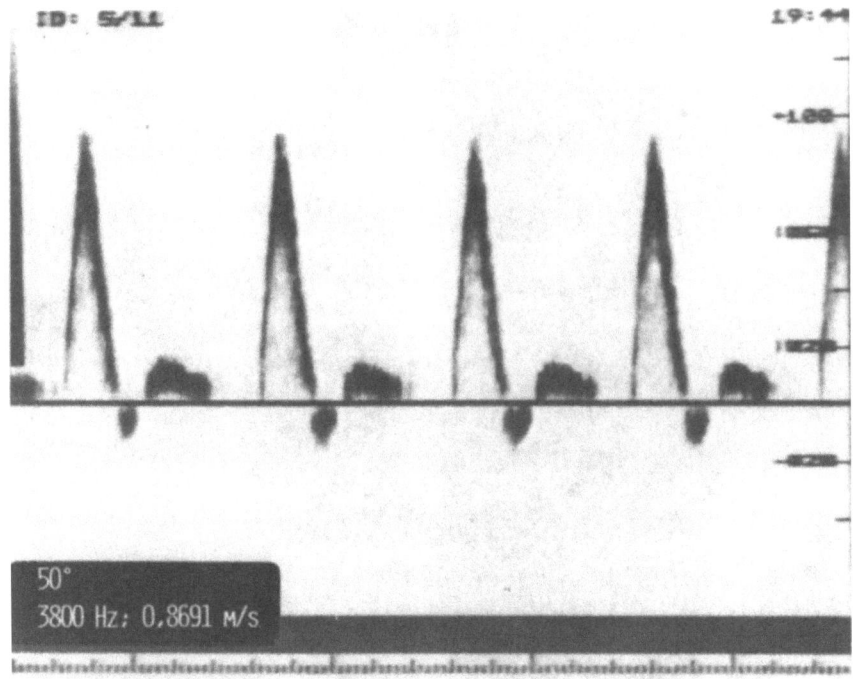

Abb. 2. Spektralanalyse des Dopplersignals an dieser Stelle

Analyse in Echtzeit die Spektralanalyse des Doppler-Signals an dieser Stelle (Abb. 2). Sie sehen eine normale Kurve. Bei einer Einstellung und Ausrichtung des Winkels zur Gefäßachse von 50 ° beträgt in diesem Fall die Doppler-Frequenzverschiebung 3800 Hz und die entsprechende Geschwindigkeit 0,78 m/s.

Der optimale Winkel liegt wahrscheinlich bei 46 °. Bei dem eingesetzten Gerät, einem „Ultra Mark 8", kann man allerdings weitgehend unabhängig von dem Winkel operieren, wenn man die Winkelkorrektur durchführt und in der Mitte des Bildes in der Längsachse des Gefäßes mißt. Bereits bei einer Winkeleinstellung von 60 ° ist das Fenster des Doppler-Frequenzspektrums ausgefüllt mit Signalen, die Kurve ist insgesamt etwas breiter, selbst wenn die gemessene maximale Geschwindigkeit noch genauso groß ist, wie bei der vorangegangenen Winkeleinstellung. Diese Registrierungen erfolgen bei einem Patienten ohne Veränderung der Hämodynamik.

Bei einem Winkel von 80 ° ergibt sich aber eine starke Verzerrung des Doppler-Frequenzspektrums in der Fast-Fourier-Analyse, die man als pathologisch interpretieren müßte. Geht man mit der Meßachse aus dem Zentrum des Bildes heraus, dann ergibt sich folgende Situation: Wenn man ca. 25 ° von der Mittelachse nach lateral abweicht, registriert man ein normales Strömungsprofil, aber eine maximale Geschwindigkeit, die nicht mehr mit dem Ausgangsbefund übereinstimmt, sondern deutlich überhöht ist. Diese Verzerrung wird um so größer, je größer der Einfallswinkel des Schallstrahles ist. Dieses Problem ist bekannt, aber

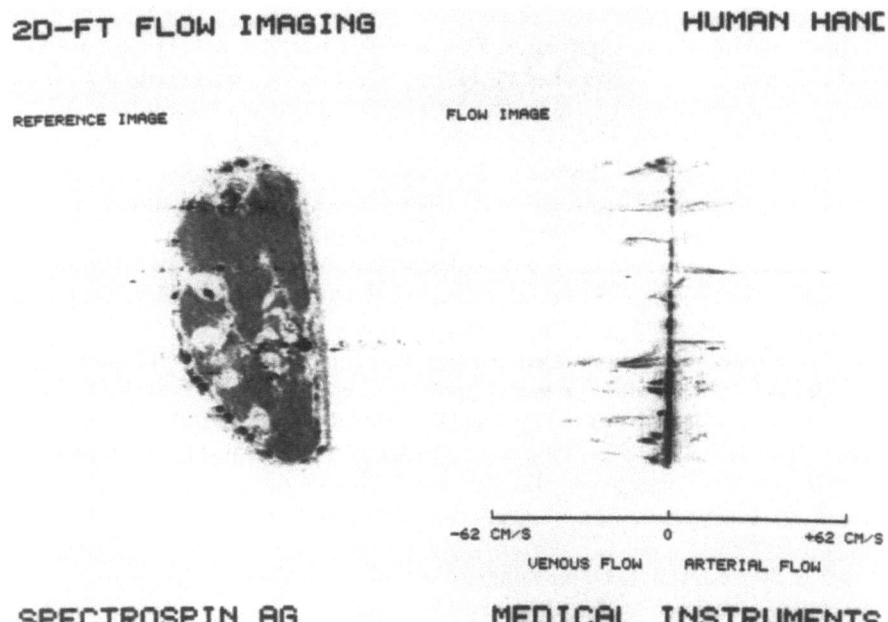

Abb. 3. Transversalschnitt durch die Hand auf Höhe der Metatarsalknochen, gewonnen anhand von Magnetresonanzmessungen. *Rechts* Darstellung der Strömungsgeschwindigkeit

von der Technologie her nicht gelöst. Trotzdem bietet uns die Methode die Möglichkeit, in kleinen Schritten von ca. 1,5 mm das gesamte Gefäßvolumen auszutasten, sowohl im Querschnitt, als auch im Längsschnitt und gegebenenfalls Veränderungen des Strömungsprofils aufzuzeigen.

Ein weiteres Verfahren von zunehmender Bedeutung für die quantitative Darstellung von Bild und Funktion ist die Magnetresonanz (Abb. 3). Ich verdanke diese Aufnahme Dr. Hennig von der Radiologie unseres Klinikums. Sie zeigt einen Transversalschnitt durch die Hand etwa auf Höhe der Metatarsalknochen. Die Kurven, die nach rechts zeigen, stellen die Strömungsgeschwindigkeit in den Fingerarterien, die nach links zeigen, in den Fingerversen dar.

Ein weiteres modernes und zukunftsträchtiges Verfahren ist die Videomikroskopie. Die Vorarbeiten dazu stammen aus dem vergangenen Jahrhundert. Mittels der Kapillaroskopie können Aussagen über die Morphologie der Kapillaren und der Arteriolen gemacht werden, ferner über ihre Zahl, Form, Kaliber, Größe und Verzweigungen.

Wir können das perikapilläre Gewebe beurteilen und Blutvolumen messen, als Funktionsparameter die Drucke durch entsprechende Punktionstechniken. Außerdem können die Strömungsgeschwindigkeit in der Mikrozirkulation, die Kapillarpermeabilität, Erythrozytenaggregation und -stase sowie Thrombenbildungen bestimmt werden.

Die Videomikroskopie ist ein lichtmikroskopisches Verfahren. Sie bedarf eines Hochleistungslichtmikroskops und setzt ein Echtzeitvideobildverarbeitungsgerät voraus, das an dieses Lichtmikroskop angeschlossen ist. Der Erstbeschreiber dieses Verfahrens ist Herr Allen. Das Verfahren ist erst seit 2 Jahren im klinischen Einsatz. Seine Bezeichnung lautet: AVEC-DIC-Mikroskopie ("Allen Video-Enhanced Contrast-Differential Interference Contrast Microscopy").

Hier sind Untersuchungen ex vivo möglich, d. h. wir können Blutzellen untersuchen in einem Auflösungsbereich, der im unteren elektronenmikroskopischen Bereich liegt, ohne daß hier aber eine Fixation der Zellen und damit eine Veränderung der Information des Zellinhaltes notwendig ist.

Die Präparationen werden wie folgt dargestellt: Man benutzt ein Lichtmikroskop, verstärkt die Signale analog in einem Videosystem, digitalisiert dann den Bildinhalt auf einer Matrix von 512×512 Punkten, wobei jeder Punkt in 256 Graustufen abstufbar ist, defokusiert dann das Objekt ein wenig und nimmt das neue Bild auf. Es wird dann in einem Videospeicher abgelegt. Dann subtrahiert man dieses unscharfe Bild von dem originären Bild und kann damit Artefakte und andere Probleme, wie z. B. eine unregelmäßige Ausleuchtung des Objektes, Staubpartikel usw. ausschalten. Danach kann das Bild dann wieder kontrastverstärkt dargestellt werden. Die Vergrößerungen liegen in einem Bereich von 5 000–20 000.

Neben diesen quantitativ messenden Verfahren verfügen wir noch über wertvolle qualitativ messende Verfahren, wie die Oszillographie, die Thermographie, die Angioskopie und die Laser-Doppler-Fluxmessung. Ich möchte auf die beiden ersten Verfahren nicht eingehen, weil sie ihnen hinreichend bekannt sind.

Laser-Doppler-Fluxmessung verwendet eine Helium-Neon-Lichtquelle und illuminiert damit das Gewebe. Das solchermaßen beleuchtete Gewebe entspricht ungefähr einer Halbkugelschale mit einem Radius von etwa 1–1,5 mm. Das Laserlicht wird durch die bewegten Teile im untersuchten Gebiet, das sind vornehmlich die Erythrozyten, reflektiert. Durch 2 Kontrastfotodetektoren kann dann eine Subtraktion der Störeinflüsse, wie z. B. die Bewegungen von kleinen Gefäßen, ausgeglichen werden. Die Meßgröße entspricht dem Produkt aus der Zahl der Erythrozyten im Meßfeld und ihrer Strömungsgeschwindigkeit. Deshalb spricht man hier nicht von Geschwindigkeitsmessung, sondern von Fluxmessung, wobei unter dem Begriff Flux das Produkt eben aus Zahl der roten Blutkörperchen und der Strömungsgeschwindigkeit zu verstehen ist. Dieses Verfahren ist besonders für kontinuierliche Registrierungen über Stunden geeignet. Ein anderes qualitatives Verfahren, das ich ihnen zum Abschluß vorstellen werde, ist die Angioskopie.

Die Angioskopien werden sicherlich zur Beurteilung des Therapieerfolges bei Angioplastie und auch in einzelnen Fällen als Voraussetzung für die Angioplastie noch größere Bedeutung gewinnen.

Schluß

Ich habe Ihnen einen Überblick über die quantitativen Verfahren gegeben, die wir überwiegend nicht invasiv einsetzen können. Der Kostenaufwand ist beträchtlich, er muß ins Kalkül einbezogen werden. Die Probleme bestehen noch in Detailfragen, gerade wenn es z. B. um die Entwicklung und den Einsatz der Magnetresonanz geht. Es wird daran gearbeitet, mittels densitometrischer Verfahren in Zusammenhang mit der Sonographie Aussagen über die Zusammensetzung und die Struktur der Gefäßwand selbst zu bekommen, so daß eine komplette angiologische Diagnostik in den großen Gefäßen und in der Mikrozirkulation möglich sein wird.

Therapie der arteriellen Verschlußkrankheit unter Berücksichtigung der Prostaglandine

M. Marshall

Zusammenfassung

Wesentliche ätiologische Faktoren für eine arterielle Verschlußkrankheit sind das vermehrte Einwirken von Risikofaktoren wie Hypercholesterinämie, Hypertonie und Rauchen. Diese beeinflussen die Thromobozytenfunktion und/oder setzen Endothelschäden, so daß die Interaktion zwischen Thrombozyten und den inneren Gefäßwandschichten gestört und der Aterioskleroseprozeß eingeleitet ist. Zu den konservativen Therapiemöglichkeiten bei arterieller Verschlußkrankheit gehört zunächst die Elimination der Risikofaktoren. Weitere Behandlungsmaßnahmen richten sich nach dem Schweregrad der Arteriopathie. Grundlegende physikalische Behandlungsmethode ist das aufbauende Gehtraining. Ansatzpunkte der medikamentösen Therapie sind die Thromboseprophylaxe mit Thrombozytenaggregationshemmern, die Steigerung der Vis a tergo bzw. Schubspannung z. B. durch Digitalisierung sowie die Verbesserung der Blutrheologie. Auch der Einsatz bestimmter Prostaglandine bietet sich aufgrund ihrer stark plättchenfunktionshemmenden und vasoaktiven Wirkung bei der Therapie der arteriellen Verschlußkrankheit an.

Summary

Essential in the etiology of an occlusive arterial disease are the increased influence of risk factors like hypercholesterinemia, hypertension, and smoking. These effect thrombocyte function and/or cause endothelial lesions, by which leading, to an impaired interaction between thrombocytes and the inner arterial wall, initiates atherogenesis. Conservative therapy in arterial occlusive disease begins with the elimination of risk factors. Further therapeutic measures depend on the extent of the arteriopathy. The basic physical method is walk-training. Some aspects of drug therapy are the prophylaxis of thrombosis with thrombocyte aggregation inhibitors, the increase of the vis a tergo – e.g., with digitalis glycosides – and the improvement of blood rheology. The use of certain prostaglandins can also be recommended because of their strong inhibitory effect on thrombocyte function and their vasoactive effect in the therapy of occlusive arterial disease.

Vorbemerkung

Eine Basis der modernen Angiologie ist die Orientierung auf die funktionelle Einheit aus Gefäßwand und strömendem Blut. Aus dieser Betrachtungsweise haben sich neue und fruchtbare Erkenntnisse bezüglich der Ätiologie, Prophylaxe und Behandlung der arteriellen Verschlußkrankheiten ergeben. Pseudologische Glaubenssätze, wie die Behandlung organischer Arterienstenosen mit einem reinen Vasodilatator oder eine simple „Lipidtheorie", die vom erhöhten Cholesterinspiegel im Blut unmittelbar zur arteriosklerotischen Plaque durch Ablagerung führt, haben sich als falsch oder unzulänglich erwiesen [3, 13, 16]. Die folgenden Ausführungen sollen sich vorwiegend auf die periphere arterielle Verschlußkrankheit beziehen. Sie hat zu 90% die Arteriosklerose zur Ursache.

Epidemiologie

Die Kreislauferkrankungen – speziell die *arterielle Verschlußkrankheit* (AVK) – zeigen in Westdeutschland eine außerordentlich hohe Morbidität, dies bereits in den mittleren Altersgruppen, und die höchste Mortalität. Sie machen 50% aller Todesursachen aus, bei den 35- bis 44jährigen bereits über 20% und bei den 45- bis 55jährigen bereits 30% [6]. Allein an Herzinfarkten – der wichtigsten Einzeltodesursache – versterben z. Z. über 83 000 Menschen/Jahr mit bislang eher steigender Tendenz, an ischämischen Herzerkrankungen 132 000. Rund 2% der 35- bis 44jährigen und 6% der 45- bis 54jährigen Männer haben eine periphere arterielle Verschlußkrankheit. Die Prävalenzdaten für die zerebralen und koronaren Gefäßerkrankungen sind entsprechend. Über 50% der Patienten mit Schlaganfall hatten das 65. Lebensjahr noch nicht erreicht und waren noch berufstätig [8]. Fast 70% aller Patienten, die uns zu einer ambulanten angiologischen Beurteilung überwiesen wurden, waren noch nicht berentet. Herz-Kreislauf-Erkrankungen sind mit über 40% die weitaus häufigste Ursache einer Frühinvalidität [1]. Diese Zahlen beleuchten die außerordentliche sozialmedizinische Bedeutung der Kreislauferkrankungen.

Ätiologie und Pathogenese

Die Ursache der starken Zunahme der Kreislauferkrankungen in diesem Jahrhundert ist v. a. in dem vermehrten Einwirken der *Arterioskleroserisikofaktoren* zu sehen, wofür Änderungen in der gesamten Lebensführung und Ernährung verantwortlich zu machen sind. Die Erkennung dieser Risikofaktoren war und ist einer der wesentlichen Fortschritte in der Erforschung dieser Erkrankungen. Die Risikofaktoren neben dem Alter und wichtige Risikoindikatoren sind in Abb. 1 wiedergegeben (s. auch Tabelle 1).

Bezüglich des Risikofaktors „Hypercholesterinämie" haben sich wichtige neue Gesichtspunkte ergeben: So scheinen speziell die β-Lipoproteine (LDL, aus den VLDL hervorgehend) atherogen zu wirken, während die α-Lipoproteine (HDL, genauer HDL_2) möglicherweise durch ihre Fähigkeit, Cholesterin aus der Zelle auszuschleusen, sogar antiatherogen wirken. Diese Befunde können die unterschiedliche Arterioskleroseinzidenz bei Männern und Frauen bis zur Menopause erklären. Ein guter Diskriminator bezüglich des atherogenen Risikos durch

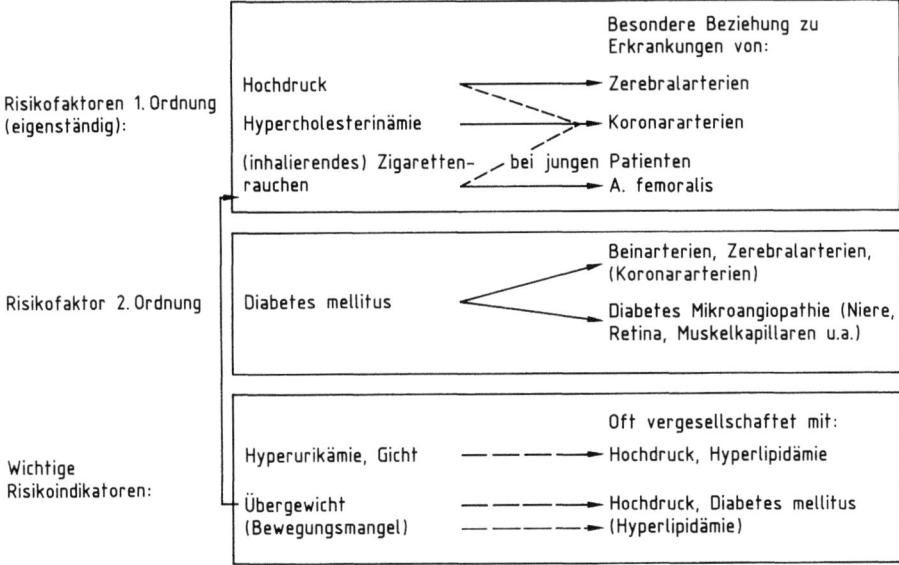

Abb. 1. Risikofaktoren für Arterienerkrankungen

Tabelle 1. Prävalenz von Risikofaktoren bei Patienten mit peripherer AVK (Medizinische Poliklinik der Universität München; n=701; Männer:Frauen=3:1). „Ohne Risikofaktor" heißt: Nichtraucher; Cholesterin <5,7 mmol/l=220 mg/100 ml; Harnsäure: Männer <393 µmol/l=6,6 mg/100 ml, Frauen <363 µmol/l=6,1 mg/100 ml; sonst wie unten. In Klammern Vergleichswerte eines „Normalkollektivs". Dabei wurden z.T. mehrere Studien aus Südwestdeutschland zusammengefaßt, d.h. es handelt sich um Näherungswerte zu Vergleichszwecken). (Nach Marshall 1983)

	Männer (%)	Frauen (%)
1. Ordnung		
Rauchen (ab 6 Zigaretten/Tag)	97 (53)	53 (26)
Hypercholesterinämie (ab 6,7 µmol/l=260 mg/100 ml)	37 (12)	45 (12)
Bluthochdruck (ab 21,3/12,7 kPa=160/95 mm Hg)	20 (16)	77 (12)
2. Ordnung		
Manifester Diabetes mellitus	12 (5)	17 (5)
Übergewicht (ab +10% nach Broca)	51 (30)	52 (36)
Hyperurikämie (ab 476 µmol/l=8 mg/100 ml)	5 (5)	4 (1)
Ohne Risikofaktor	1,3 (30)	0
Durchschnittsalter bei klinischer Manfestation der AVK	55,6 Jahre ± 8,5 Jahre	66,7 Jahre ± 8,7 Jahre

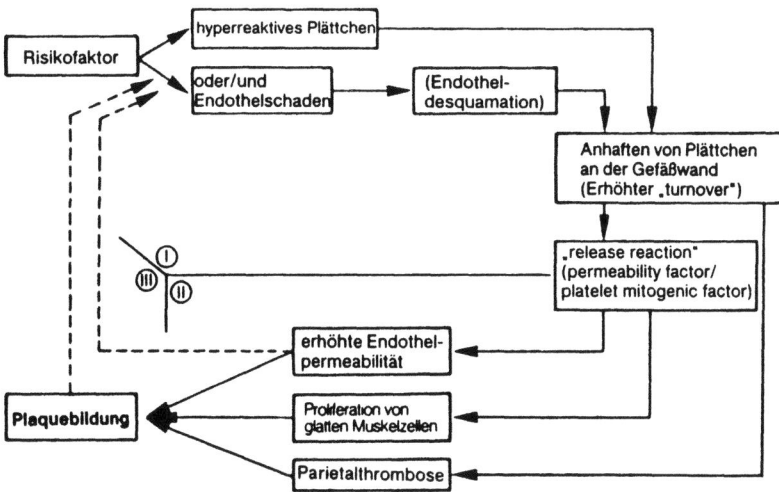

Abb. 2. Atherogeneseschema unter besonderer Berücksichtigung der Rolle der Blutplättchen, des Endothels und der Gefäßwandmyozyten. *I* Stadium der drohenden Arteriosklerose; *II* Stadium der frühen Atherogenese; *III* Stadium der irreversiblen Arteriopathie. (Nach Marshall 1983)

eine Fettstoffwechselstörung scheint der LDL-/HDL- bzw. der ApoB-/ApoA-Quotient zu sein. Allerdings ändern diese Ergebnisse nichts an der Tatsache der engen statistischen Korrelation zwischen einem erhöhten Cholesterinspiegel im Blut und dem Auftreten der koronaren Herzkrankheit, wie dies z. B. die Framingham-Studie ergeben hat [3, 13]. Weiterhin ist erwiesen, daß die Serumcholesterinkonzentration durch Ernährungsfaktoren beeinflußt werden kann. (Allerdings scheint ein Schwellenwert für das koronare Risiko der *Hyper*cholesterinämie zwischen 240 und 250 mg/ml zu bestehen.)

Risikofaktoren sind Größen, die ausschließlich eine *statistische* Beziehung zu Inzidenz oder Prävalenz z. B. der Arteriosklerose aufweisen. Doch ergibt sich aus dieser Beziehung zwangsläufig die Frage nach einer *kausalen* Beziehung. Für eine kausale Beziehung spricht u. a., daß zwischen Risikofaktor und Arteriosklerosegefährdung eine Art Dosis-Wirkung-Beziehung besteht und daß die sekundäre Eliminierung eines Risikofaktors in verschiedenen Untersuchungsansätzen zu einer Regression oder zumindest zu einem Stillstand der Arterioskleroseentwicklung führen kann [17, 21].

Über die Wirkungsweise der Risikofaktoren und über viele Details der Atherogenese herrschen noch Unklarheiten. Doch können aufgrund neuerer Forschungen u. a. folgende Fakten festgehalten werden (Abb. 2): Am Anfang der Atherogenese steht eine gestörte Interaktion zwischen arteriell strömendem Blut und Gefäßwand, speziell zwischen Thrombozyten – wahrscheinlich auch Monozyten – und den inneren Gefäßwandschichten. Offenbar vermögen die Risikofaktoren an diesen beiden Strukturen schädigend anzugreifen und die Adhärenz von Thrombozyten und Monozyten auf der Arterienwand herbeizuführen. Für alle Risikofaktoren konnte eine Beeinflussung der Plättchenfunktion nachgewiesen werden [16]. In den letzten Jahren wurden hochaktive Wirksubstanzen in den

Blutplättchen (Thromboxan A_2) und den innersten Gefäßwandschichten (Prostazyklin) identifiziert, die sich von der Arachidonsäure herleiten und in empfindlicher Weise das Wechselspiel zwischen den Thrombozyten und der Gefäßwand zu beeinflussen vermögen (s. unten).

Die initiale Phase der Atherogenese ist gefolgt von einer Proliferation von Myozyten in der Intima (wahrscheinlich handelt es sich um ausgewanderte Mediamuskelzellen). Diese Proliferation führt zur Intimaverdickung. Diese Prozesse werden offenbar durch Thrombozytenfaktoren mitausgelöst [16] und führen schließlich zum Vollbild der arteriosklerotischen Plaque mit Cholesterineinlagerung, degenerativen Veränderungen und den typischen klinischen Komplikationen.

Da alle Risikofaktoren und -indikatoren heute auch in der Allgemeinpraxis aufgedeckt werden können, ergibt sich hier eine wesentliche Aufgabe zur Prävention der Herz-Kreislauf-Erkrankungen für den praktischen Arzt.

Einteilung der arteriellen Verschlußkrankheiten

Die moderne nichtinvasive Diagnostik erlaubt bereits in der Praxis eine zuverlässige Einteilung und Zuordnung der AVK nach Lokalisation und Schweregrad [15].

Einteilung nach der Lokalisation

Dies ergibt eine übersichtliche Systematik; z. B. AVK der extrakraniellen hirnversorgenden Arterien, des Schultergürtel-Arm-Bereichs, der Aorta abdominalis mit ihren Ästen usw. Bei der peripheren AVK kann eingeteilt werden je nach Lokalisation der Stenosen oder Verschlüsse in: Beckentyp, Oberschenkeltyp, Unterschenkeltyp, peripherer Typ; dazu kommt noch der prognostisch ungünstige Mehretagenverschluß. Eine analoge Einteilung kann auch für die obere Extremität getroffen werden. Die Häufigkeitsverteilung ist etwa folgende: obere Körperhälfte zu 15%, untere Körperhälfte zu 85% (dabei Aortoiliakalsegment zu 30%, Femoropoplitealsegment zu 50% und Cruralsegment zu 20%).

Einteilung nach dem klinischen Schweregrad der peripheren AVK

Besonders häufig wird die Stadieneinteilung nach Leriche-Fontaine vorgenommen, woraus sich die Therapieentscheidungen ableiten lassen:

Stadium I: Klinisch symptomfrei (evtl. atypische Mißempfindungen im Bein);
Stadium II: Latenzschmerz in Form der Claudicatio intermittens (bzw. Dyspraxia intermittens); je nach Länge der schmerzfreien Gehstrecke wird weiter unterteilt (wichtig für die Indikation zu gefäßchirurgischen Maßnahmen), z. B.
II a) Gehstrecke > 200 m
II b) Gehstrecke < 200 m
(je nach Arbeitsgruppe liegt die Grenze zwischen 100 und 300 m);

Stadium III: Ruheschmerz (evtl. beginnende trophische Störungen);
Stadium IV: Gangrän, meist mit sehr starken Ruheschmerzen, die bei Diabetikern aber fehlen können.

Eine entsprechende Einteilung nach dem Schweregrad kann auch für die obere Extremität und v. a. für die *zerebrale Blutversorgung* getroffen werden:

Stadium I: Asymptomatische Stenose bzw. Verschluß (z. B. der A. carotis interna);
Stadium II: transitorische ischämische Attacke (TIA), d. h. maximal 24 h anhaltende, voll reversible neurologische Störung mit Tendenz zur Wiederholung; auch als Amaurosis fugax; (TRINS, total reversible ischämische neurologische Symptome);
Stadium III: "progressive stroke" bzw. progredienter Hirninsult
    a) PRIND (prolongiertes ischämisches neurologisches Defizit über 24 h, TRINS über 24 h bis maximal 7 Tage);
    b) PRINS (partiell reversible ischämische neurologische Symptome);
Stadium IV: "completed stroke" bzw. zerebraler Infarkt, postapoplektischer Endzustand; (IRINS, irreversible ischämische neurologische Symptome).

Vorboten des kompletten apoplektischen Insults mit persistierender neurologischer Ausfallssymptomatik sind häufig *transistorische ischämische Attacken* (TIA). Zu den auslösenden Mechanismen derartiger flüchtiger zerebrovaskulärer Mangeldurchblutungen zählen neben hämodynamischen Störungen im Karotisstromgebiet v. a. Mikroembolien, die von ulzerierenden Plaques ausgehen. Die TIA der *A. cerebri media* führt zu ganz vorwiegend brachiofazial verteilter Symptomatik; das Bein ist nur ausnahmsweise und ggf. nur gering beteiligt. Die Störung ist streng *halbseitig* und tritt immer *en bloc* auf. Retinale (Amaurosis fugax) und zerebrale Attacken können isoliert oder abwechselnd rezidivieren.

Bei der *vertebrobasilären* Attacke fehlt die typische Halbseitigkeit (z. B. beidseitige Sehstörung zusammen mit Kernsymptom Schwindel).

Zur Therapie der AVK

Physiologische und pathophysiologische Vorbemerkungen

Mikrozirkulation

Sie betrifft den kapillären Kreislauf mit den unmittelbar vor- und nachgeschalteten Gefäßen (Endstrombahn). Dieses für die Gewebeernährung entscheidende Austauschgebiet zwischen arteriellem und venösem System zeichnet sich durch hämodynamische Besonderheiten aus. Die Adaptation erfolgt druckpassiv, da Kapillaren keine ausgeprägte eigene Vasomotorik besitzen (die Muskeldurchblutung kann bei Arbeit etwa 10fach gesteigert werden).

Wichtige rheologische Parameter der Mikrozirkulation sind relativer Blutzellgehalt (Zytokrit), Erythrozytenflexibilität, -aggregation und Plasmaviskosität.

Da sich die korpuskulären Blutelemente im Kapillarbereich „im Gänsemarsch" hintereinander anordnen und die Erythrozyten normalerweise ähnlich einem Flüssigkeitstropfen außerordentlich flexibel sind, erreicht die Blutviskosität im Kapillarbereich ein Minimum; sie entspricht praktisch der Plasmaviskosität (Fahraeus-Lindquist-Effekt). Die für die Pathophysiologie und Therapie der arteriellen Durchblutungsstörungen wichtigen Determinanten der Mikrozirkulation sind demnach: Die *Erythrozytenflexibilität*, sie ist bei Azidose vermindert, also z. B. unter den Bedingungen der Ischämie. Die *Erythrozytenaggregation*, sie ist die Ursache der *Strukturviskosität des Blutes* und tritt im Endstrombahnbereich bei Prästase und v. a. bei Stase auf; sie ist neben anderen plasmatischen Makromolekülen besonders an das Vorhandensein von Fibrinogen gebunden. Fibrinogen seinerseits ist die entscheidende Determinante der *Plasmaviskosität*. Auch das *Endothel*, die *Thrombozyten* und die *Leukozyten* können die Mikrozirkulation wesentlich beeinflussen.

Kollateralkreislauf

Die Kollateralen sollen bei arteriellen Verschlüssen zunächst eine ausreichende Ruhedurchblutung gewährleisten. Bei dauernder Druckminderung unter 30 mm Hg $\triangleq$ 4 kPa peripher eines Verschlusses kommt es zu Nekrosen (arteriovenöse Druckdifferenz praktisch aufgehoben). Der entscheidende Reiz zur Ausbildung von Kollateralen sind die hohen Scherkräfte infolge der hohen Strömungsgeschwindigkeit im Kollateralbereich.

Funktionell sind zu unterscheiden: Aus präformierten Anastomosen entstehende Hauptkollateralen; aus Vasa vasorum et nervorum entwickelte Brückenkollateralen; aus einem ganzen Netzwerk gebildeter Kollateralkreislauf (Hypervaskularisationstyp). Folgende Faktoren beeinflussen die Ausbildung eine Kollateralkreislaufes: Zeit; Lokalisation und Ausdehnung des Stammarterienverschlusses (besonders ungünstig Verschlüsse der Femoralis- und Popliteagabel oder über mehrere Etagen); Art der Erkrankung (z. B. akut oder chronisch); Art und Veränderungen des Kollateralbereichs selbst (z. B. Anzahl präformierter Anastomosen); Einwirkungen seitens des Gesamtorganismus (Schock, Trainingszustand) etc. Die Ausbildung des optimal möglichen Kollateralkreislaufes ist nach 3-12 Monaten zu erwarten. Über 75jährige Patienten können kaum eine Kollateralzirkulation entwickeln; sie sind daher durch einen arteriellen Verschluß ungleich mehr gefährdet als jüngere.

Die bereits angesprochenen Abkömmlinge der Arachidonsäure, speziell das Prostazyklin (PG I_2), könnten über ihren stark vasodilatierenden Effekt in die Funktion des Kollateralkreislaufs nachhaltig eingreifen.

Allgemeine Therapieprinzipien

Die Behandlung sollte nicht nur die klinischen Symptome, sondern immer auch den Zustand der Funktionseinheit Gefäßwand und strömendes Blut berücksichtigen. Im *Stadium der drohenden Arteriosklerose*, ausgewiesen durch das Vorhandensein von Risikofaktoren, ist eine wirksame – primäre – *Prophylaxe* möglich: die möglichst weitgehende Ausschaltung der Risikofaktoren. Im *Stadium der frü-*

hen Atherogenese, ausgezeichnet durch parietale Thromben bis zur freien obliterierenden Thrombose ist eine spontane oder induzierte Lyse möglich. Während eine spontane Lyse selten zu sein scheint, kann mit Plasminogenaktivatoren eine Thrombolyse und damit eine Wiederherstellung der Strombahn induziert werden. Wenn es zu Inkorporation und Organisation der intravasalen Thromben gekommen ist, ist das *Stadium der irreversiblen Arteriopathie* erreicht, in dem eine Thrombolyse nicht mehr möglich ist. Dem Organismus stehen dann folgend Kompensationsmechanismen zur Verfügung: Ausbildung von Kollateralen, Verminderung des funktionellen Widerstands distal der Obliteration und gesteigerte Sauerstoffausschöpfung des Blutes. Behandlung mit reinen Vasodilatatoren ist in diesem Stadium ineffektiv; denn durch Anhäufung saurer Stoffwechselprodukte ist im ischämischen Bereich der Gefäßwandtonus bereits auf ein Minimum reduziert, so daß ein Vasodilatator keinen weiteren Angriffspunkt findet. Dagegen kann durch Gefäßerweiterung in anderen Gebieten durch Umverteilungsphänomene (Diversionsphänomene = Hämometakinesie) der ischämischen Region sogar Blut entzogen werden.

Der Prästase oder Stase im Endstrombahnbereich bei schwerer AVK kann – soweit die Strombahn nicht wiederhergestellt werden kann – nur auf 2 Arten begegnet werden:

1) Durch Steigerung der Vis a tergo bzw. der Schubspannung;
2) durch Verbesserung der rheologischen Bluteigenschaften (s. oben).

Spezielle therapeutische Maßnahmen

Sie setzen sich zusammen aus der Basisbehandlung und zusätzlichen Behandlungsmaßnahmen (Tabelle 2) [14].

Die Basisbehandlung im Sinne einer sekundären Prophylaxe bildet die Eliminierung vorhandener Risikofaktoren in der Hoffnung, die Progredienz des Leidens aufzuhalten und die natürlichen Kompensationsmechanismen wirksam werden zu lassen. Von zentraler Bedeutung ist dabei die diätetische Normalisierung eines Übergewichts und das Einstellen des Zigarettenrauchens (Tabelle 1). Der Versuch einer diätetischen Cholesterinsenkung ist bei deutlicher Erhöhung (über 7,24–7,76 mmol/l ≙ 280–300 mg/100 µl) auch ohne aufwendige Lipidanalytik gerechtfertigt; dagegen muß bei mäßiger Erhöhung (um 6,7 mmol/l ≙ 260 mg/ 100 µl) und immer vor einer *medikamentösen* Senkung eine differenzierte Beurteilung hinsichtlich der atherogenen β-Lipoproteine (LDL) und der möglicherweise protektiv wirksamen α-Lipoproteine (HDL) angestrebt werden. Das Mittel der Wahl zur Anhebung der α-Lipoproteine ist intensives, kontinuierliches körperliches Training; weiterhin steigern auch natürliche Östrogene und geringer Alkoholkonsum die HDL. Dagegen führt führt Zigarettenkonsum zu erniedrigten HDL-Werten (auch bei Frauen).

Inwieweit beim Menschen durch Beeinflussung der Risikofaktoren eine echte Regression der Arteriosklerose erreicht werden kann, ist noch ungewiß und klinisch sicherlich von untergeordneter Bedeutung [17]. Dagegen kann eine eindeutige Regression des Risikos erzielt werden.

Tabelle 2. Behandlungsmöglichkeiten bei peripherer arterieller Verschlußkrankheit in Abhängigkeit vom Schweregrad. (+)=Indikation umstritten (oder nicht eindeutig erwiesen); +=Indikation gegeben; ++=klare Indikation; * intensives Training ggf. sinnvoll. Nach Marshall, M.: Aktuelles in Pathogenese, Diagnostik und Therapie arterieller Durchblutungsstörungen. Therapiewoche 30, 5769 (1980) – mit freundlicher Genehmigung des Verlages G. Braun, Karlsruhe

	Arteriosklerose-Gefährdung	Stadium nach Fontaine				
		I	IIa	IIb	III	IV
Basisbehandlung						
Risikofaktoren eliminieren	++	++	++	++	++	++
Zusätzliche Behandlungsmaßnahmen (evtl. kombinieren)						
Physikalische bzw. Übungsbehandlung: Gehtraining	(++)*	++*	++	++	Sobald und soweit möglich	
Medikamentöse Behandlung:						
a) Thrombose-Prophylaxe						
Thrombozyten-Aggregationshemmer	(+)	(+)	+	+	+	+
Indirekte Antikoagulation			+	+	+	+
b) Steigerung der Vis a Tergo bzw. Schubspannung						
Digitalisierung		– Immer, wenn indiziert –				
Schräglagerung					++	++
Induzierte Hypertonie					++	++
c) Verbesserung der Blutrheologie						
Beeinflussung der Erythrozyten-Flexibilität und Aggregation			+	+	++	++
Hämodilution				+	++	++
Fibrinogen-Senkung (mit Ancrod)				(+)	(+)	(+)
d) Kurzlebige Vasodilatation intraarteriell				(+)	(+)	(+)
e) Prostazyklin-Abkömmlinge				(+)	+	+
Klinische internistische Verfahren:						
Thrombolyse mit Plasminogen-Aktivatoren		nach klinischem Befund				
Perkutane Katheterrekanalisation je nach Befund			+	++	+	+
Gefäßchirurgie:						
Je nach Befund				+	++	++
Sympathektomie (bei peripheren Verschlüssen)					+	+

Zur Basisbehandlung sollte auch die *Tetanusprophylaxe* im Stadium IV der peripheren AVK gerechnet werden. In den ischämischen Nekrosen sind günstige Voraussetzungen für das Angehen einer Tetanusinfektion gegeben!

Die *zusätzlichen Behandlungsmaßnahmen* richten sich u. a. nach dem Schweregrad der Arteriopathie (Tabelle 2):

Gehtraining

Die grundlegende *physikalische Behandlungsmethode* ist das aufbauende *Gehtraining* (bei Befall der Arme Faustschlußübungen), dessen Domäne v. a. das Stadium II nach Fontaine ist. Ziel dieser intensiven Übungsbehandlung ist u. a. die Förderung der Kollateralenentwicklung durch Steigerung der Blutstromgeschwindigkeit und die Leistungssteigerung durch ökonomischeren Einsatz der betroffenen Muskulatur.

Durchführung: Bestimmung der schmerzfreien Gehstrecke. Davon werden 10% abgezogen; dies ist die Trainingsstrecke, die der Patient je nach Belastbarkeit mit Tempo 120 Schritte/min mehrmals hintereinander mit kurzer Pause (ca. 30 s) mehrmals täglich gehen soll. Diese Strecke soll pro Woche um 10% gesteigert werden. (Besonders günstige Trainierbarkeit ist bei alleinigen Femoralisverschlüssen gegeben.) Kommt es zu keiner Besserung oder gar zu einer Verschlechterung der Gehleistung, muß die Diagnose und die Therapie (zusätzlich medikamentös u. a.) erneut überdacht werden. Ältere Menschen sind oft nicht mehr in dieser Weise trainierbar. (Eine Kombination aus Verschluß der A. femoralis superficialis mit Profundastenose ist meist nur wenig symptomatisch zu bessern; auch aortoiliacale Verschlüsse.)

Medikamentöse Thromboseprophylaxe

Thrombozytenaggregationshemmer

Nachdem in der initialen und frühen Atherogenese den Thrombozyten eine Schlüsselstellung zuzukommen scheint [13, 14, 16], müßte eine wirksame Funktionshemmung der Thrombozyten primär prophylaktisch wirksam sein. Hierfür gibt es Anhaltspunkte, doch können noch keine allgemeinen Empfehlungen ausgesprochen werden.

Der sekundär prophylaktische und therapeutische Einsatz von Thrombozytenaggregationshemmern zur Verhinderung von Entstehung und Fortentwicklung arterieller Thrombosen und ihrer Komplikationen wird damit begründet, daß bei der arteriellen Thrombose zuerst ganz die Thrombozytenadhäsion und -aggregation im Vordergrund steht.

Für diese Indikation ist z. Z. hauptsächlich die Azetylsalizylsäure (ASS, Aspirin, Colfarit) verfügbar, die u. a. thrombozytenaggregationshemmend wirkt und die Synthese der von der Arachidonsäure abgeleiteten Prostaglandine beeinflußt, die Wirkung auf die Thrombozyten-Gefäßwand-Interaktion nehmen (das proaggregatorische Thromboxan A_2 in den Thrombozyten und das aggregationshemmende Prostazyklin (PG I_2) in den inneren Gefäßwandschichten, s. unten) [12, 18]. Die Dosierung beträgt bei Monotherapie üblicherweise 2- bis 3mal 0,5 g/d; nur für diese relativ hohe Dosierung ist bislang eine Wirksamkeit bei der peripheren AVK, der zerebralen AVK im Stadium II und der sekundären Prävention des Myokardinfarkts erwiesen. Studien mit deutlich niedrigeren Dosierungen werden derzeit durchgeführt; die Zwischenergebnisse erscheinen vielversprechend.

Weitere bedeutsame thrombozytenfunktionshemmende Substanzen sind das Dipyridamol (Persantin) Pentoxifyllin (Trental) und Sulfinpyrazon (Anturano 200). Da Dipyridamol u. a. im Gegensatz zur ASS auch die primäre Phase der ADP-induzierten Plättchenaggregation zu hemmen vermag, ergibt sich die Möglichkeit zu einer sinnvollen Kombination dieser Substanzen unter Dosisreduktion der ASS (etwa 0,7–1,0 g/d); diesem Umstand wurde durch die Entwicklung eines entsprechenden Kombinationspräparats (Asasantin) Rechnung getragen. Sulfinpyrazon hat in der sekundären Prophylaxe des Herz- und Hirninfarkts und bei der peripheren AVK bisher klinisch nicht überzeugt. Der Stellenwert von Pentoxifyllin bedarf noch weiterer Abklärung; in einer kleineren Studie vermochte es im 1. Jahr nach einer transitorischen zerebralen Ischämie die Morbidität an Ischämierezidiven und apoplektischen Insulten erheblich zu reduzieren [9].

Risiken der Acetylsalicylsäurebehandlung

Risiken der Behandlung mit ASS sind: Allergien, Asthmaauslösung („Aspirinasthma"); Magen-Darm-Ulzera und -Blutungen; Bildung von Nasenpolypen; Störung der späten Schwangerschaft (Frühgeburt u. a.); zusätzliche Störung der Nierenfunktion bei bestehender Niereninsuffizienz.

Weiterhin sind *Interaktionen* mit Kortikoiden möglich (beschleunigte renale Ausscheidung von ASS; erhöhtes Risiko von Magen-Darm-Störungen) und mit oralen Antidiabetika (Blutzuckersenkung); außerdem mit Antikoagulantien (Erhöhung deren nicht proteingebundenen Anteils und Hemmung der Prothrombinsynthese), Spironolacton (Hemmung seiner Wirkung) und Methotrexat (Verminderung der renalen Methotrexatclearence). Cimetidin führt zu schnellerer Absorption von ASS. Der antianginöse Effekt von Nitropräparaten soll vermindert werden (Beeinflussung des Prostazyklineffekts?).

Indikationen zur medikamentösen Thrombozytenfunktionshemmung

Allgemein: Nach den bisher vorliegenden Erfahrungen scheinen Thrombozytenaggregationshemmer indiziert zur Langzeitbehandlung, um Progression und Komplikationen einer arteriellen Verschlußkrankheit einzuschränken. Die Indikation ergibt sich einfacher, wenn Kontraindikationen für eine *Langzeitantikoagulation* bestehen. Großzügig wird man die Indikation stellen, wenn sich ein pathologischer Plättchenaggregationstest findet. Bei hochgradigen, schlecht kompensierbaren Stenosen, die nicht invasiv behandelt werden können, ist primär meist die indirekte orale Antikoagulation vorzuziehen. Die nicht operable Karotisstenose mit intermittierender zerebraler Ischämie – mitunter in Form der Amaurosis fugax – ist eine inzwischen anerkannte Indikation für Thrombozytenaggregationshemmung, besonders wenn Thrombozytenemboli pathogenetisch bedeutsam sind (z. B. bei ulzerierten Plaques). Männer scheinen von dieser Behandlung mehr zu profitieren als Frauen (Dosierungsfrage?). Bei der vertebrobasilären Insuffizienz ist ein Effekt von Thrombozytenfunktionshemmern nicht erwiesen; wahrscheinlich liegen dabei ganz bevorzugt hämodynamische Störungen vor (s. unten).

Auch zur Thromboseprophylaxe bei Kunststoffgefäßprothesen und in arteriovenösen Shunts bei Dialysepatienten (nach manchen Arbeitsgruppen auch bei künstlichen Herzklappen) werden Thrombozytenfunktionshemmer erfolgreich eingesetzt. Als sehr wirksam hat sich die Thrombozytenfunktionshemmung zur Vor- und Nachbehandlung bei der perkutanen Katheterrekanalisation von Arterienstenosen und -verschlüssen erwiesen. Neuere Studien weisen auf einen positiven Effekt der Thrombozytenfunktionshemmung bei der sekundären Prävention des Herzinfarkts [11]. Eine wirksame Thromboembolieprophylaxe bei der Mitralstenose ist dagegen nicht erwiesen [7].

Indirekte Antikoagulation

Mit der indirekten oralen Antikoagulation mit Vitamin-K-Antagonisten (Kumarin- und Phenylindandionpräparate) soll durch Hemmung besonders der Prothrombinsynthese die Entstehung der Gerinnungsthrombose verhindert werden, die nach der initialen Plättchenthrombusbildung auch im arteriellen System auftritt.

Auch hierbei handelt es sich um eine Langzeitbehandlung. Die indirekte Antikoagulation vermag signifikant das Fortschreiten von der Arterienstenose zum Verschluß zu hemmen (ca. die Hälfte der Stenosen schreitet innerhalb von 5 Jahren zum Verschluß fort). Auch die Verlängerung einer Verschlußstrecke, z. B. auch das Übergreifen auf eine weitere Etage, kann verhütet werden. Das Auftreten neuer Stenosen (thrombozytär) kann dagegen nicht verhindert werden.

Eine eindeutige Indikation zur Langzeitantikoagulation stellt der *Morbus embolicus* dar, also rezidivierende Embolisierung bei Mitralvitien mit Vorhofflimmern, bei Arterienaneurysmen und bei Klappenprothesen (ca. $^1/_3$ der vom Herzen ausgehenden Embolien betreffen das Gehirn). In manchen Sonderfällen mag auch ein drohender gerinnungsthrombotischer Verschluß einer hochgradigen Karotisstenose primär durch eine Antikoagulation besser zu verhüten sein als durch Plättchenaggregationshemmer (s. oben) [2, 5, 14, 20].

Es gelten folgende Voraussetzungen für eine Langzeitantikoagulation:

Seitens des Patienten:	Verläßlichkeit, Alter < 70 Jahre, Einstellbarkeit;
Seitens des Arztes:	Beachtung der Kontraindikationen und von Arzneimittelinteraktionen;
Seitens der Angiopathie:	bei akut aufgetretener AVK: nicht eliminierbare Thrombemboliequelle; bei chronischer AVK: multiple Stenosen mit kritischer Lokalisation (z. B. Stenose der A. profunda femoris bei Verschluß der A. femoralis superficialis; Stenosen der A. poplitea oder am Truncus tibio-fibularis).

Häufig gebrauchte Medikamente sind Phenoprocumon (Marcumar) und Acenocumarol (Sintrom). Zur Therapieüberwachung dient die Thromboplastinzeit (TPZ) (Quick-Test), die auf 15–25% der Norm eingestellt sein muß (Thrombotest 5–15%), wenn die Behandlung wirksam sein soll. Die Einstellung kann durch viele Medikamente und selbstverständlich durch Vitamin-K-reiche Nahrung (z. B. Leber, Kohl, Spinat, Tomate) beeinflußt werden. Das Nebenwirkungsrisiko ist relativ hoch (v. a. zerebrale Blutungen), weswegen die Kontraindikationen strikt zu beachten sind.

Maßnahmen zur Steigerung der Vis a tergo bzw. der Schubspannung

Digitalisierung

Die Indikation zur Digitalisierung ergibt sich ausschließlich aus den klinischen Zeichen einer Herzinsuffizienz. Speziell bei zerebralen Durchblutungsstörungen können mit dieser Maßnahme bemerkenswerte Besserungen erzielt werden.

Schräglagerung

Besonders bei Ruheschmerzen in den Beinen kann durch Steigerung des hydrostatischen Drucks durch Schräglagerung des Patienten häufig Linderung erzielt werden und damit z. B. das Durchschlafen ermöglicht werden. Man hebt dazu das Kopfende des Bettes um 15–20 ° an. Im Stadium IV muß darauf geachtet werden, daß es durch den erhöhten hydrostatischen Druck nicht zu vermehrter Ödembildung kommt, was die Ausheilung trophischer Störungen an den Füßen behindern kann.

Induzierte Hypertonie

Ein ähnlicher, allerdings auf den gesamten Organismus wirkender Effekt wie bei der Schräglagerung wird durch das Anheben des zentralen arteriellen Drucks um ca. 15 mm Hg = 2 kPa erzielt. Für diese Maßnahme eignen sich Patienten im Stadium III und IV mit einem niedrigen Ausgangsblutdruck. Ein für diese Indikation gut geeignetes Medikament ist Fludrocortison (Astonin-H); Dosierung individuell. Diese Substanz wirkt aldosteronähnlich; auf entsprechende Nebenwirkungen ist zu achten (Hypokaliämie, Ödeme).

Aus dieser Indikation ergibt sich umgekehrt, bei Patienten mit Hypertonie und schwerer peripherer AVK keine zu drastische Blutdrucksenkung durchzuführen.

Maßnahmen zur Verbesserung der Blutrheologie

Diese Maßnahmen beeinflussen speziell die Endstrombahndurchblutung, die ja in besonderem Maße von rheologischen Faktoren abhängig ist. Die Mikrozirkulation ist die „Achillessehne der arteriellen Blutversorgung". Eine generelle Steigerung der Endstrombahndurchblutung muß ggf. durch ein erhöhtes Herzzeitvolumen kompensiert werden (nötigenfalls Digitalisierung).

Beeinflussung von Erythrozytenverformbarkeit und -aggregation

Unter den Bedingungen der Ischämie werden hämorheologische Faktoren speziell ungünstig beeinflußt, so daß Medikamente, die z. B. die Erythrozytenverformbarkeit und -aggregation unter diesen Bedingungen zu normalisieren vermögen, gezielt die Mikrozirkulation im ischämischen Bereich fördern. Für Buflomedil (z. B. Bufedil), Naftidrofuryl (z. B. Dusodril) und Pentoxifyllin (z. B. Trental) etc. sind derartige Wirkungen nachgewiesen. Doch liegen z. T. widersprüchliche Ergebnisse vor, und der klinische Wirksamkeitsnachweis ist nicht in jedem Fall erbracht (obige Präparate haben sich im klinischen Doppelblindversuch im Stadium II b der peripheren AVK als wirksam erwiesen).

Aus angiologischer Sicht wäre ein Medikament mit folgendem Wirkungsprofil als ideal zu bezeichnen: Verbesserung der Fließfähigkeit des Blutes unter den Bedingungen der Ischämie, wirksame Thrombozytenfunktionshemmung und deutliche Steigerung der fibrinolytischen Aktivität bei voller oraler Wirksamkeit

Hämodilution

Sie wird üblicherweise als isovolämische Hämodilution durchgeführt. Erfahrungen aus der Transfusionsmedizin und der Aderlaßbehandlung von Polyzythämien ergaben Anstoß zu dieser Behandlung der AVK, besonders im Stadium III und IV. Dabei wird durch wiederholte Aderlässe der Hämoglobingehalt auf minimal 6,8 µmol/l = 11 g/100 ml (Hämatokrit ca. 30%) abgesenkt und das entzogene Blutvolumen durch niedermolekulares Dextran (Rheomacrodex) oder Hydroxyäthylstärke (HAES) isovolämisch ersetzt. Es wird ein doppelter Effekt auf die Blutrheologie erzielt: Der Aderlaß führt zur Hämatokritverminderung und damit zur Verminderung der Blutviskosität. Niedermolekulares Dextran hemmt die Erythrozytenaggregation, also die Ursache der Strukturviskosität des Blutes bei langsamer Strömung. Der Verlust an Sauerstoffträgern wird durch ein erhöhtes Blutzeitvolumen kompensiert; vor allem aber kommt es in ischämischen Bereichen zum Wiedereinsetzen der Mikrozirkulation. Die Hämodilution senkt den Kollateralwiderstand anhaltend und steigert damit Ruhe- und Maximalblutfluß ebenso wie die Gewebeoxygenierung deutlich.

Diese Behandlung kann auch ambulant durchgeführt werden. Folgende Risiken sind dabei aber immer zu beachten: Ein zu großer und rascher Aderlaß kann besonders bei Patienten mit kardialen Erkrankungen und eventuell mit Hochdruck durch gestörte Kompensationsmechanismen zu gefährlichen Blutdruckabfällen führen. Es sollten daher bei diesen Patienten nur kleine Volumina (maximal 250 ml) langsam entzogen werden. Sorgfältige Blutdrucküberwachung ist immer erforderlich! Ferner kann es auf Dextrane sehr selten zu gefährlichen anaphylaktoiden Unverträglichkeitserscheinungen kommen bis zum irreversiblen Schock. Letzteres ist bei niedermolekularem Dextran äußerst selten. Auch können diese Reaktionen inzwischen durch eine spezifische Haptenhemmung (Haptendextran als monovalentes Antigen (Promit) vermindert werden; die Gesamtzahl schwerer dextraninduzierter anaphylaktoider Reaktionen wird dadurch eindeutig reduziert. Die prophylaktische Voreinjektion von Haptendextran vor der Dextraninfusion wird daher empfohlen. Eine strenge Patientenüberwachung ist in jedem Fall unerläßlich.

Gegebenenfalls kann – v. a. in der Praxis – zunächst nur eine Aderlaßbehandlung mit parenteraler und enteraler Flüssigkeitszufuhr versucht werden. Bei Patienten mit niedrigem Ausgangshämatokrit evtl. „hypervolämische Hämodilution": Gabe von niedermolekularem Dextran ohne Aderlaß.

Fibrinogensenkung durch Schlangengiftproteasen (Ancrod oder Defibrase)

Ancrod (Arwin) ist eine Fraktion aus dem Giftdrüsensekret der malaiischen Grubenotter mit fibrinogenspaltender Aktivität. Es werden Fibrinopeptide A, AA und AY abgespalten. Diese „Des-A-Fibrinmonomere" können nur End-zu-End polymerisieren, nicht vernetzen. Diese Reaktionsprodukte werden üblicherweise schnell durch Plasmin lysiert und/oder durch das retikuläre System eliminiert. Um andererseits thrombotische Komplikationen durch diese Polymerisate zu verhüten, kann diese Behandlung mit Heparingabe in niedriger Dosis (2mal 7 500 E s. c./Tag) kombiniert werden. Durch die resultierende, steuerbare Hypofibrinogenämie kommt es zur Verminderung von Blut- und Plasmaviskosität um ca. 20% und zu verminderter Erythrozytenaggregation.

Indikationen: Bei inoperablen oder bereits operierten Patienten mit chronischer AVK im fortgeschrittenen Stadium II (Gehstrecke < 100 m), Stadium III und beginnendem Stadium IV, auch bei Digitalarterienverschlüssen.

Durchführung

Nach vorhergehender Fibrinogenbestimmung subkutane Injektion z. B. an der Innenseite des Oberschenkels (*nie* i. m.; i. v. nur mit Perfusor extrem langsam). An den ersten 4 Tagen je 1 Ampulle (1 ml mit 70 E); ab 5. Tag Dosierung der täglich nach Clauss gemessenen Fibrinogenkonzentration anpassen: Fibrinogen auf 0,7–1,0 g/l einstellen (Blutabnahme wegen zirkadianer Schwankungen immer zur gleichen Tageszeit). Die Therapie kann mehrere Wochen, auch ambulant, durchgeführt werden, bis vom Organismus Hemmkörper gegen Ancrod gebildet werden. In dieser Zeit kann es zu ausreichender Kollateralenbildung kommen, besonders wenn eine intensive Übungsbehandlung durchgeführt wurde, so daß häufig bleibende Erfolge resultieren.

Da Defibrase nicht kreuzimmunogen wirkt, kann sie nachfolgend zu Ancrod eingesetzt werden.

Kontraindikationen

Sie sind unbedingt zu beachten und entsprechen vorläufig noch etwa denen einer Lyse- oder Antikoagulanzientherapie, z. B. Gefahr von Hirnblutungen bei alten Patienten. Eine zusätzliche Kontraindikation ist die Hyperfibrinolyse. Bei schweren Blutungskomplikationen muß *vor* Verabreichung von Humanfibrinogen unbedingt das spezifische Antidot verabfolgt werden, sonst massive intravasale Gerinnselbildung (!).

Die klinische Effektivität dieses Behandlungsverfahrens ist bislang nicht zweifelsfrei erwiesen. Nach neuen klinischen Erfahrungen könnte die primäre Kombination einer Arwin-Behandlung mit isovolämischer Hämodilution die Erfolgsrate in den Stadien III und IV der pAVK deutlich steigern – von ca. 30 auf 60%.

Intraarterielle Verabreichung kurzlebiger vasoaktiver und/oder rheologisch wirksamer Substanzen

ATP

Durch die intraarterielle Verabreichung und die Wahl von Vasodilatanzien mit extrem kurzer biologischer Halbwertszeit sollen systemische Auswirkungen dieser Therapie mit der Gefahr ungünstiger Umverteilungsphänomene weitgehend vermieden werden bei möglichst optimaler Wirkung an der betroffenen Extremität. Voraussetzung ist, daß noch erweiterungsfähige Strombahnbezirke vorhanden sind, bzw. daß die Substanz hämorheologische Wirkungen zeigt.

Als Mittel der Wahl hat sich ATP (in Laevadosin enthalten) erwiesen. Die A. poplitea sollte bei dieser Behandlung offen sein, sonst drohen ungünstige proximale Umverteilungsphänomene. Um einen optimalen Effekt zu erzielen, muß sich an die i.a.-Infusion jeweils eine konsequente Trainingsbehandlung anschließen. Wenn superinfizierte periphere Läsionen vorliegen, kann bei dieser Behandlung vorteilhafterweise ein geeignetes Antibiotikum nach Antibiogramm zusätzlich i.a. appliziert werden (*cave:* i.a. Verabreichung von Dicloxacillin [Dichlor-Stapenor] z.B. kontraindiziert!).

Sehr nachteilig ist die Notwendigkeit wiederholter Arterienpunktionen, was z.B. nachfolgende gefäßchirurgische Maßnahmen erheblich erschweren kann (daher neuerdings Versuche mit subkutan verlegten Applikationssystemen). Für diese langsamen Überdruckinfusionen (1 Fl. Laevadosin mit 30 mg ATP auf 50 ml NaCl in 30 min) bewährt sich am besten ein Perfusor.

Kritisch muß auch hier angemerkt werden, daß die Effektivität der i.a. ATP-Infusion nicht zuverlässig erwiesen ist. Ein entsprechender Therapieversuch ist daher auf Ausnahmefälle zu beschränken.

Streptokinase

Neuer Therapieansatz (noch im Versuchsstadium) mit ähnlichem Wirkungsmechanismus: *i.a.*-Infusion von etwa 70000 E Streptokinase (oder Urokinase) an der betroffenen Extremität; dadurch lokale Verbesserung der Hämorheologie durch Fibrinogensenkung und Steigerung der fibrinolytischen Aktivität, die evtl. länger anhaltend ist.

Prostaglandine in der Therapie der arteriellen Verschlußkrankheit

Bestimmte Prostaglandine sind stark plättchenfunktionshemmende und vasoaktive Substanzen, so daß sich ihr direkter oder indirekter therapeutischer Einsatz bei der AVK aus pathophysiologischen Gründen über die genannten Ansatzpunkte anbietet.

PG E_1 wurde bereits vor 15 Jahren in die Therapie der peripheren AVK eingeführt. Aber erst die Entdeckung des Wechselspiels zwischen den Arachidonsäure-Abkömmlingen PG I_2 (Prostazyklin) und Thromboxan A_2 (TX A_2) führte zu einer intensiven Auseinandersetzung mit diesen natürlichen Wirkstoffen in der Behandlung arterieller Durchblutungsstörungen. Prostazyklin aus den inneren Gefäßwandschichten und PG E_1 erweitern die Widerstandsgefäße und hemmen

Tabelle 3. Plecebokontrollierte, doppelblinde Iloprostmultizenterstudie. (* Zurücknahme der Einwilligung)

pAVK, Stadium IV					
Behandlung	Patientenzahl zu Behandlungs-	Anzahl der Patienten, die die Behandlung beendeten wegen			
		Unerwünschter Nebenwirkungen	Anderer Gründe	Fehlender Wirksamkeit	Abschluß der Behandlung
Iloprost	53	1	0	2	50
Placebo	48	0	1*	11	36

stark die Plättchenaggregation. Dagegen führt TX A_2 aus den Blutplättchen zu Vasokonstriktion und erheblicher Plättchenaggregationssteigerung. Aktuelle Untersuchungen mit Iloprost, einem stabilen Prostazyklinanalogon, ergaben auch günstige Effekte im Bereich der Mikrozirkulation mit Verbesserung der Gewebeperfusion und Hemmung des venulären Flüssigkeitsaustritts, der z. B. durch Histamin oder Ischämie induziert wurde. Therapieansätze, die auf diesen Kenntnissen beruhen, versuchen das Gleichgewicht zwischen den Gegenspielern zugunsten von Prostazyklin und wirkungsgleichen Prostaglandinen zu verschieben.

Dieses Ziel kann durch Hemmung der TX A_2-Synthese oder durch Steigerung des Spiegels von PG I_2 und seinen Analoga erreicht werden. Die bisherigen – auch eigenen – klinischen Erfahrungen mit TX A_2-Synthesehemmstoffen waren enttäuschend. Dagegen konnte eine sekundäre Prävention der Progression und Komplikationen der Arteriosklerose durch Azetylsalizylsäure (ASS) nachgewiesen werden. ASS hemmt den Arachidonsäureweg zwar unspezifisch, aber anhaltender, stärker und in niedrigerer Dosis in Richtung TX A_2 als in Richtung PG I_2.

Die intraarterielle Infusion von PG E_1 führt zu einem regionalen Überwiegen vasodilatierender und plättchenfunktionshemmender Eikosanoide. Diese Behandlungsform ist in den letzten Jahren intensiv klinisch geprüft worden. Die ausgeprägtesten und vergleichsweise am meisten überzeugenden Effekte waren bei fortgeschrittener Claudicatio intermittens zu erzielen. Höhere Dosierungen von PG E_1 und v. a. neuere Substanzen mit längerer Halbwertszeit (Iloprost) ergaben dann auch bei intravenöser Applikation günstige Resultate (Tabelle 3).

Bei den schweren peripheren Ischämien mit Ruheschmerz und Gangrän ist ein Therapieversuch mit diesen Prostaglandinen und ihren Abkömmlingen gerechtfertigt, wenn strombahnwiederherstellende Maßnahmen nicht möglich sind. Ein schwerwiegendes Problem bleibt nach eigenen Untersuchungen allerdings der Patient mit Diabetes mellitus und peripherer AVK im Stadium IV.

Wichtige klinisch-internistische Behandlungsverfahren

Dabei handelt es sich um die Gefäßkontinuität wiederherstellende Verfahren. Voraussetzung ist üblicherweise die angiographische Untersuchung (Thrombendarteriektomien von Karotis-interna-Stenosen können in speziell gelagerten Fällen auch nur aufgrund eines eindeutigen Ultraschall-Doppler-Befundes durchgeführt werden [19]). Das Wissen um diese Behandlungsmöglichkeiten, die nicht selten die Lebensqualität und Arbeitsfähigkeit der Betroffenen entscheidend verbessern oder gar eine Extremität erhalten können, ist für den Praktiker wesentlich, um diese Behandlung überhaupt und ggf. rechtzeitig veranlassen zu können.

Literatur

Marshall M (1980) Aktuelles in Pathogenese, Diagnostik und Therapie arterieller Durchblutungsstörungen. Therapiewoche 30:5769

Marshall M (1983) Angiologie, Springer, Berlin Heidelberg New York Tokyo (Taschenbücher Allgemeinmedizin)

Operative Möglichkeiten in der Gefäßchirurgie

D. Raithel

Zusammenfassung

Ein Fortschritt in der Gefäßchirurgie ist die Verbesserung der peripheren Zirkulation durch primär zentrale Rekonstruktion im Bereich der A. profunda femoris, nach der nur noch bei knapp 10% der Patienten eine periphere Rekonstruktion auf femoropoplitealer oder femorokruraler Ebene notwendig ist. Die Durchgängigkeitsraten dieser zentralen Rekonstruktionen sind so gut, daß nach 10 Jahren noch etwa 90% voll funktionstüchtig sind. Während im Bereich der Beckenetage die Kunststoffprothesen dominieren, ist es in der Peripherie die Rekonstruktion mittels autologer Vene, d. h. V. saphena magna. Auch die Spätergebnisse nach Saphenabypass sind exzellent; nach 17 Jahren sind noch 58% dieser Rekonstruktionen oberhalb des Kniegelenkes funktionstüchtig. Ist die V. saphena nicht verfügbar, so muß auf ein Kunststofftransplantat ausgewichen werden, wobei heute meist PTFE-Prothesen verwendet werden. Diese sind allerdings mit einer relativ hohen Rezidivquote belastet. Besser sind biologische Materialien, wie die Umbilikalvene oder Kollagenprothesen, die jedoch im Spätverlauf zur Aneurysmabildung neigen.

Summary

A step forward in vascular surgery is the improvement of the peripheral circulation by primary central reconstruction in the area of the deep femoral artery, after which a peripheral reconstruction at the femoropopliteal or femorocrural level is necessary in only (barely) 10% of the patients. The patency rates of these central reconstructions are very good: after 10 years about 90% of them are still fully intact. Artificial prostheses dominate in the pelvic area, while reconstruction using autologous vein – great saphenous vein – is employed in the periphery. The long-term results after saphenous bypass are excellent; after 17 years, 58% of these reconstructions above the knee joint are still functioning normally. If the great saphenous vein is not available, an artificial transplant is used, in most cases a PTFE prosthesis. However, these are associated with a high relapse rate. Biological materials like the umbilical vein or collagen prostheses are better, but tend to form aneurysms in the long run.

Indikation in der Gefäßchirurgie

Als ich vor Jahren angefangen habe, d. h. zu Beginn der 70er Jahre, hat man jeden Patienten im Stadium II a operiert, auch wenn er 500–800 m laufen konnte. Das ist heute nicht mehr der Fall. Heute besteht die Indikation zur Operation primär im Stadium III und IV der AVK, d. h. zur Erhaltung der Extremität.

Allenfalls ein limitierendes Stadium II (Stadium II b) wird operiert, und zwar zur Erhaltung der Arbeitsfähigkeit. Äußerste Zurückhaltung und Ausschöpfung aller konservativen Maßnahmen bei der AVK ist aber angebracht.

Heute operieren die Gefäßchirurgen also das Stadium III und IV, und hier hat natürlich die Rekonstruktion der supraaortalen Äste und die Aneurysmachirurgie Priorität.

Periphere arterielle Verschlußkrankheit

Bei der peripheren AVK handelt es sich immer um Mehretagenverschlüsse. Es finden sich nicht nur isolierte Verschlüsse der A. femoralis, sondern auch Zustromhindernisse, wie Stenosen oder Verschlüsse der Beckenarterie. Hier war es früher so, daß die Patienten total korrigiert wurden, d. h. man hat erst die Beckenetage saniert und in einer zweiten Sitzung einige Tage später oder auch 1 Woche später die periphere Gefäßetage. Das macht man heute nicht mehr, man rekonstruiert heute primär zentral, d. h. die Beckenetage, mit Einstromverbesserung der A. profunda femoris und gleichzeitig auf der dominierenden Seite wird noch eine lumbale Sympathektomie durchgeführt.

Profundaplastik heißt: die zentrale Rekonstruktion wird hineingetragen in die A. profunda femoris, die meist am Abgang auch eingeengt ist. Dadurch wird das Kollateralsystem der Profunda aktiviert und trotz Femoralisverschluß kommt es zu einer bessseren Perfusion der unteren Extremität.

Die Patienten werden dann nach Hause entlassen und man empfiehlt ihnen ein Gehtraining. Nach 6–8 Wochen werden sie nachuntersucht.

Dopplerdruckmessung bei der Entlassung und Dopplerdruckmessung bei der Nachuntersuchung zeigen dann, ob sich eine Verbesserung im Profundakreislauf zeigt mit einer verbesserten peripheren Durchblutung.

Nur im Ausnahmefall – vielleicht in knapp 10% – muß dann bei einigen Patienten noch peripher rekonstruiert werden auf femoropoplitealer oder femorokruraler Ebene.

Zur *Rekonstruktion der Beckenetage* ist zu sagen, daß isolierte Verschlüsse lokal desobliteriert werden können. Ansonsten dominiert die Umgehung mittels Bypass, d. h. Kunststoffprothesen aus Dacron.

Besonders muß bei der Rekonstruktion eben auf diese Abgangsstenosen der A. profunda femoris geachtet werden. Die A. profunda femoris muß dann in die Rekonstruktion einbezogen werden, und nur in Ausnahmefällen ist noch eine periphere Rekonstruktion mittels Saphena- oder Kunststoffbypass notwendig.

Werden die Patienten nicht beschwerdefrei trotz guter zentraler Rekonstruktion, dann heißt das, daß im Empfängersegment, d. h. in Höhe der A. poplitea, Stenosen oder Verschlüsse vorliegen, so daß das Kollateralnetz der Profunda nicht optimal in die popliteale Achse drainieren kann.

Bei diesen Patienten muß dann in einer zweiten Sitzung verlängert werden, wenn sie sich weiterhin im Stadium III–IV der AVK befinden.

Früher haben wir in fast 70% Zweietagenkorrekturen vorgenommen, d. h. Korrektur der Beckenetage und periphere Gefäßetagenkorrektur. Heute ist es umgekehrt. Im Zeitraum von 1976–1979 haben wir nur noch in 21% Zweietagenkorrekturen durchgeführt, und heute ist dies vielleicht nur noch in etwa 10% der Fall.

Die Durchgängigkeitsraten dieser zentralen Rekonstruktionen sind äußerst günstig. Nach 10 Jahren sind sicherlich noch etwa 90% dieser Rekonstruktionen voll funktionstüchtig.

Risikopatienten kann man eine zentrale Rekonstruktion mittels Y-Prothese nicht zumuten aufgrund ihres schlechten Allgemeinzustandes. Hier gibt es die Möglichkeit mittels Alternativverfahren diese Verschlüsse zu umgehen.

Beim einseitigen Beckenarterienverschluß dominiert der femorofemorale Bypass, beim doppelseitigen die Rekonstruktion mittels eines axillofemoralen (Abb. 1) oder axillobifemoralen Bypass.

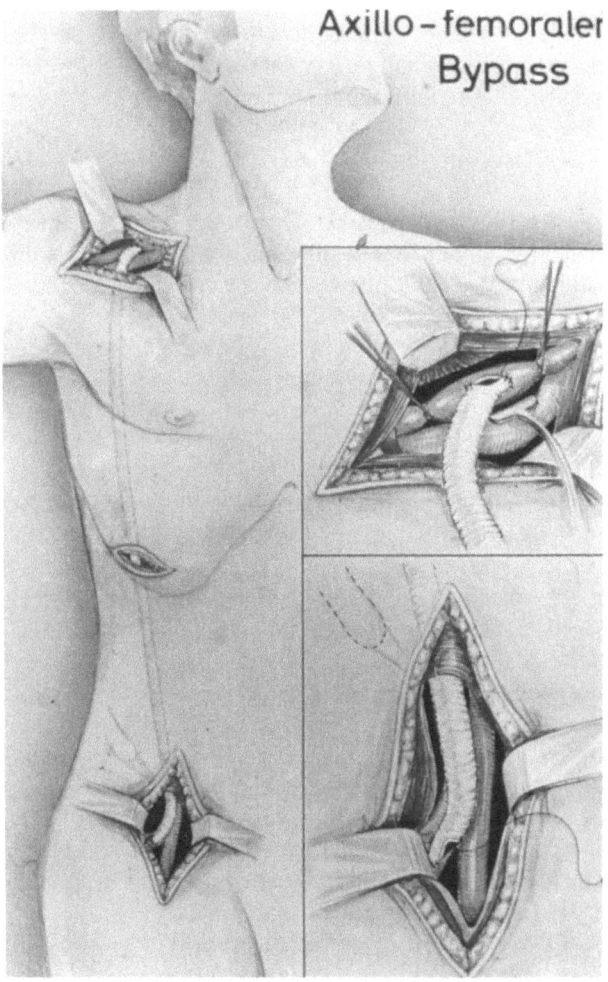

Abb. 1. Axillofemoraler Bypass als dominierende Operationsmethode bei doppelseitigem Beckenarterienverschluß

Operative Möglichkeiten in der Gefäßchirurgie 115

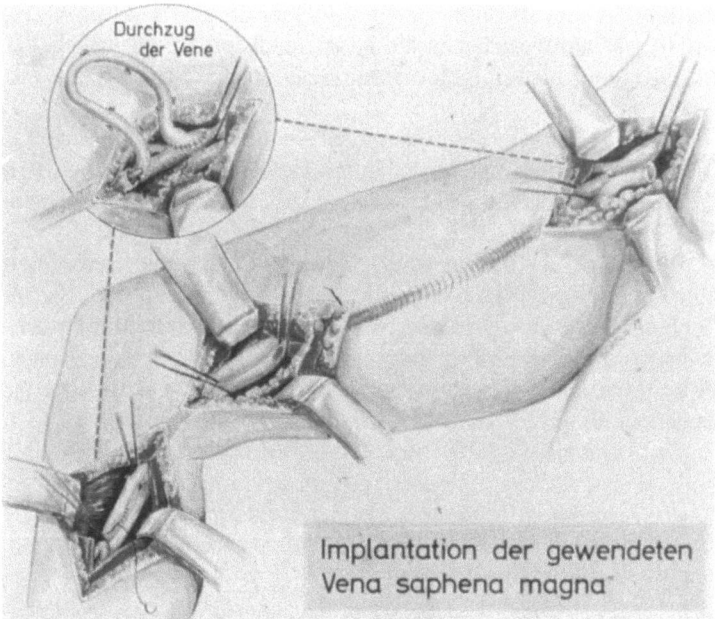

Abb. 2. Rekonstruktion eines peripheren Gefäßverschlusses unter Verwendung der V. saphena magna

Dominieren im Bereich der Beckenetage die Kunststoffprothesen, so dominiert im Bereich der peripheren Gefäßetage die Rekonstruktion mittels autologer Vene. Es wird hierzu die V. saphena magna subtil entfernt. Die Vene wird wegen der Venenklappen umgedreht, durchgezogen und in femoropoplitealer Position ober- oder unterhalb des Kniegelenkes implantiert (Abb. 2).

Leider ist die Vene nicht immer verfügbar, weil sie bereits durch eine Voroperation entfernt wurde oder weil sie thrombosiert ist. Dann muß auf andere Materialien ausgewichen werden. Des weiteren muß die V. saphena magna einen Mindestdurchmesser von 4 mm haben, nur dann bleibt sie nach Implantation offen. Am besten ist eine Vene mit einem Durchmesser von 4–5 mm.

Die Spätergebnisse nach Saphenabypass sind exzellent; d. h. nach 17 Jahren sind noch 58% dieser Rekonstruktionen oberhalb des Kniegelenkes funktionstüchtig.

Späterveränderungen im Saphenatransplantat beobachtet man selten, obwohl immer wieder einmal auch Aneurysmen oder Stenosen in Form einer arteriosklerotischen Enge beobachtet werden.

Steht ein Saphenatransplantat nicht zur Verfügung und muß der Patient zur Erhaltung der Extremität operiert werden, dann muß man ein Kunststofftransplantat implantieren. Früher hat man hier Dacronprothesen verwendet, heute dominiert die Rekonstruktion mittels PTFE-Prothesen oder mittels biologischer Materialien, wie die Nabelschnurvene oder auch die Kollagenprothese.

Der Nachteil der Kunststoffprothesen in femoropoplitealer/kruraler Position ist, daß sie doch mit einer relativ hohen Rezidivquote belastet sind. Diese Rezidivquote ist um so höher, je weiter distal die Prothese implantiert werden muß; d. h. bei gelenküberbrückender Rekonstruktion ist mit einer höheren Rezidivquote zu rechnen, als wenn femoropopliteal oberhalb des Kniegelenkes rekonstruiert wird.

Die PTFE-Prothesen zeigen nach 7 Jahren in femoropoplitealer Rekonstruktion (oberhalb des Kniegelenkes) noch eine Durchgängigkeit von 43%.

Unterhalb des Kniegelenkes sind aber mit der Kunststoffprothese in demselben Zeitraum nur noch 27% funktionstüchtig.

Besser sind die biologischen Materialien, d. h. die menschliche Nabelschnurvene (Umbilikalvene) oder auch die Kollagenprothesen. Sie haben aber einen Nachteil: Im Spätverlauf neigen sie zur Aneurysmabildung nach 5,8 Jahren, und zwar zu Aneurysmen im Transplantat oder im Bereich der Anastomose. Man hat daher diese biologischen Materialien mit einem Dacronnetz zur Stabilisierung umgeben, um diese Aneurysmabildung zu reduzieren.

Die Ergebnisse mit den biologischen Materialien sind besser als die mit Kunststoff, aber trotzdem schlechter als mit der autologen V. saphena magna. Abbildung 3 zeigt eine Übersicht der in der Gefäßchirurgie verwendeten Materialien.

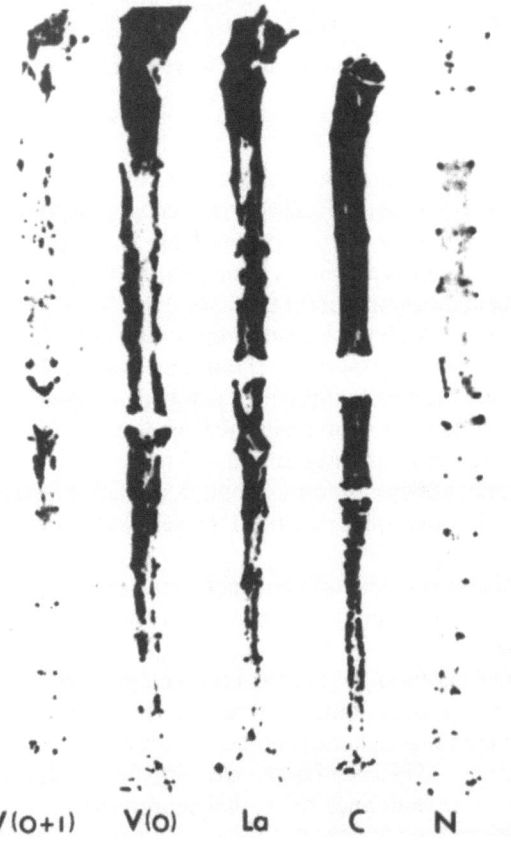

Abb. 3. Übersicht der Transplantationsmaterialien in der Gefäßchirurgie

Operative Therapie bei Aortenaneurysmen

Aortenaneurysmen müssen operiert werden, weil sie einerseits embolisieren können und zum anderen rupturieren. Im Stadium der Ruptur ist die Letalität extrem hoch, und man muß deshalb diese Aneurysmen prophylaktisch operieren.

Diese Aneurysmen perforieren in den Retroperitonealraum oder auch in benachbarte Hohlorgane, wie das Duodenum oder das Sigma. Auch in die V. cava inferior können diese Aneurysmen perforieren, ebenso wie in die V. iliaca.

Die Aneurysmachirurgie nimmt zu. Es werden heute zunehmend Aneurysmen entdeckt aufgrund der verbesserten diagnostischen Möglichkeiten, wie das Oberbauchsonogramm und das Computertomogramm.

In Nürnberg haben wir seit August 1984 bis August 1986 236 Patienten am Aortenaneurysma operiert. 43% der Patienten waren älter als 65 Jahre. Minimiert wird das Operationsrisiko durch die Implantation einer geraden Prothese in aoroaortaler Position. Nur in einem Drittel der Fälle muß eine Y-Prothese aortobiiliakal oder aortobifemoral implantiert werden.

Operationsergebnisse

Bei elektiver Operation haben wir eine Letalität von 1,8%, bei der Ruptur steigt die Letalität mit einer Letalität von 25% im Stadium der gedeckten Ruptur. Kommt es zur freien Perforation, so steigt die Sterblichkeit auf über 55%.

Die elektive Operation kann aber jedem Patienten, d.h. auch dem alten Patienten zugemutet werden mit einem minimalen Risiko.

Aus der Diskussion

Auf die methodenkritische und umfassende Übersicht moderner Techniken in der angiologischen Diagnostik zur Objektivierung therapeutischer Maßnahmen von W. Heiss schloß sich in der Diskussion eine derzeit als hinsichtlich der Relevanz noch geringere Bewertung metabolischer Parameter an.

M. Marshalls Darstellung von Prostaglandinen in der Therapie der arteriellen Verschlußkrankheit folgte eine Diskussion klinischer Voraussetzungen (Pathogenese und Schweregrad der Störung, Lokalisation) für zu erwartende Erfolge.

Die Diskussion von D. Raithels an einem umfangreichen Material belegten Erfahrungen zu Möglichkeiten der Gefäßchirurgie spezifiziert weiter die Indikationsverschiebungen bei der therapeutischen Verfahrenswahl, d. h. der Anwendung von Dilatation, Operation, oder medikamentöser Maßnahmen. Stellung genommen wurde auch zu den Besonderheiten der Verfahrenswahl bei vielfachen Manifestationen arterieller Verschlüsse an einem Patienten. Die Diskussion zeigte unterschiedliche Gesichtspunkte der Nachsorge von Patienten mit technisch behandelten arteriellen Verschlüssen, wobei der Trend zur Dauerbehandlung mit Acetyl-Salicylsäure deutlich wurde.

Koronare Herzkrankheit und terminale Herzinsuffizienz

Kalziumantagonisten – Stellenwert in der Prävention der Arteriosklerose

W. Rafflenbeul

Zusammenfassung

Tierexperimentell gewonnene Daten weisen darauf hin, daß Kalziumantagonisten neben ihrem bekannten breiten Wirkspektrum auch einen atherosklerosehemmenden Effekt haben. Vor diesem Hintergrund wurde eine internationale Doppelblindstudie begonnen, in der die mögliche antiatherosklerotische Wirkung von Nifedipin an 425 Patienten überprüft wird. Durch den Vergleich initial und abschließend durchgeführter Koronarangiographien soll die direkte Progression der Koronarsklerose quantitativ erfaßt werden. Die Studie befindet sich kurz vor ihrem Abschluß.

Summary

Data from animal experiments show that calcium antagonists have an atherosclerosis-inhibiting effect besides their known broad spectrum of therapeutic actions. To test this further, an international double-blind study was begun to examine the possible antiatherosclerotic effect of nifedipine in 425 patients. The direct progression of coronary sclerosis is measured by comparing coronary angiographies performed at the beginning and at the end of the study. The investigation will soon be completed.

Kalziumantagonisten im Atherosklerosemodell

Kalziumantagonisten haben sich in den letzten Jahren aufgrund ihres breiten Wirkspektrums in der Therapie ganz unterschiedlicher Krankheitsbilder durchgesetzt. Sie verfügen über eine sehr gute antiischämische Wirksamkeit, gelten als das vasospasmenlösende Medikament schlechthin, zeichnen sich durch einen myokardial protektiven Effekt aus, sind antihypertensiv wirksam und können auch als Antiarrhythmika eingesetzt werden.

Gegenstand dieses Vortrags ist die Frage, ob Kalziumantagonisten auch zur Prävention der Arteriosklerose geeignet sind. Auf die mögliche antiatherosklerotische Wirkung der Kalziumantagonisten wiesen Tierexperimente an Kaninchen hin, in denen nachgewiesen worden ist, daß mit der gleichzeitigen Gabe von Kalziumantagonisten eine in der Kontrollgruppe durch cholesterinreiche Diät angefütterte Atherosklerose verhindert werden kann. Abb. 1 zeigt eine aufgeschnittene

Biologische Transplantate

Autologe Transplantate
1. Arterie (A. iliaca)
2. Vene (V. saphena, V. cephalica)

Homologe Transplantate
1. Vene (V. saphena)
2. Arterie
3. V. umbilica

Heterologe Transplantate
Heterotransplantate vom Rind

Synthetische Transplantate
1. Nylon
2. Teflon
3. Dacron
4. PTFE
5. Transplantate, die mit pyrolytischem Kohlenstoff überzogen sind

Abb. 1. Repräsentative Aorten verschiedener Gruppen von Kaninchen. Darstellung der arteriosklerosebefallenen Oberflächen. Von *links* nach *rechts:* Verapamil oral + injiziert ($V_{(0+1)}$); Verapamil oral ($V_{(0)}$); Lantanum-behandelt (La); arteriosklerotische (C) und normale (N) Kontrolltiere. Sudan IV-Färbung

Aorta eines normal gefütterten Kaninchens *(ganz rechts)* und die Aorta eines Kaninchens, das eine 2%ige Cholesterinzufütterung bekommen hat *(C)*. Gleichzeitige Gabe von Lantanum, einem unspezifischen, mit Magnesium vergleichbaren Kalziumantagonisten, reduziert die Ausdehnung der atherosklerotischen Veränderungen bei diesem Kaninchen *(Mitte)*. Verapamil – entweder oral oder in der Kombination oral + subkutan injiziert – kann die Lipideinlagerungen in die Aortenwand fast vollständig verhindern *(links)*. Bemerkenswert ist, daß alle hier untersuchten Tiergruppen vergleichbar hohe Serumcholesterinwerte aufwiesen. Das zugrunde liegende therapeutische Prinzip beruht demnach nicht auf einer Reduktion des Serumcholesterins, sondern offensichtlich auf einem direkten Effekt auf die Gefäßwand.

Die Mechanismen, durch die es zu einer Kalziumeinlagerung in die Gefäße kommt und die Frage, welche Verbindungen zwischen Atherosklerose und intrazellulärem Kalziumgehalt bestehen, sind weitestgehend unklar. Eine der vielen hypothetischen Vorstellungen ist, daß es über die Dyslipoproteinämie zu einer Schädigung der vaskulären glatten Gefäßmuskulatur und zu einem vermehrten Kalziumeinstrom mit Erhöhung des Zellkalziums kommt, das durch Kalziumantagonisten blockiert wird (Abb. 2).

Diskutiert werden weiterhin:
- Beeinflussung der Zelloberflächenrezeptoren einschließlich der Apoproteinrezeptoren durch Kalziumantagonisten;
- Veränderungen im Lipidmetabolismus, wie z. B. der Abbau von Lipoproteinen in der Zelle;
- Hemmung der Aktivatorfreisetzung, wie z. B. vom Wachstumsfaktor;
- Beeinflussung der Zellwanderung, Adhäsion oder Proliferation;
- Blockierung oxidativer Reaktionen (freie O_2-Radikale).

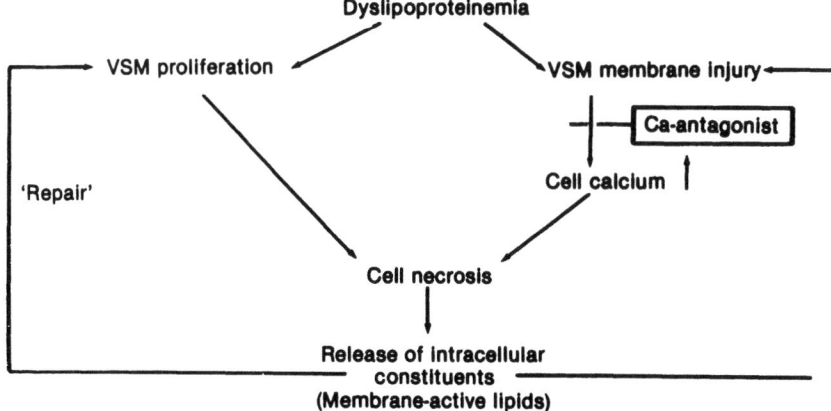

Abb. 2. Hypothetisches Schema zu Atherogenese, Kalzium und Zellnekrose. (*VSM*, vascular smooth muscle, glatte Gefäßmuskulatur)

Kalziumantagonisten zur Prävention der Arteriosklerose beim Menschen?

Die Vermutung, daß ähnliche Phänomene – trotz aller bei Modellatherosklerosen angebrachten Bedenken – auch beim Menschen eine Rolle spielen könnten, hat uns dazu bewogen, auch bei Patienten eine Untersuchung über den antiatherosklerotischen Effekt von Kalziumantagonisten zu beginnen. Die internationale Studie an 425 Patienten läuft unter dem Namen „INTACT", der sich aus den Anfangsbuchstaben der Studie (International Nifedipine Trial on Antiatherosclerotic Coronary Therapy) zusammengesetzt. Die Patienten werden über einen Zeitraum von 3 Jahren beobachtet, wobei eine Gruppe zusätzlich zur bisherigen Medikation mit der täglich 80–100 mg Nifedipin behandelt wird und der andere Teil des Kollektivs als Kontrollgruppe dient.

s5 *Einschlußkriterien* waren frühe Stadien der Koronarsklerose, besonders, wenn sie mit erhöhten Risikofaktoren eingehen:
a) isolierte, proximale Stenosen, auch wenn sie durch Singlebypass oder Ballondilatation revaskularisiert worden sind;
b) Mehrgefäßerkrankungen mit vorwiegend proximal gelegenen, gut lokalisierten Stenosierungen;
c) isolierte totale Verschlüsse bei noch wenig befallenen übrigen Ästen.

Die *Anschlußkriterien* waren:
a) Alter über 65 (Ausnahme: biologisch deutlich jüngere Patienten);
b) diffuse, schwere Koronarsklerose;
c) multiple Infarkte;
d) multiple Bypässe;
e) zwingende Indikation für Ca-Antagonisten;

f) Ca-Antagonistentherapie länger als 6 Monate vor Studienaufnahme;
g) insulinpflichtiger Diabetes mellitus;
h) konsumierende Erkrankungen.

Studienablauf

Vor Beginn der Studie wurde bei den Patienten eine Koronarangiographie durchgeführt. Nach Überprüfung der Ein- und Ausschlußkriterien sowie Einwilligung der Patienten wurden am 1. Studientag die Aufnahmeuntersuchung und die Randomisierung der Patienten vorgenommen. Nach 4 Wochen erfolgte die 1. Zwischenuntersuchung, nach 4 Monaten die 2. Weitere Zwischenuntersuchungen waren bzw. sind nach 8, 12, 16, 20, 24, 28 und 32 Monaten vorgesehen. Die Abschlußuntersuchung einschließlich einer 2. Koronarangiographie erfolgt nach 36 Monaten. Die initiale und die 2. Koronarographie werden auf quantitativer Ebene miteinander verglichen. Damit soll die direkte Progression der Koronarsklerose quantitativ ermittelt werden.

Die Studie wird doppelblind, aber nicht placebokontrolliert durchgeführt. Entsprechend ihrer Symptomatik dürfen die Patienten alle anderen Medikamente, ausgenommen Kalziumantagonisten, weiter einnehmen. Die Eingangsuntersuchungen haben gezeigt, daß die Ausprägung des Gefäßbefalls, die Verteilung der Risikofaktoren und der Anteil der Patienten, die Nitrate oder β-Blocker einnahmen, zu Beginn der Studie in beiden Gruppen fast identisch war. Abb. 3 verdeutlicht die 3 am meisten verbreiteten Risikofaktoren: Rauchen, Hyperlipidämie und Hypertonie. Unabhängig vom Alter haben fast alle in die Studie eingeschlossenen Patienten geraucht. Manche Patienten wiesen eine Kombination von 2 oder 3 Risikofaktoren auf, was heute als besonders günstige Voraussetzung für eine ra-

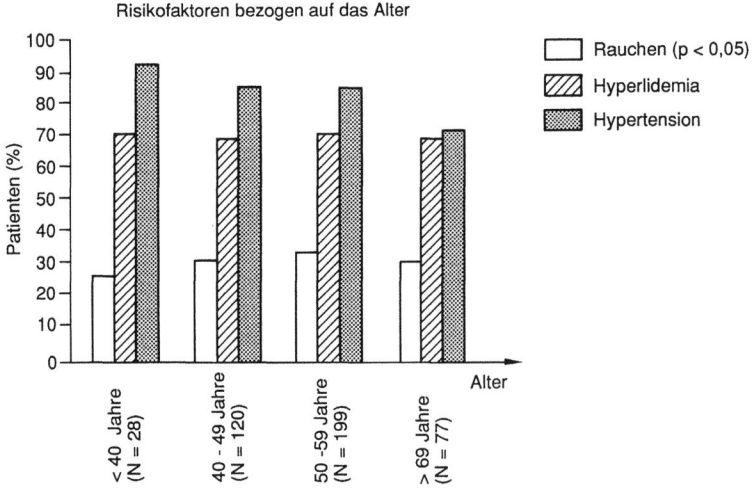

Abb. 3. INTACT-Studie: Die wichtigsten Risikofaktoren der aufgenommenen Patienten im Verhältnis zum Alter

sche Progression der Atherosklerose betrachtet wird. Da diese in der Endphase befindliche Studie noch nicht abgeschlossen ist, können heute noch keine Daten vorgestellt werden. Es kann davon ausgegangen werden, daß nach 3 Jahren noch eine ausreichende Anzahl von Patienten vorhanden sein wird, um eine Aussage darüber machen zu können, ob das Nifedipin bzw. Kalziumantagonisten generell einen protektiven Einfluß auf die Progression einer Koronarsklerose haben werden.

Stummer Myokardinfarkt – stumme Myokardischämie

H. Mörl

Zusammenfassung

Herzinfarkte können in Abhängigkeit von ihrer klinischen Manifestation in typische, atypische und „stumme" Verlaufsformen unterteilt werden. In retrospektiven Untersuchungen an Patienten mit elektrokardiographisch gesichertem Herzinfarkt konnte in 50% der Fälle ein klinisch typischer Verlauf nachgewiesen werden, 16% zeigten eine atypische Verlaufsform, und bei 34% der Patienten gab es in der Vorgeschichte keinen Anhalt für einen Infarkt. Moderne Untersuchungsverfahren haben darüber hinaus aufgedeckt, daß häufiger als vermutet auch stumme Myokardischämien auftreten, d.h. daß bei fehlender Symptomatik objektiv eine Myokardischämie nachgewiesen werden kann.

Summary

According to its clinical course, a myocardial infarction may be classified as typical, atypical, or "quiescent." Retrospective studies on patients with obvious signs of myocardial infarction in their electrocardiograms showed a typical clinical course in 50% of cases and an atypical course in 16%. Some 34% of the patients showed no clinical sign of myocardial infarction in their case history. In addition, it could be ascertained by modern diagnostic methods that the incidence of "quiescent" myocardial ischemias, i.e., ischemias without corresponding clinical signs, is higher than expected.

Einleitung

Zu Beginn der elektrokardiographischen Diagnostik des Herzinfarktes bezeichnete man in den 30er Jahren neben dem typischen Infarkt jene Fälle als sog. „stumme" (atypische) Infarkte, bei denen die Klinik eindeutig verlief, die Extremitätenableitungen allein jedoch keine sichere elektrokardiographische Beweisführung erbrachten. Mit Einführung der Brustwandableitungen verschwand der Ausdruck „stummer Infarkt", weil gezeigt werden konnte, wie die sog. stummen Zonen durch geeignete EKG-Ableitungen doch erfaßt werden konnten.

Für praktische Belange scheint uns die Gruppierung der Infarkte in *typische, atypische* und *stumme* zu genügen. Es gibt weitaus subtilere Einteilungen, wie die nach Schimert 1953 als symptomloser, schmerzloser Infarkt, Infarkt mit atypischer Schmerzlokalisation oder -modalität, oder als larvierter Myokardinfarkt bezeichneten Alternativen.

So hat auch Friedberg (1959) das klinische Bild des akuten Myokardinfarktes eingeteilt in

1) Fälle mit dem Leitsymptom Schmerz;
2) Fälle mit vorherrschendem Schock;
3) Fälle mit ausgeprägtem Lungenödem oder anderen Zeichen einer akuten Linksinsuffizienz;
4) Fälle einer sich langsamer entwickelnden oder verstärkenden Stauungsinsuffizienz und
5) Fälle, bei denen Komplikationen vorherrschen.

Nach der WHO-Definition von 1969 wurde folgende provisorische Klassifizierung vorgenommen:

1) Tatsächlicher akuter Myokardinfarkt:
   a) eindeutiger EKG-Nachweis eines frischen Infarktes (Entwicklung einer abnormen Q-Welle mit oder ohne zusätzliches Verletzungspotential) mit oder ohne typische Anamnese;
   b) zweifelhafte EKG-Veränderungen mit abnorm hohen Fermentwerten und mit oder ohne typische Vorgeschichte;
   c) normales EKG mit abnorm hohen Fermentspiegeln und einer typischen Anamnese;
   d) pathologisch-anatomischer Nachweis eines frischen Infarktes.

Eigene pathologisch-anatomische Untersuchungen

Wie Abb. 1 zu entnehmen ist, kommt die zunehmende klinische Erkennung des Infarktes in den letzten Jahrzehnten in den diagnostischen Angaben auf den Leicheneinlieferungsscheinen deutlich zum Ausdruck. Unter den von 1930–1939 verzeichneten 221 Fällen wurde bei 62 (28%) schon klinisch die Diagnose gestellt oder zumindest der Verdacht geäußert. Diese Zahl ist allerdings durch die ersten 3 Jahre schwer belastet, 1934 wird er unter 22 Fällen bereits 5mal und 1935 unter 25 Fällen gar 10mal klinisch erkannt.

Im Gegensatz zu den von 1930–1939 klinisch diagnostizierten 28% stieg die Zahl der in den Jahren 1953 bis 1962 erkannten Myokardinfarkte auf 55%, also fast auf das Doppelte an. In den Jahren von 1962–1966 reduzierte sich die Zahl der klinisch erkannten Infarkte auf 43% (Mörl u. Venzmer 1966).

Das Sektionsgut vermittelt einen guten Durchschnittseindruck, weil es sich in etwa der Hälfte aus Außensektionen zusammensetzt und somit nicht nur das Spiegelbild einer einzigen Klinik darstellt.

Zur Bestimmung der klinisch stumm verlaufenden Infarkte ist nur das Jahrzehnt von 1953–1962 herangezogen worden. Die Beobachtungen der Jahre 1930–1939 erschienen dafür nicht geeignet, da das Krankheitsbild des Myokardinfarktes in seinen atypischen Formen zu jener Zeit noch nicht ausreichend bekannt war

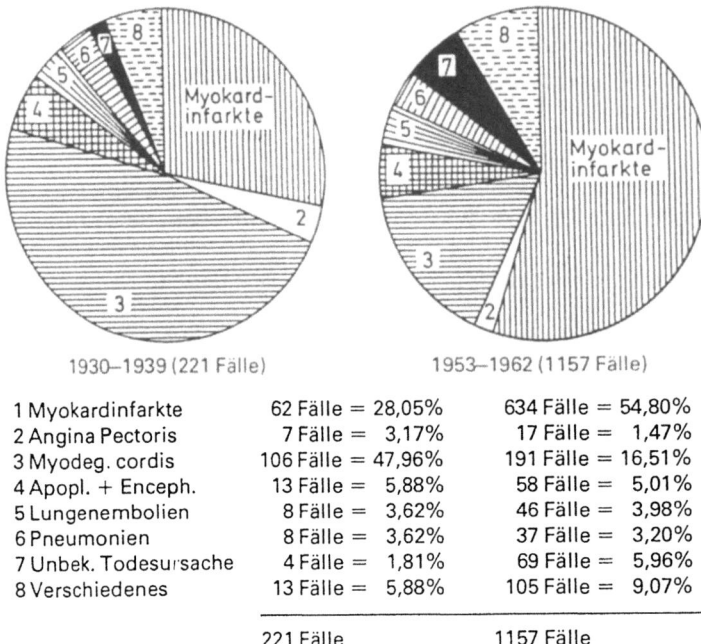

	1930–1939 (221 Fälle)	1953–1962 (1157 Fälle)
1 Myokardinfarkte	62 Fälle = 28,05%	634 Fälle = 54,80%
2 Angina Pectoris	7 Fälle = 3,17%	17 Fälle = 1,47%
3 Myodeg. cordis	106 Fälle = 47,96%	191 Fälle = 16,51%
4 Apopl. + Enceph.	13 Fälle = 5,88%	58 Fälle = 5,01%
5 Lungenembolien	8 Fälle = 3,62%	46 Fälle = 3,98%
6 Pneumonien	8 Fälle = 3,62%	37 Fälle = 3,20%
7 Unbek. Todesursache	4 Fälle = 1,81%	69 Fälle = 5,96%
8 Verschiedenes	13 Fälle = 5,88%	105 Fälle = 9,07%
	221 Fälle	1157 Fälle

Abb. 1. Aufteilung der klinischen Diagnosen von 221 Infarkten der Jahre 1930–1939 und von 1157 Infarkten der Jahre 1953–1962. (Nach Mörl 1964)

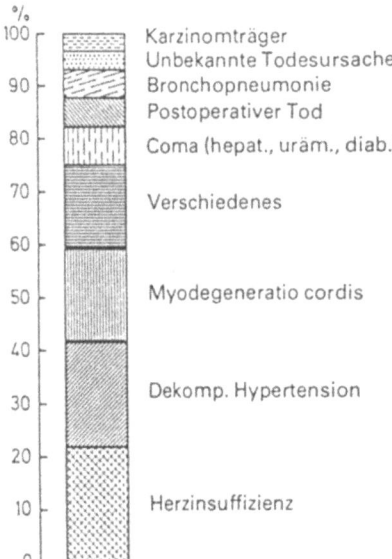

Abb. 2. Prozentuale Aufteilung der klinischen Diagnosen von 272 Fällen stummer Myokardinfarkte. (Nach Mörl 1964)

und auch die damaligen klinischen Angaben auf den Sektionsprotokollen einer exakten Bearbeitung für unsere Zwecke nicht standhielten. Unter den 1157 Fällen von Myokardinfarkt der Jahre 1952–1962 sind nach sorgfältiger Auswahl und Prüfung jeder einzelnen Krankenunterlage 272 Fälle als klinisch stumm abgelaufen (23,5%) anzusehen.

Die prozentuale Aufteilung der klinischen Diagnosen von 272 Fällen stummer Myokardinfarkte ist Abb. 2 zu entnehmen.

Bei der Analyse der sog. stummen Myokardinfarkte fiel eine höhere Beteiligung der Frauen, der Atherosklerotiker und der Diabetiker auf.

In der topographischen Lokalisation zwischen typischen und stummen Infarkten waren keine Unterschiede feststellbar. Die von Morawitz u. Hochrhein angenommenen, ja postulierten stummen Zonen im Herzmuskel zur Erklärung für unbemerkt verlaufende Herzinfarkte konnten nicht bestätigt werden.

Eigene klinische Untersuchungen

Auswertung von insgesamt 15404 Elektrokardiogrammen mit einem Mindestprogramm von 12 Ableitungen nach Einthofen, Goldberger und Wilson.

Beim frischen Infarkt wurden als sicher gewertet: das Infarkt-Q, die konvexgehobene ST-Strecke und ein spitz-negatives, sog. koronares T.

Als typische elektrokardiographische Zeichen eines alten abgelaufenen Infarktes wurden gewertet:

1) Q größer als ¼ von R und über 0,04 s breit in mindestens 2 Extremitätenableitungen oder 1 Extremitätenableitung und in aVF oder in mehreren Präkordialableitungen. Bei Vorliegen einer starken Rechtsdrehung der Achse von QRS wurden diese Kriterien nicht als infarktbedingt angesehen.
2) Fehlendes oder versenktes R in V1–V3, eventuell bis V4 oder V6, Q oder QS in V1–V3 (mit Ausschluß bei Linksschenkelblock und starker Linksherzhypertrophie).
3) Auffallend niedriges R in V6 bei linkstypischen Kammergruppen in den Extremitätenableitungen.

Unter den 15404 elektrokardiographisch untersuchten Personen fanden sich bei 305 typische Infarkte jeden Stadiums. Diese Patienten wurden alle bestellt und einer genauen anamnestischen Befragung unterzogen. Von 305 sicheren Infarktpatienten erschienen 217, von 20 Infarktkranken wurde der Tod mitgeteilt, während 68 Patienten aus verschiedenen Gründen sich nicht einer Nachuntersuchung unterziehen konnten. Dabei ergab sich, daß bei 108 Personen (50%) ein klinisch typischer Verlauf und bei 35 (16%) eine atypische Verlaufsform nachgewiesen werden konnte. Bei 74 Personen (34%) war keinerlei Anhalt für einen Infarkt in der Vorgeschichte aufzuspüren.

In einer weiteren Untersuchung haben wir bei einer großen Anzahl von Patienten mit einer peripheren arteriellen Verschlußkrankheit die Inzidenz von Herzinfarkten im Vergleich mit einer normalen Kontrollgruppe untersucht. Auch

Tabelle 1. Anteil der typischen und der stummen Infarkte bei Patienten mit einer arteriellen Verschlußkrankheit und bei gesunden Kontrollpersonen

	Verschlußkranke (arteriell) 831	Kontrollpersonen 210
Sichere Infarkte (im EKG)	193 (23%)	14 (6,7%)
Klinische Hinweiszeichen	116 (60%)	9 (64%)
Stumm	77 (40%)	8 (36%)

hier ergab sich wiederum die Erkenntnis, daß ein nicht unbeträchtlicher Anteil der Infarkte klinisch völlig unbemerkt verlaufen kann (Tabelle 1).

Stumme Myokardischämie

Erst moderne Untersuchungsverfahren wie Belastungstest und 24-h-EKG nach Holter mit STT-Analyse, Thalliumszintigraphie oder Ventrikulographie unter Belastung, Echokardiographie, Kontrastventrikulographie oder die Kontrastaufnahme der Koronararterien während Vasodilatation deckten auf, daß es viel häufiger als überhaupt geahnt auch sog. stumme Myokardischämien gibt. Diese treten sogar, wie man heute weiß, wesentlich häufiger als Attacken mit Angina-pectoris-Symptomatik auf. Auch diese stummen Ischämien sind deshalb so gefährlich, weil sie weder vom Patienten noch vom Arzt bemerkt, ebenso wie schmerzhafte Episoden myokardiale Nekrosen verursachen können.

Definition

Nach Riecker unterschieden wir:
- Koronargesunde,
- Koronarkranke ohne Ischämieepisoden,
- Koronarkranke mit Ischämieepisoden (symptomatische und asymptomatische Patienten).

Eine stumme Myokardischämie liegt dann vor, wenn bei objektivem Nachweis einer Myokardischämie keinerlei Symptomatik von den Betroffenen angegeben wird.

Um Patienten mit stummer Myokardischämie erfassen zu können, wurden in den USA von der nationalen Gesundheitsbehörde (NIH) diagnostische Leitlinien erarbeitet. Durch die sog. $1 \times 1 \times 1$-Regel soll eine bessere Vergleichbarkeit der EKG-Befunde erreicht werden. Nach dieser Regel wird eine ischämische Episode im Langzeit-EKG definiert als eine ST-Streckensenkung um mindestens 1 mm, die mindestens 1 min andauert. Der Abstand zu weiteren Ischämieperioden sollte mindestens 1 min betragen. Mit dieser Regel läßt sich das Patientengut in 3 Gruppen einteilen:

Typ I   Absolut asymptomatische Patienten mit dem Risikoprofil einer Hypertonie, Hypercholesterinämie, Diabetes, Rauchen und genetischer Disposition;
Typ II   asymptomatische Patienten nach erlittenem Myokardinfarkt;
Typ III Patienten mit Angina pectoris.

Bei Typ I und II sollte ein Belastungs-EKG geschrieben werden, bei Typ II und Typ III ist zusätzlich ein Langzeit-EKG notwendig, um Rhythmusstörungen und stumme Ischämien zu erfassen.

Häufigkeit und Prognose

Etwa 2–4% aller Männer im mittleren Lebensalter, die sich nicht krank fühlen, weisen im EKG ischämische ST-Streckensenkungen auf. Bei Patienten mit Angina pectoris treten in 80% der Fälle neben den symptomatischen auch stumme Ischämien auf, und zwar sowohl in Ruhe als auch unter Belastung (Abb. 3 und 4). Bei etwa 20% der Patienten nach einem abgelaufenen Myokardinfarkt werden nach den verfügbaren objektiven Methoden stumme Perioden mit Myokardischämie gemessen, 25% der Patienten mit plötzlichem Herztod waren asymptomatische Koronarkranke (Lown 1979). Asymptomatische und symptomatische Ischämieepisoden sind mit einer objektivierbaren myokardialen Durchblutungsstörung assoziiert. Nach den Erfahrungen von Rutishauser u. Roskamm (1984) ist der Beginn jedes ischämischen Ereignisses zunächst schmerzlos. Sehr kurze

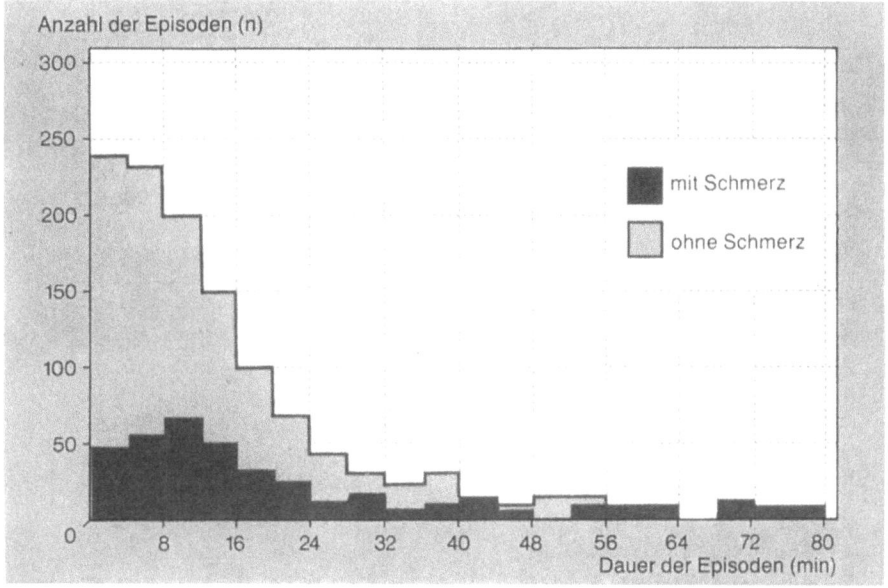

Abb. 3. Dauer der Episoden symptomatischer und asymptomatischer ST-Senkungen bei 30 Patienten mit stabiler Angina Pectoris und positivem Belastungstest. Mittelwerte aus 446 Holter-EKG. (Nach Chierchia 1985)

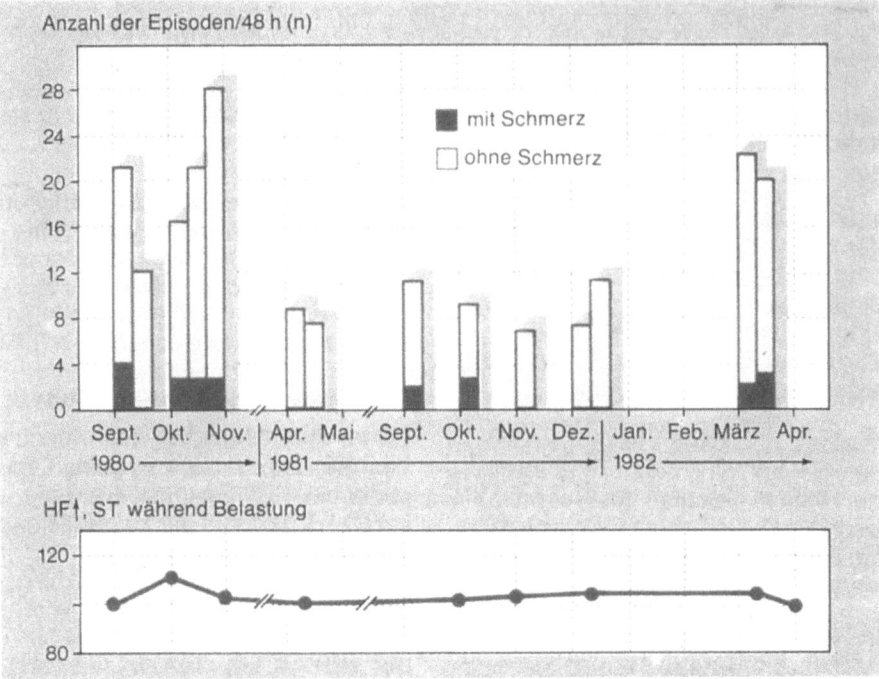

Abb. 4. Variationen der ambulanten Langzeit-EKG-Aufzeichnungen von Patienten mit stabiler Angina pectoris. (Nach Deanfield 1986)

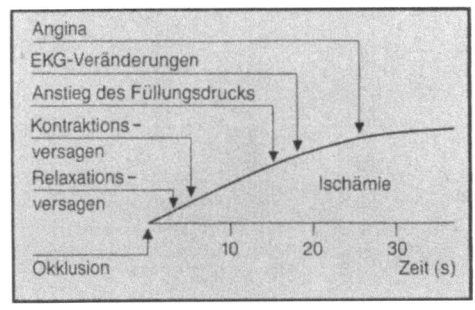

Abb. 5. Bei akuter Myokardischämie (während Ballonkatheterdilatation) auftretende Reihenfolge der Ereignisse

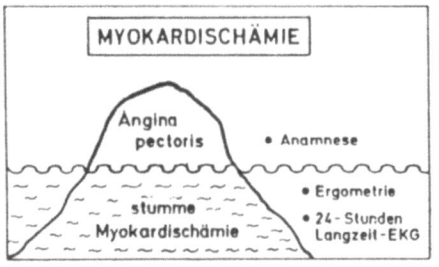

Abb. 6. Die Angina pectoris läßt – wie die Spitze eines Eisberges – nur einen Teil des gesamten Ausmaßes einer Myokardischämie erkennen

Richtlinien für die Beurteilung des Belastungs-EKG im Hinblick auf die stille Myokardischämie

Für eine stille Myokardischämie sprechen folgende Befunde:

- **elektrokardiographisch**
  - ein früher Beginn der ST-Senkung (innerhalb der ersten 5 min der Belastung) bzw. eine Senkung auf niedriger Belastungsstufe (etwa 75 Watt)
  - eine progrediente ST-Senkung mit ansteigender Belastung
  - ein deszendierender Verlauf der ST-Senkung
  - eine länger bestehende ST-Senkung in der Erholungsphase
  - evtl. eine Zunahme der R-Zacken-Amplitude
  - eine QT-Zeit-Verschiebung
  - eine QRS-Verbreiterung
- **hämodynamisch**
  - unzureichender Herzfrequenzanstieg
  - fehlender Blutdruckanstieg oder
  - Blutdruckabfall (>10 Hg) bei ansteigender Leistung
  - erhöhter Blutdruck in der frühen Erholungsphase

Indikationen zum Belastungsabbruch

Angina pectoris
Ischämie-EKG (ST-Senkung über 0,2 mV)
Rhythmusstörungen, insbesondere R- auf T-Phänomen
Schwere Erregungsleitungsstörungen und salvenartige Extrasystolen
Blutdruckanstieg   systolisch   250 mm Hg
                    diastolisch   120 mm Hg
Blutdruckabfall
Frequenzabfall
Übermäßige Dyspnoe und Zyanose
Überschießende Pulsfrequenz (über 220 minus Alter)

oder weniger schwere Attacken führen demnach nicht immer zu subjektiven Symptomen, d. h. Angina pectoris, selbst wenn das sog. Schmerzwarnsystem des Körpers völlig intakt ist (Abb. 5–7).

Sind Ischämien eindeutig dokumentiert, sollte konsequent die invasive Diagnostik angestrebt werden, denn eine asymptomatische Dreigefäßerkrankung weist ein Mortalitätsrisiko von 3% jährlich auf, das sich auf 5% erhöht, sofern bereits ein Herzinfarkt durchgemacht wurde (Tabelle 2; Abb. 8). In einer prospektiven Studie von Erikssen et al. (1984) über 8–10 Jahre erkrankten 42% der Koronarkranken mit asymptomatischen Episoden an manifester Angina pectoris, Myokardinfarkt oder starben an plötzlichem Herztod. Die Mortalität betrug weniger als 1%/Jahr in dieser Patientengruppe im Vergleich zur symptomatischen

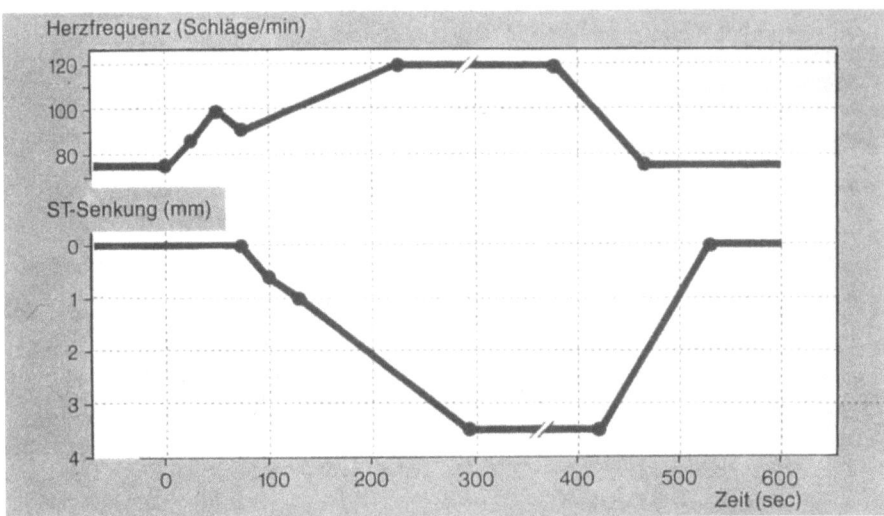

Abb. 7. Ischämieepisoden und Herzfrequenz von Angina pectoris-Patienten. Als erstes erhöhte sich die Herzfrequenz, dann setzte die ST-Senkung ein und zuletzt (Pfeil) traten die Schmerzen auf. (Nach Fox 1986)

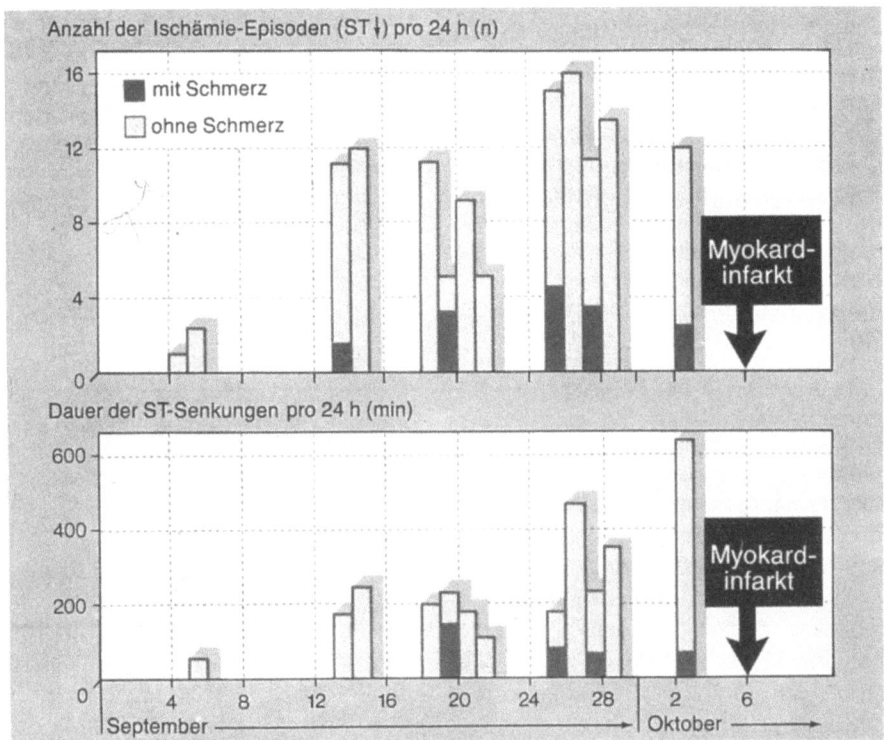

Abb. 8. 24-h-ST-Segmentaufzeichnung über 4 Wochen von einem Patienten, der am Ende dieser Periode einen Myokardinfarkt erlitt. Die Gesamtdauer stumm verlaufender ST-Senkungen in diesem Zeitraum stieg erheblich an. (Nach Deanfield 1986)

Tabelle 2. 8-Jahres-follow-up bei 50 Patienten mit asymptomatischer KHK und stummer Myokardischämie

Zustand bei Studienbeginn	Patientenzahl	Klinisch unverändert	Abnahme der Belastbarkeit	Angina pectoris	Herzinfarkt	Tod
Eingefäßerkrankung	15	10	5	3	1	0
Zweigefäßerkrankung	18	5	12	6	2	1
Dreigefäßerkrankung	17	2	10	7	4	2

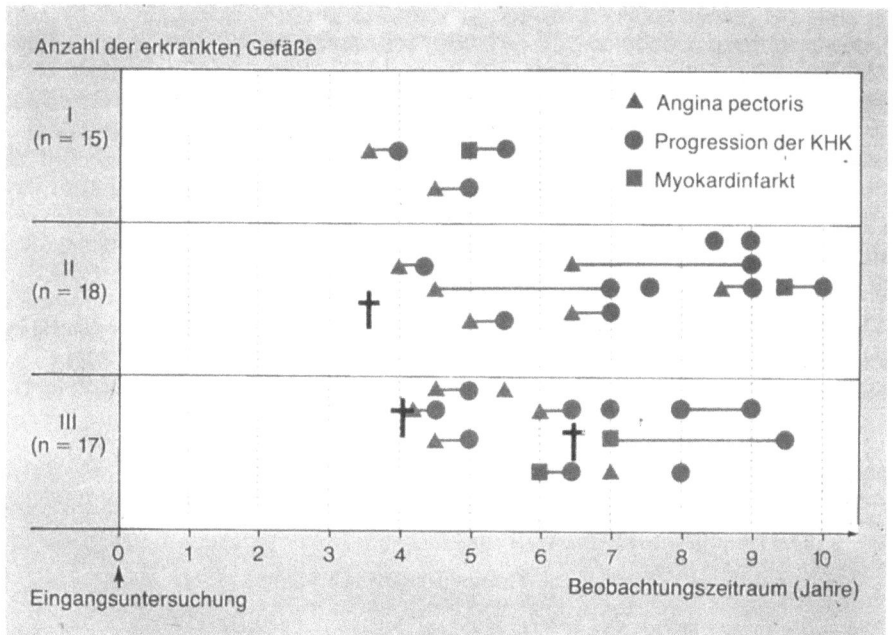

Abb. 9. Krankheitsverlauf von 50 Patienten, bei denen man belastungsinduzierte stumme Ischämien entdeckt hatte. Angiographisch ließen sich durchweg Koronargefäßerkrankungen nachweisen (Zeitpunkt 0). In allen Fällen manifestierte sich in der folgenden Dekade eine symptomatische koronare Herzkrankheit. (Nach Erikssen 1984)

Patientengruppe (3%/Jahr); belastet waren meist Männer und solche mit Zwei- bis Dreigefäßerkrankungen (Abb. 9).

Das Zusammentreffen von stummer Myokardischämie bei Dreigefäßerkrankung zusammen mit einer niedrigen Belastungstoleranz gilt als prognostisch belastende Konstellation mit 5–6% jährlichen Sterbefällen (Cohn 1986). Auch bei Zustand nach Myokardinfarkt beträgt die Sterblichkeit bei normalem Belastungs-EKG 3,1%/Jahr, bei Patienten mit pathologischem Belastungs-EKG 27%. Cohn vertritt die Ansicht, je länger die gesamte Ischämiezeit, um so belasteter ist die Prognose. Beträgt die Gesamtzeit der stillen Ischämieepisoden mehr als 60 min/24 h, muß mit einem Myokardinfarkt oder der Notwendigkeit interventioneller Eingriffe gerechnet werden.

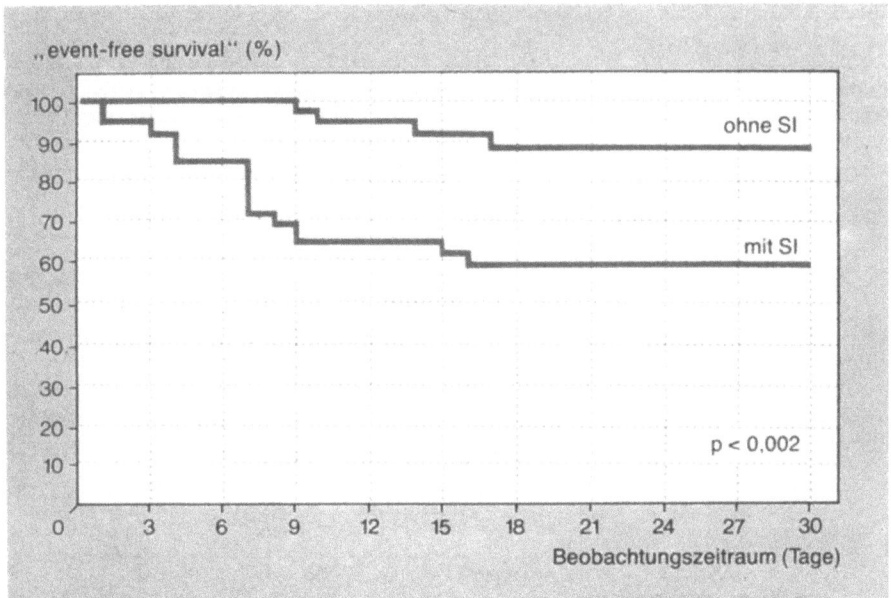

Abb. 10. Verlauf des Eintretens kardialer Ereignisse ("event-free survival") bei Patienten mit instabiler Angina pectoris mit und ohne stumme Ischämien (SIL). (Nach Gottlieb 1986)

Diese Kenntnisse belegen, daß nicht nur eine große Anzahl von potentiell Gefährdeten vorhanden ist, sondern daß deren Prognose schlecht und deren Lebenserwartung eingeschränkt ist (Abb. 10).

Behandlung stummer Myokardischämien

Daraus ergibt sich die therapeutische Folgerung, daß stumme Ischämien genau so behandlungsbedürftig sind wie klinisch relevante Angina-pectoris-Anzeichen. Damit tritt anstelle der schmerzorientierten Therapiekontrolle die Beurteilung einer antiischämischen Wirksamkeit mittels objektiver Methoden, insbesondere dem Belastungs-EKG und dem 24-h-EKG.

Das bedeutet zunächst die Loslösung von der sog. schmerzgesteuerten Medizin, d.h. das Leitsymptom Schmerz bei den koronaren arteriellen Verschlußkrankheiten ist nicht zutreffend und sollte der systematischen Untersuchung von Risikogruppen weichen.

Das klassische therapeutische Konzept tifft auch für die stummen Myokardischämien zu. Es besteht nach wie vor in der Elimination der anerkannten Risikofaktoren und der medikamentösen Trias aus Nitraten, β-Blockern und Kalziumantagonisten.

Die Nitrate wirken über eine Minderung der Vorlast. Der Blutrückfluß zum Herzen wird vermindert und damit in der Folge der diastolische Füllungsdruck sowie die Wandspannung. Entsprechende Untersuchungen mit einer guten Wirkung der Nitrate liegen bereits vor (Shell 1984; v. Arnim 1986).

β-Blocker mindern den myokardialen Sauerstoffbedarf durch Verminderung der Kontraktilität und Verlangsamung der Herzfrequenz, steigern aber den linksventrikulären Füllungsdruck, und sie reduzieren nachweislich belastungsinduzierte regionale Kontraktionsstörungen bei symptomatischen wie auch bei stummen Ischämien (Cohn 1986).

Auch die Kalziumantagonisten vermindern die Nachlast durch Eröffnung der arteriellen Peripherie. Es kommt zur Abnahme der systolischen Wandspannung und damit zur Senkung des myokardialen Sauerstoffbedarfs.

In bestimmten Fällen, namentlich mit Eingefäßerkrankung bzw. kritischer Stenose, können nicht nur eine PTCA, sondern auch chirurgische Maßnahmen in Betracht gezogen werden.

Literatur

Arnim T von (1985) ST-Segment-Analyse im Langzeit-EKG. Dtsch Med Wochenschr 26:1047
Arnim T von (1986a) Influence of IS-5-MN 20 mg, sustained release IS-5-MN 50 mg and sustained release nifedipine 20 mg on ischaemic ST-segment changes during Holder monitoring. (Mononitrat-Symposien, London)
Arnim T von (1986b) Stumme Ischämien und Angina pectoris. – Haben sie prognostische Bedeutung? In: Arnim T von, Riecker G (Hrsg) Stumme Myokardischämien. Informed, S 5–8
Arnim T von, Maseri A (1987) Silent Ischemia, Steinkopf, Darmstadt; Springer, Berlin Heidelberg New York Tokyo
Berliner U, Blümchen G (1987) Langzeitverlauf (21 Monate) bei 63 Herzinfarktpatienten mit stummer Ischämie. Herz/Kreislauf 19:75–79
Chierchia S, Lazzari M, Freedman MB, Brunelli C, Maseri A (1983) Impairment of myocardial perfusion and function during painless myocardial ischemia. J Am Coll Cardiol 1:924–930
Cohn PF (1986a) Prognostic significance of asymptomatic coronary artery disease. Am J Cardiol 58:51 B
Cohn PF (1986b) Silent myocardialischemia: dimensions of the problem in patients with and without angina. Am J Med [Suppl 4C] 80:3
Cohn PF Silent myocardialischemia and infarction. Dekker, New York Basel
Deanfield J (1986a) Auslösende Faktoren der stummen Ischämie im Alltag. In: Arnim T von, Riecker G (Hrsg) Stumme Myokardischämien. Informed, S 24–28
Deanfield J (1986b) Character and causes of transient myocardial ischemia during daily life. Implications for treatment of patients with coronary disease. Am J Med [Suppl 4C] 80:18
Erikssen J et al. (1984) Follow-up of patients with asymptomatic myocardial ischemia. In: Rutishauser W, Roskamm H (eds) Silent myocardial ischemia. Springer, Berlin Heidelberg New York Tokyo
Erikssen J, Thaulow E (1984) Follow-up of patients with asymptomatic myocardial ischemia. In: Rutishauser W, Roskamm H (eds) Silent myocardial ischemia. Springer, Berlin Heidelberg New York Tokyo
Fox K (1986) Sollen stumme Ischämien medikamentös behandelt werden oder nicht? In: Arnim T von, Riecker G (Hrsg) Stumme Ischämien. Informed, S 29–30
Friedberg CK (1959) Erkrankungen des Herzens. Thieme, Stuttgart
Gottlieb SO, Weisfeldt ML, Ouyang P, Mellits ED, Gerstenblith G (1986) Silent ischemia as a marker for early unfavourable outcomes in patients with unstable angina. N Engl J Med 314:1214–1219
Löllgen H (1986) Welchen prognostischen Stellenwert hat das Belastungs-EKG? In: Arnim T von, Riecker G (Hrsg) Stumme Myokardischämien. Informed, S 14–16

Lown B (1979) Sudden cardiac death: the major challenge confronting contemporary cardiology. Am J Cardiol 43:313

Lüderitz B (1987) Stumme Ischämie – mehr als ein Schlagwort? Dtsch Ärztebl 84:428–430

Mörl H (1964) Über den Myokardinfarkt. Virchows Arch [A] 337:383–394

Mörl H (1975) Der „stumme" Myokardinfarkt. Springer, Berlin Heidelberg New York

Mörl H (1981) Der Herzinfarkt. Springer, Berlin Heidelberg New York

Mörl H (1982) Schmerz als Leitsymptom der Gefäßerkrankungen? In: Kommerell B, Hahn P, Kübler W, Mörl H, Weber E (Hrsg) Fortschritte in der inneren Medizin. Springer, Berlin Heidelberg New York

Mörl H (1986) Gefäßkrankheiten in der Praxis, 3. Aufl. edition medizin, Weinheim

Mörl H, Falkner OR (1965) Körpergewicht und Konstitution beim Myokardinfarkt. Virchows Arch [A] 340:164–168

Mörl H, Venzmer J (1966) Der Myokardinfarkt beim Magenresezierten. Virchows Arch [A] 341:79–84

Morawitz P, Hochrein M (1928) Zur Diagnose und Behandlung der Koronarsklerose. MMW 75:17

Multiple Risk Factor Intervention Trial Research Group (1985) Exercise electrocardiogramm and coronary heart disease mortality. Am J Cardiol 55:16

Riecker G (1986) Stumme Myokardischämie. Arzneimitteltherapie 4:181–182

Rutishauser W, Roskamm H (1984) Silent myocardial ischemia. Springer, Berlin Heidelberg New York Tokyo

Schettler G, Nüssel E (1974) Neue Resultate aus der epidemiologischen Herzinfarktforschung in Heidelberg. Dtsch Med Wochenschr 99:2003

Schimert G, Schimmler W, Schwalb H, Eberl J (1960) Die Coronarerkrankungen. In: Bergmann G von, Frey W, Schwiegk H (Hrsg) Bd 9, Teil 3. Springer, Berlin Heidelberg New York

Shell WE (1984) Mechanisms and therapy of spontaneous angina – the implications of silent myocardial ischemia. Vascular Med 2:85

Silber S, Vogler A (1986) Die stumme Myokardischämie: Dimensionierung eines Problems, Intensivmedizin 23:52–63

Möglichkeiten und Probleme der Herztransplantation aus chirurgischer Sicht

B. M. Kemkes

Zusammenfassung

In den letzten Jahren ist ein enormer Anstieg der Herztransplantationen zu verzeichnen. Bei den Indikationen steht die Kardiomyopathie an erster Stelle, gefolgt von der koronaren Herzerkrankung. Die Herztransplantation stellt heute die einzige kausale Therapie einer terminalen Herzinsuffizienz dar. Während die 1-Jahres-Überlebensrate 1980 noch 45% betrug, ist sie 1985 bis auf 85% angestiegen. Einen entscheidenden Fortschritt hat die Einführung des Cyclosporins und von ATG gebracht, die zusammen mit Azathioprin und Cortison ("triple drug therapy") zur Immunsupression eingesetzt werden. 89% der Patienten geben nach der Transplantation exzellente bis gute Lebensqualität an.

Summary

The number of heart transplantations has increased rapidly in recent years. The most frequent indication is cardiomyopathy, followed by coronary heart disease. Heart transplantation is the only therapy to deal with the cause of terminal cardiac insufficiency. While in 1980 the 1-year survival rate was still 45%, by 1985 it had risen to 85%. A very important step forward was the introduction of cyclosporin and ATG which are used for immunosuppression together with azathioprine and cortisone (triple drug therapy). As many as 89% of patients report an excellent to good quality of life after transplantation.

Die Herztransplantation stellt heute die einzige kausale Therapie einer terminalen Herzinsuffizienz dar, vor allem in Fällen, in denen die medikamentöse Therapie ausgeschöpft ist. In den letzten Jahren ist ein enormer Anstieg der Herztransplantationen zu verzeichnen, wobei weltweit bereits über 5000 Transplantationen vorgenommen wurden (die erste Operation dieser Art wurde vor 20 Jahren, im September 1967, durchgeführt).

Indikationen zur Herztransplantation

Patienten mit dilatativer Kardiomyopathie können zwar auf eine medikamentöse Therapie ansprechen, es kommt jedoch immer wieder zu Dekompensationen und

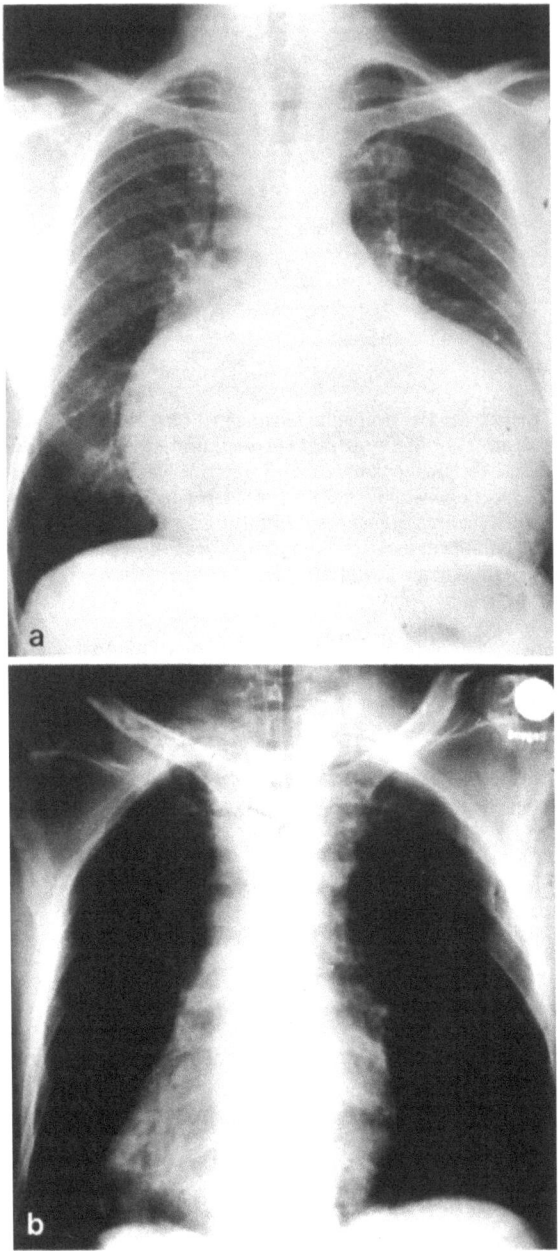

Abb. 1. Thoraxübersichtsaufnahmen eines Patienten vor (**a**) und nach Herztransplantation (**b**)

diese Patienten werden das „volle Leben" nie erreichen. Der Verlauf ihrer Krankheit wird im Gegenteil unweigerlich zum Tode führen.

Wovon hängt nun die Prognose dieser Kandidaten ab? Einmal von den präoperativen Daten, die wir anamnestisch gewinnen können, von der präoperativen Untersuchung und natürlich von der postoperativen Therapie der Nachsorge und Überwachung der Patienten.

Abbildung 1 a zeigt die Thoraxübersichtsaufnahmen eines Patienten mit einem linksventrikulären enddiastolischen Volumen von 780 ml. Wie allgemein bekannt ist, beträgt das normale Füllungsvolumen linksventrikulär nur 150 ml. Dieser Patient spricht natürlich auf eine medikamentöse Therapie nicht mehr an. Abbildung 1 b zeigt nun den selben Patienten 4 h nach der Transplantation mit einem normalen kleinen Herzschatten.

Während die 1-Jahres-Überlebensrate 1980 noch 45% betrug, ist sie 1985 bis auf 85% angestiegen. Diese Verbesserungen sind auf Punkte zurückzuführen, die z. T. schon angeklungen sind, nämlich die verfeinerte Selektion sowohl von Spendern als auch von Empfängern. Durch die Möglichkeit von Fernexplantationen konnte der Spenderpool erweitert werden. Natürlich hat einen entscheidenden Fortschritt die Einführung von Ciclosporin und von ATG gebracht. Zusammen mit Azathioprin und Cortison werden diese Medikamente in letzter Zeit als immunsuppressives Therapieschema gebraucht. Auch die Nachkontrolle ist von entscheidender Bedeutung: die Endomyokardbiopsie als Routinekontrolle und nichtinvasive Methoden, die hier nur kurz erwähnt werden sollen. Es hat sich gezeigt, daß nicht die Operation allein den Erfolg bringt, sondern die sorgfältige Patientenüberwachung der postoperativen Phase. Denn erst danach kommen die Probleme, seien es nun bakterielle oder virale Infektionen, oder auch akute und chronische Abstoßungen, die sogar eine Retransplantation erfordern können.

Als wichtiges Empfängerkriterium sei hier das Alter herausgegriffen. Sowohl bei Neugeborenen wird heutzutage transplantiert, als auch bei Patienten, die weit über 60 Jahre alt sind. Und wenn man die Überlebenskurven der Patienten betrachtet, die zum Zeitpunkt der Transplantation über 55 Jahre waren, dann stellte sich heraus, daß diese Empfänger nach 24 Monaten sogar noch besser abschnitten, als die Patientengruppe unter 55 Jahre. Es liegt wahrscheinlich daran, daß man die Patienten mit einem Alter über 55 positiv selektiert hat und damit eine bessere Überlebenszeit erreicht. Interessant ist auch, daß die Patienten in dem höheren Alter weniger Abstoßungsreaktionen zeigten als jüngere Patienten; sie sind, wenn man so will, also immunologisch inerter.

An erster Stelle der Indikationen zur Herztransplantation steht die Kardiomyopathie gefolgt von der koronaren Herzerkrankung. Auch in unserem Krankengut ist das Verhältnis ähnlich. An erster Stelle steht die Kardiomyopathie, an zweiter Stelle die koronare Herzerkrankung. Inzwischen operieren wir mehr und mehr terminale koronare Herzerkrankungen, während wir zunächst nur die Kardiomyopathie von den Kardiologen überwiesen bekommen haben. Natürlich werden auch Klappenerkrankungen oder angeborene Vitien zur Transplantation angeboten und auch Patienten mit pulmonaler Hypertonie. In diesen Fällen muß eine Herz-Lungen-Transplantation vorgenommen werden, die wir bei 3 Patienten auch durchgeführt haben. Bei uns war die älteste Patientin 62 Jahre alt, die jüngste 19. Bei den Männern ist die Altersgruppierung entsprechend der Allgemeinstatistik.

Patienten, die mit der sogenannten "Triple-drug"-Therapie behandelt worden sind, erreichen eine 24-Monate-Überlebensrate von 85%, in Einzelfällen sogar 90%. Im Gegensatz dazu stehen die Patienten, die vor der Ciclosporinära behandelt worden sind, die nur 75% 2-Jahres-Überlebensrate erreicht haben. Unsere Therapie sieht folgendermaßen aus: wir verabreichen präoperativ in der Regel, außer die Nierenfunktion ist sehr gut, kein Ciclosporin mehr. Früher haben wir mit einer "loading-dose" von 6–10 mg Ciclosporin angefangen, jetzt werden die ersten Tage mit ATG 2 mg/kg/KG überbrückt. Gleichzeitig wird mit Azathioprin begonnen, als "loading-dose" 4 mg/kg/KG und anschließend 1,5 mg/kg/KG. Intraoperativ werden 500 mg Methylprednisolon verabreicht und am 1. Tag jeweils 3mal 125 mg. Nach Stabilisierung der hämodynamischen Situation beginnen wir langsam mit Ciclosporin uns einzuschleichen in einer Dosierung zwischen 2 und 5 mg. In unserer Anfangsphase haben wir mit 8 mg/kg/KG Ciclosporin begonnen und damit eine Reihe von Patienten dialysieren müssen. Die Dauertherapie sieht derzeit folgendermaßen aus. Ciclosporin entsprechend den Serumspiegeln (oder vom Labor abhängig auch entsprechend einem Vollblutspiegel). Wir benutzen den Serumspiegel, und zwar in einem Fenster zwischen 80 und 250 ng/ml. Weiterhin starten wir mit 1 mg/kg/KG Cortison und reduzieren auf 0,1 mg/kg/KG innerhalb von 6 Wochen und verabreichen als Drittes 1–2 mg Azathioprin entsprechend den Leukozytenzahlen, die nicht unter 5000 absinken sollten.

Wie schon angerissen, beginnen die Probleme erst nach der Transplantation, d. h. wir machen einen Balanceakt zwischen akuter Abstoßung und akuter Infektion, und wie die Zahlen deutlich zeigen, versterben etwa 39% der Patienten an Infektionen und etwa 35% an akuter bzw. chronischer Abstoßung. Die anderen Probleme sind von untergeordneter Art.

Nichtinvasive Methoden der Abstoßungsdiagnostik

Da wir ja nicht täglich biopsieren können, sind wir auch auf nichtinvasive Methoden der Abstoßungsdiagnostik angewiesen. Wir benutzen einmal das zytoimmunologische Monitoring des peripheren Blutes, über das wir schon öfter berichtet haben, weiterhin ein sogenanntes hochverstärktes EKG mit Fast-Fourier-Analyse des QRS-Komplexes in Zusammenarbeit mit Herrn Prof. Steinbeck und als letzte Methode die bereits von Herrn Theisen vorgestellte zweidimensionale Echokardiographie in Zusammenarbeit mit Frau Dr. Angermann. Wenn nun 2 dieser 3 Parameter Hinweise einer Abstoßung geben, dann therapieren wir bereits mit 3mal 1 g Methylprednisolon, ohne vorher zu biopsieren. Erst nach der Therapie wird eine Kontrollbiopsie vorgenommen. Damit konnten wir die Zahlen der Biopsien um 75% reduzieren. Sollte eine Abstoßung weiter bestehen, versuchen wir wiederum mit dem zytoimmunologischen Monitoring zu erkennen, ob es sich um eine T-Zellen- oder B-Zellen-induzierte Abstoßung handelt. Entsprechend kann man dann zusätzlich mit ATG oder ALG therapieren.

Ein zweites Problem ist die bereits angesprochene chronische Graftatherosklerose. Wir wissen bis jetzt nicht, warum es zu diesen Veränderungen kommt.

Es wird diskutiert, daß gehäufte Abstoßungen zu dieser Graftsklerose führen können, aber auch Veränderungen der Blutlipide und der arterielle Hypertonus richten einen Schaden am Endothel an, der durch proliferative Prozesse dann schließlich zur Atherosklerose führen kann.

Radionuklidszintigraphie

Die nächste Methode ist die Radionuklidszintigraphie, die wir in Zusammenarbeit mit Herrn Prof. Schad in Passau vornehmen lassen, wobei diese Untersuchungen sehr genaue Aufschlüsse zuläßt, weil man regionale Ejektionsfraktionen aus 328 verschiedenen Territorien erkennen kann. Diese Untersuchung wird mit radioaktivem Gold mit einer Halbwertzeit von 35 s vorgenommen und ist für den Patienten somit nicht belastend. Das Bild ist farblich kodiert entsprechend der Ejektionsfraktion von 100–0%. Jede Farbkodierung entspräche also 10% Ejektionsfraktion. Auf Abb. 2 sieht man rechts ein normales Funktionsbild eines linken Ventrikels bei einer guten globalen Ejektionsfraktion; daneben ein Patient mit einer Kardiomyopathie. Man sieht, daß sich nur noch die Randbezirke ganz mäßig kontrahieren, ansonsten eine sehr schwache Ejektionsfraktion von 20% vorhanden ist.

Abbildung 3 zeigt nun, daß man auch Patienten während einer Abstoßung untersucht hat und diese diagnostizieren kann. Links das Bild 2 Jahre nach der Transplantation, dann in der Mitte während einer Abstoßung und rechts nach Therapie. Es zeigt sich, daß es während einer Abstoßung zu einem vollkommen ungeordneten Kontraktionsverhalten des linken Ventrikels kommt, nach der Therapie wieder einigermaßen geordnete Verhältnisse eintreten. Mit der Radionuklidszintigraphie ist es auch möglich, sämtliche hämodynamische Parameter zu

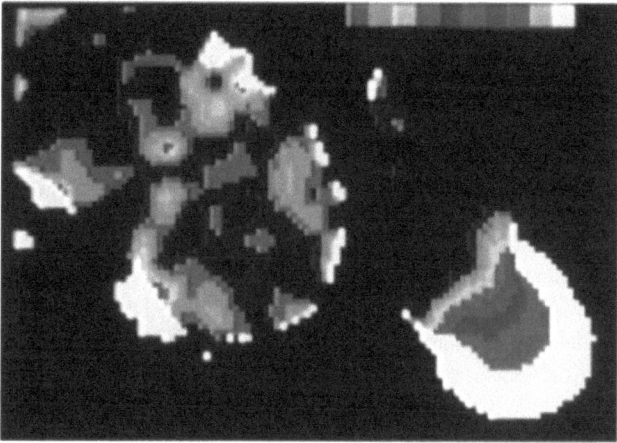

Abb. 2. Radionuklidszintigraphisches Bild eines Patienten mit Kardiomyopathie (*links*) und normales Funktionsbild eines linken Ventrikels (*rechts*)

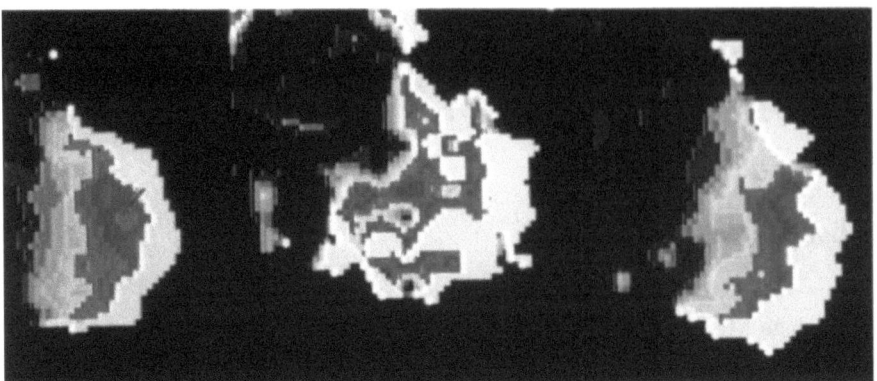

Abb. 3. Radionuklidszintigraphisches Bild 2 Jahre nach der Transplantation (*links*), während der Abstoßung des Transplantates (*Mitte*) und nach Therapie (*rechts*)

errechnen: Neben der Auswurffraktion können die enddiastolischen Volumina, die Schlagvolumina, Herzindex und dergleichen berechnet werden (Abb. 4). Demnach haben die Patienten in Ruhe eine gute Auswurffraktion von etwa 60%, welche unter Belastung auf 67% ansteigt. Auffällig ist weiterhin die erhöhte Ruhefrequenz von 93 Schlägen/min über der von 70/min von Gesunden. Unter Belastung steigt die Frequenz an, allerdings nicht so wie bei Gesunden. Da die Patienten ja einen denervierten Status haben, d. h. der Vagotonus wegfällt, ist die Ruhefrequenz erhöht. Andererseits ist die Adaptation an die Belastung verlängert, es dauert etwa 10 min bis die Maximalfrequenz erreicht ist. Ebenso ist die Rückkehr zur Ruhefrequenz oder Ausgangsfrequenz wiederum verlängert, nicht etwa nach 2 oder 3 min wie wir es fordern würden. Deutlich erhöht die diastolischen und systolischen Werte bzw. der mittlere arterielle Druck.

Kernspintomographie

Die 4. Methode bei unserem Jahrescheck ist die Kernspintomographie, wobei wir das sogenannte "fast imagening" benutzen.

Die Meßdaten vom Kernspin zeigen eine sehr gute Übereinstimmung mit den Katheterdaten. Die enddiastolischen Volumina, gemessen mit dem Katheter und dem NMR, stimmen exakt überein, weiterhin korreliert die mit dem NMR berechnete Muskelmasse sehr gut mit den gemessenen systolischen Druckwerten.

Wir haben auch versucht, mit dem Kernspin die Koronarien darzustellen, allerdings lassen sich Veränderungen, wie wir sie bei einem Patienten an der rechten Koronararterie mit etwas dilativen und aneurysmatischen Aussackungen gesehen haben, ohne Kontrastmittel schlecht erkennen. Man kann zwar die Koronarien im groben erkennen, jedoch nicht im Detail, d. h. Stenosen oder dergleichen lassen sich nicht nachweisen.

HEART-TRANSPLANTATION AT THE UNIVERSITY OF MUNICH

HEMODYNAMIC PARAMETERS AFTER TRANSPLANTATION

(12–54 months postop.)
(n = 31)

			mean	Δ
EF	(%)	rest	59.8 ± 7.6	7.0 ± 5.1
		exercise	67.0 ± 8.5	
CI	(ml/min/m^2)	rest	4.1 ± 0.9	2.2 ± 1.4
		exercise	6.3 ± 1.5	
$\frac{EDV}{m^2}$	(ml/m^2)	rest	74.2 ± 16.7	7.9 ± 15.8
		exercise	81.9 ± 14.6	
$\frac{ESV}{m^2}$	(ml/m^2)	rest	29.1 ± 8.6	−2.0 ± 6.5
		exercise	26.4 ± 9.2	
SV	(ml/m^2)	rest	45.1 ± 11.8	10.3 ± 12.0
		exercise	55.5 ± 11.7	
HR	(min^{-1})	rest	93.8 ± 16.5	21.9 ± 13.3
		exercise	115.3 ± 20.5	
RR$_{syst.}$	(mm Hg)	rest	125.1 ± 10.1	35.0 ± 12.6
		exercise	160.5 ± 13.7	
RR$_{diast.}$	(mm Hg)	rest	81.1 ± 7.9	9.7 ± 7.4
		exercise	90.5 ± 9.4	

(Δ mean increase after exercise)

Abb. 4. Radionuklidszintigraphisch errechnete hämodynamische Parameter nach Herztransplantation

Auffällig ist, was wir mit der Kernspintomographie gefunden haben, nämlich das Kontraktionsverhalten des linken Ventrikels eines Kardiomyopathiepatienten präoperativ im Vergleich mit dem eines Normalprobanden und eines Transplantierten (Abb. 5). Während bei einem Gesunden die Wanddickenzunahme während der Systole rasch ist und in der Diastole wieder abnimmt, sieht man, daß dies beim Transplantierten zwar während der Systole auch schnell vonstatten geht, aber in der Diastole sich die Relaxation doch langsamer zeigt als beim Gesunden. Das ist wahrscheinlich auf die vorhergenannte Steifigkeit, die wir im Angiogramm nachvollziehen konnten, zurückzuführen, möglicherweise bedingt

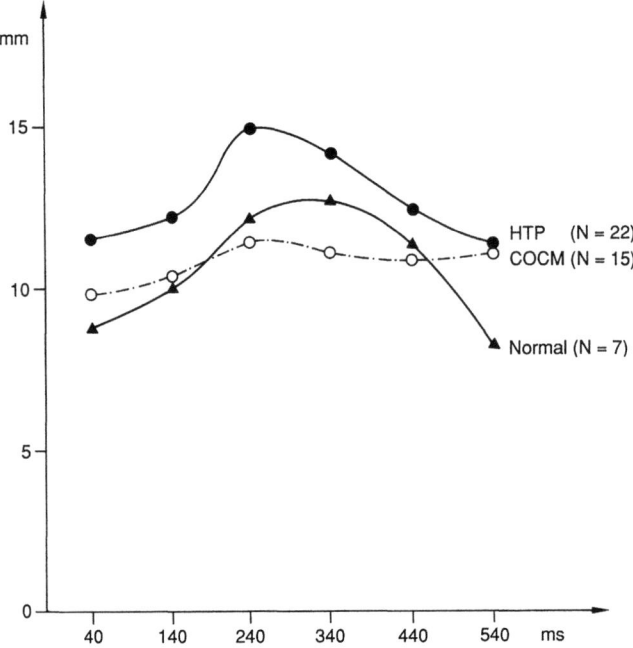

Abb. 5. Kontraktionsverhalten des linken Ventrikels eines Kardiomyopathiepatienten präoperativ im Vergleich mit dem eines Normalprobanden und eines Transplantierten, ermittelt durch Kernspintomographie

durch eine konzentrische Fibrose in den Gefäßen, die wiederum auch den Hypertonus und den erhöhten peripheren Gefäßwiderstand verursacht.

89% der Patienten geben nach der Transplantation exzellente bis gute Lebensqualität an. Noch interessanter ist für uns die Tatsache, daß nur ein Drittel der Patienten, obwohl sie körperlich fit sind, wieder arbeiten, also einem Beruf nachgehen. Das hat natürlich damit zu tun, daß ein Viertel dieser Patienten, die wir zur Transplantation bekommen, schon vorher in Rente sind und sich folglich nicht reaktivieren lassen. Allerdings sind 7% von ihnen aus medizinischen Gründen nicht arbeitsfähig, aber leider kann ein gutes Drittel von diesen Patienten aus rein versicherungstechnischen Gründen nicht mehr in den Arbeitsprozeß eingegliedert werden, obwohl sie arbeiten wollen. Sowohl der Arbeitgeber als auch der Versicherungsgeber lehnt – aufgrund der Transplantation – die Verantwortung ab.

Schluß

Die 1-Jahres-Überlebenskurve bei der ischämischen Kardiomyopathie liegt bei fast 90%, während alle Patienten zusammen eine 1-Jahres-Überlebensrate von

85% aufweisen. Die Koronarkranken eignen sich sehr gut für die Herztransplantation, weil sie nämlich oft noch nicht die Leber und die Niere mit in den Prozeß der Krankheit einbezogen haben. Ein Traum wird es natürlich sein, daß wir demnächst eine neue Technik erreichen, ohne daß wir viel nähen müssen: nämlich Herzen im Reißverschlußverfahren zu transplantieren und sie auszuwechseln, wenn es die Koronarsklerose erfordert.

Literatur

1. Baumgartner WA (1983) Infection in cardiac transplantation. Heart Transplantation 3:75–79
2. Barnard CN (1967) The operation. S Alt Med J 41:1271
3. Bieber CP, Hunt SA, Schwinn DA et al. (1981) Complications in long-term survivors of cardiac transplantation. Transpl Proc 13:207–211
4. Billingham ME (1981) Diagnosis of cardiac rejection by endomyocardial biopsy. Heart Transplantation 1:25–30
5. Bloom BS, Knorr RS, Evans AE (1985) The epidemiology of disease expenses: the costs of caring for children with cancer. JAMA 253:2393–2397
6. Caves PK, Stinson EB, Billingham ME, Rider AK, Shumway NE (1973) The diagnosis of human cardiac allograft rejection by serial cardial biopsy. J Thorac Cardiovasc Surg 66:461
7. Cooper DKC, Lanza RP, Boyd ST, Bernhard DN (1983) Factors influencing survival following heart transplantation. Heart Transplantation 3:86–87
8. Copeland JG, Griepp RB, Bieber CP, Billingham M, Schroeder JS, Hunt S, Mason J, Stinson EB, Shumway NE (1977) Successful retransplantation of the human heart. J Thorac Cardiovasc Surg 73:242
9. English TAH, Spratt P, Wallwork J et al. (1984) Selection and procurement of heart for transplantation. Brit Med J 288:1889–1891
10. Ertel W, Reichenspurner H, Lersch C, Hammer C, Plahl M, Lehmann M, Kemkes BM, Osterholzer G, Reble B, Reichart B, Brendel W (1985) Cyto-immunological monitoring in acute rejection and vital, bacterial or fungal infection following transplantation. Heart Transplantation 4:390–394
11. Evans DW (1984) Cardiac transplantation. Lancet I:567
12. Evans RW (1985) The socioeconomics of organ transplantation. Transpl Proc 17 Suppl 4:129–136
13. Frazier OH, Cooley DA, Painvin GA, Chandler LB, Okereke OUJ (1985) Cardiac transplantation at the Texas heart institute: comparative analysis of two groups of patients (1968–1969 and 1982–1983) Ann Thorac Surg 39:303–307
14. Hardy JD, Chavez CM, Kurrus FD et al. (1964) Heart transplantation in man. JAMA 188:114–122
15. Jamieson SW, Oyer P, Baldwin J, Billingham M, Stinson E, Shumway N (1984) Heart transplantation for endstage ischemic heart disease: the stanford experience. Heart Transplantation 3:224–227
16. Kaye MP (1985) The international heart transplantation registry – the 1985 report. Heart Transplantation 4:290
17. Kemkes BM (1986) Introductory remarks. Transpl Proc 18:25–26
18. Kemkes BM, Reichenspurner H, Osterholzer G, Erdmann E, Lersch C, Schad N, Gokel JM, Klinner W (1986) Herztransplantation, Indikationen – Komplikationen. Hämodynamische Ergebnisse. Internist 27:322–330
19. Kemkes BM, Reichenspurner H, Osterholzer G, Anthuber M, Schad N, Maccio A, Erdmann E, Rienmüller R (1987) First pass radionuclid scintigraphy for longterm follow-up after heart and heart-lung transplantation. Transpl Proc 19:2543

20. Kemkes BM, Reichenspurner H, Osterholzer G, Angermann C, Schad N, Erdmann E, Rienmüller R, Gokel JM (1986) Hemodynamic result after orthotope heart-transplantation. Transp Proc 18:31–34
21. Iough ME, Lindsey AM, Shinn JA, Stotts NA (1985) Life satisfaction following heart transplantation. Heart Transplantation 4:446–449
22. Merriken K, Overcast TD (1985) Patient selection for heart transplantation and the federal handicap discrimination law. J Health Polit Policy Law 10:7–32
23. Merriken KJ, Overcast TD, Evans RW (1985) Malpractice issues in heart transplantation. Amer J Law Med 10:363–395
24. Reichenspurner H, Ertel W, Hammer C et al. (1984) Immunologic monitoring of heart transplant patients under cyclosporin A immunosuppression. Transpl Proc 16:1251–1254
25. Reichenspurner H, Kemkes BM, Osterholzer G, Reble B, Ertel W, Reichart B, Lersch C, Hammer C, Gokel JM (1986) Particular control of infection and rejection episodes after 4 years cardiac transplantation. Texas Heart Inst J 13:5
26. Reichenspurner H, Kemkes BM, Haberl R, Angermann C, Weber M, Osterholzer G, Anthuber M, Steinbeck G (1987) Frequency analysis of surface electrocardiogram and two-dimensional echocardiography for noninvasive diagnoses of rejection after heart transplantation. Transp Proc 19:2552
27. Schad N, Kemkes BM, Ciavolella M, Maccio A, Reichenspurner H, Osterholzer G, Reichart B (1986) Non invasive assessment of left ventricular function with first pass angiography in transplanted heart. Cardiologia 31:111–116
28. Thompson ME (1983) Selection of candidates for cardiac transplantation. Heart Transplantation 3:65–74
29. Watson DC, Reitz BA, Baumgartner WA, Ramey AA, Oyer PE, Stinson EB, Shumway NE (1979) Distant heart procurement for transplantation. Surgery 86:56–59
30. Watts D, Freeman AM, McGiffin DG, Kirklin JK, McVay R, Karp RB (1984) Psychiatric aspects of cardiac transplantation. Heart Transplantation 3:243–247

Aus der Diskussion

W. Rafflenbeul berichtete über Erfahrungen bei der Betreuung der noch nicht abgeschlossenen INTACT-Studie. Die Diskussion verdeutlicht die zahlreichen Probleme, die mit derartigen Interventionsstudien verbunden sind. Dazu gehören die Gewichtung anderer Faktoren im Krankheitsverlauf, die Berücksichtigung eventuell unterschiedlicher Begleitmedikation sowie Dosierungsprobleme bei der Übertragbarkeit tierexperimentell plausibler Befunde für die Intervention am Menschen. Auf H. Mörls Beitrag zur stummen Myokardischämie folgte eine Diskussion, deren Schwerpunkt in der Methodenkritik zur Erfassung der stummen Myokardischämie und der Bewertung der Prognose der stummen Myokardischämie lagen. Ganz besonders in den Vordergrund wurde die Gefahr gerückt, eine Population von Patienten zu schaffen, weil Sensitivität und Spezifität der Verfahren (Langzeit-EKG) noch nicht ausreichen.

Schwerpunkt der Diskussion nach K. Theissens Beitrag zur Therapie der terminalen Herzinsuffizienz bildeten Fragen zu Langzeit-Risiken der Therapie nach Transplantation wie besonders die Frage nach der erhöhten Tumor-Inzidenz unter immunsuppressiver Behandlung.

Ein Teil von B. Kemkes Beitrag über Möglichkeiten und Probleme der Herztransplantation aus chirurgischer Sicht war eine Filmvorführung, in deren Verlauf methodisch/technische Fragen anklangen.

Hypertonie, Herzinsuffizienz, Rhythmusstörungen

Hypertonie – Arteriosklerose – körperliche Aktivität

R. Rost

Zusammenfassung

In der Behandlung der Hypertonie hat der Sport als nichtmedikamentöse Maßnahme eine wichtige Bedeutung. Sport beeinflußt erhöhten Blutdruck durch Senkung des Körpergewichtes, durch Kochsalzausscheidung über den Schweiß und durch Umstellung des vegetativen Nervensystems unter Verschiebung des Gleichgewichtes in die parasympathische Richtung. Darüber hinaus wird ein eigenständiger Mechanismus des Sports zur Senkung des erhöhten Blutdruckes angenommen. Muskelbioptische Befunde weisen darauf hin, daß durch ein Ausdauertraining die Zahl der roten Muskelfasern ansteigt und die Kapillarisierung zunimmt, wodurch der periphere Widerstand gesenkt wird. Kontrovers wird die klinische Bedeutung des sogenannten Belastungshochdruckes diskutiert.

Summary

Physical exercise is an important aspect of the treatment of hypertension. It influences hypertension by lowering body weight, through the excretion of sodium with the sweat, and by favoring the action of the parasympathetic nervous system. Besides, an autonomous effect of physical exercise is thought to lower high blood pressure. Muscle biopsies show that endurance training increases the number of red muscle fibers and promotes the formation of capillaries, thus lowering the peripheral resistance. The clinical importance of the so-called stress hypertension (hypertension on exertion) is controversial.

Die in der Überschrift angedeutete Dreiecksbeziehung zwischen Hochdruck, Arteriosklerose und körperlicher Aktivität gewinnt in der Praxis eine zunehmend wichtige, in ihrer Relevanz wohl kaum zu überschätzende Bedeutung. Der Hochdruck gehört neben der Hypercholesterinämie und dem Nikotinabusus zu den 3 bedeutsamsten Risikofaktoren für die Entstehung der Arteriosklerose. Die neueren epidemiologischen Studien haben deutlich gemacht, daß sich durch eine konsequente Senkung des erhöhten Blutdrucks eine Reduzierung der ischämischen Folgeerkrankungen nicht nur im Bereich des Gehirns, sondern auch im Koronargefäßsystem erzielen läßt. Die konsequente Forderung, daß die in der BRD anzunehmende große Zahl von 10 Mio Hochdruckkranken adäquat therapiert werden sollte, kann andererseits allerdings auch zu Problemen führen, wenn eine solche Therapie immer nur als medikamentöse Behandlung verstanden wird. Die Verabreichung von Pharmaka in solch großen Kollektiven muß zwangsläufig zu

Nebenwirkungen führen, wie dies aus der Oslo-Studie [4], der Australischen Hochdruckstudie [7] und der MRFIT-Studie [8] hervorgeht. Aus diesem Grunde wendet sich das Interesse der Hypertonologie zunehmend auch der Frage nach dem Stellenwert der nichtmedikamentösen Behandlungsverfahren des Hochdrucks zu, zu denen die körperliche Aktivität seit jeher gehört.

Arterioskleroseprävention durch Sport

Kann man durch Sport generell der Arteriosklerose vorbeugen, unabhägig von dem jeweils verantwortlichen Risikofaktor? Eine Reihe von epidemiologischen Studien liefern entsprechende Hinweise. Genannt sei insbesondere die Studie von Pfaffenbarger [10], der an ehemaligen Harvard-Studenten die Abhängigkeit zwischen körperlicher Aktivität und Häufigkeit des Herzinfarktes untersuchte. Diese Längsschnittstudie ergab ein Minimum an kardialer Sterblichkeit bei einem zusätzlichen Kalorienverbrauch von 300–400/Tag durch körperliche Aktivität. Interessanterweise wissen wir aus entsprechenden experimentellen Untersuchungen [1], daß dieses Bewegungsausmaß auch benötigt wird, um das Optimum der Auswirkungen des Sports auf den Fettstoffwechsel zu erzielen. Nach den Studien von Pfaffenbarger scheint dabei die Art der körperlichen Aktivität unbedeutend zu sein, lediglich der gesamte kalorische Verbrauch ist von Bedeutung. Wer täglich 300–400 kcal durch Sport verbrauchen will, kann beispielsweise 30–45 min laufen (je nach Laufgeschwindigkeit) oder 2 h spazierengehen bzw. 1–1 ½ h Tennis spielen. Dem Laufen kommt dabei der Vorteil zu, daß man am schnellsten fertig ist, daß darüber hinaus auch noch ein Trainingseffekt auf das Herz-Kreislauf-System im Sinne einer Leistungsverbesserung erzielt wird. Die Frage, ob nicht letztlich eine reine Ausdauerbelastung auch aus der Sicht des Fettstoffwechsels günstiger ist als intervallartig durchgeführte körperliche Aktivitäten muß zunächst noch offen bleiben.

Kritisch muß andererseits aber auch angemerkt werden, daß die Herstellung einer solchen epidemiologischen Beziehung noch keinen kausalen Beweis für die arterioskleroseverhindernde Wirkung des Sports darstellt. Besonders der Faktor Selektion läßt sich hier nie ausschließen. Dies sei am Beispiel der ersten bekanntgewordenen wissenschaftlichen Studie dieser Art [9] verdeutlicht. Von Morris et al. wurden Angehörige der englischen Verkehrsbetriebe untersucht. Dabei zeigte es sich, daß Fahrer mehr kardiovaskuläre Komplikationen aufwiesen als Schaffner, die täglich zahlreiche Male die Treppen der Doppelstockbusse hinauf- bzw. herablaufen mußten. Die zunächst von Morris gezogene Schlußfolgerung, daß allein durch diese Art von körperlicher Aktivität ein Schutz gegenüber der Arteriosklerose erzielt werden könnte, mußte jedoch nachträglich relativiert werden. Die Überprüfung der Eingangsdaten ergab, daß die Fahrer von Anfang an eine höhere Hochdruckinzidenz, mehr Übergewicht und häufiger Angina pectoris aufwiesen als die Schaffner, daß sie sich also gerade wegen ihrer Vorbelastung den körperlich weniger anstrengenderen Beruf eines Fahrers aussuchten. Die hier aufgezeigte Frage, ob Sport gesund hält oder ob umgekehrt Gesunde mehr Sport betreiben, wird sich wissenschaftlich exakt nie beantworten lassen, nachdem sportliche Aktivität gewissermaßen im „Doppel-blind-cross-over"-Versuch nicht möglich ist. Die vorliegenden Studien sind jedoch bereits jetzt in ihrer Aussagekraft so überzeugend, daß es gerechtfertigt ist, körperliche Aktivität zur Vorbeugung gegenüber der Arteriosklerose zu empfehlen.

Beeinflussung der Hypertonie durch sportliche Aktivität

Im Zusammenhang mit dem Thema stellt sich insbesondere die Frage, ob Sport geeignet ist, den Arterioskleroserisikofaktor Hypertonie positiv zu beeinflussen. Seit jeher gehört körperliche Aktivität zu den Empfehlungen, die dem Hochdruckpatienten gegeben werden. Sport beeinflußt erhöhten Blutdruck durch Senkung des Körpergewichts, durch Kochsalzausscheidung über den Schweiß, durch Umstellung des vegetativen Nervensystems unter Verschiebung des Gleichgewichts in die parasympathische Richtung. Ob darüber hinaus dem Sport eine unabhängige eigenständige Bedeutung zur Senkung des erhöhten Drucks zukommt, ist in der Literatur umstritten. Bei kritischer Bewertung der bisher vorhandenen Studien kam Fagard [2] zur Schlußfolgerung, daß ein solcher unabhängiger Effekt des Sports angenommen werden muß, wenngleich die hierdurch erzielte Drucksenkung sicher deutlich niedriger ist als diejenige durch eine Verminderung des Körpergewichts. Einen möglichen Ansatz zur Erklärung hierfür haben skandinavische Untersuchungen gezeigt [6] aus denen hervorgeht, daß eine umgekehrte Korrelation zwischen der Zahl der roten Muskelfasern und der Höhe des Blutdrucks besteht. Durch Ausdauertraining kommt es danach beim Sportler zu einer Vermehrung der Zahl der roten Muskelfasern und damit auch der intramuskulären Gefäße. Die hiermit verbundene Widerstandssenkung könnte eine Drucksenkung als „ausdauerspezifischen" Trainingseffekt erklären.

Im Zusammenhang zwischen Arteriosklerose und körperlicher Aktivität stellt sich allerdings auch die umgekehrte Frage, ob nicht die Drucksteigerung unter Belastung zur Arterioskleroseentstehung beitragen könnte. Diese Frage läßt sich in einer globalen Form von vornherein negativ beantworten, da zutreffendenfalls in einer sporttreibenden Bevölkerung mehr Hypertoniker zu finden sein müßten als in der Durchschnittspopulation. Bekanntlich ist das Gegenteil der Fall. Die Frage läßt sich allerdings nicht ausschließen, ob sich hier nicht negative Effekte (Blutdrucksteigerung unter Belastung) und positive Effekte (Einfluß auf den Fettstoffwechsel) gegenseitig aufheben könnten. Somit ergibt sich besonders die Frage, ob eventuell überschießende Belastungsdruckanstiege gefährlich werden könnten.

„Belastungshypertonie" als eigenständiger Risikofaktor für die Entstehung der Arteriosklerose

Diese Frage stellt sich in letzter Zeit zunehmend durch die Diskussion um die sog. „Belastungshypertonie". Von Franz [3] wurde in den letzten Jahren besonders die Aufmerksamkeit auf die Messung des Blutdrucks unter Belastungsbedingungen gerichtet. In dieser Methode sehen auch wir, in Übereinstimmung mit dem genannten Autor, eine wichtige Möglichkeit zur Bereicherung der Blutdruckdiagnostik. Ein überschießender Blutdruckanstieg unter Belastung weist besonders bei Grenzwerthypertonikern auf die Entwicklung einer späteren manifesten Hypertonie hin. Nach unseren Daten ist bei über 40jährigen davon auszugehen, daß sich bei überschießendem Belastungsblutdruck in wenigen Jahren ein Ruhehochdruck entwickeln wird. Bei unter 40jährigen ist dieser Prozentsatz bedeutend niedriger, man kann möglicherweise jedoch von der Annahme ausgehen, daß sich bei einer längeren Beobachtungszeit auch in diesem Kollektiv später überzufällig häufig eine Hypertonie entwickeln werden wird [11].

Von Franz wurde besonders aber auch darauf hingewiesen, daß dieser überhöhte Blutdruckanstieg ein eigenständiger Risikofaktor für die Entstehung der Arteriosklerose sein kann. Wenn man berücksichtigt, daß der Belastungsdruck unter Einbeziehung auch psychischer Belastungen einen großen Teil des Tagesablaufs bestimmt, so kommt einer solchen Annahme ein hoher Wahrscheinlichkeitsgrad zu. Andererseits kann eine solche These aber auch nicht als bewiesen angesehen werden. Unserer Ansicht nach spricht hiergegen die Tatsache, daß, wie bereits erwähnt, Sportler, die sich oft über mehrere Stunden am Tag hintereinander mit sehr hohen Blutdruckwerten belasten, eben kein erhöhtes Arterioskleroserisiko aufweisen.

Eine solche Diskussion ist keineswegs akademischer Natur. Wenn nochmals auf die eingangs genannten Zahlen verwiesen werden darf, existieren in der Bundesrepublik ca. 10 Mio Hypertoniker. Ein fast ebenso großer Anteil der Bevölkerung muß als Prähypertoniker, also potentiell auch Belastungshypertoniker, angesehen werden. Wenn man die Forderung nach einer konsequenten Behandlung des Hochdrucks zur Arteriosklerosevorbeugung stellt und auch dem Belastungshochdruck eine eigenständige Risikobedeutung zubilligt, so müßte konsequenterweise also der Belastungshochdruck gesenkt werden. Falls hierunter nur eine medikamentöse Behandlung verstanden wird, würde dies eine noch wesentlich größere Ausweitung der Indikation zur medikamentösen Behandlung in der Bevölkerung bedeuten, mit entsprechendem Anstieg der zu erwartenden Komplikationen. Aus diesem Grund sollte die Forderung nach einer medikamentösen Behandlung des Belastungshochdrucks nicht erhoben werden, solange seine Bedeutung für die Arteriosklerosentstehung nur aus Analogieschlüssen angenommen werden kann.

Letztlich sollte betont werden, daß der Begriff der „Belastungshypertonie" sehr problematisch ist, da er in Anlehnung an den Hypertoniebegriff einen pathologischen Stellenwert signalisiert. Es sei darauf verwiesen, daß die klinische Bedeutung des erhöhten Ruheblutdrucks nicht per se besteht, sondern erst durch die deutlich ansteigende Inzidenz kardiovaskulärer Komplikationen ab bestimmten

Druckwerten belegt wird. Eine solche höhere Inzidenz ist für den erhöhten Belastungsblutdruck bisher nicht nachgewiesen worden. Der erhöhte Blutdruck unter Arbeitsbedingungen kann daher bisher bestenfalls als „Referenzwert", der sich aus der statistischen Abweichung aus gewissen Normkollektiven ergibt, angesehen werden und nicht als krankhafter „Grenzwert".

Für die Praxis sei abschließend nach der Höhe dieses „Referenzwertes" gefragt. Wir berücksichtigen in der Beurteilung des erhöhten Belastungsdrucks lediglich den systolischen und nicht den diastolischen Wert angesichts der Unzuverlässigkeit der Erfassung des diastolischen Belastungsdrucks mit Hilfe des indirekten Verfahrens nach Riva Rocci. Für den systolischen Wert existiert eine alte bewährte Regel der Sportmedizin, die besagt, daß der Blutdruck den Wert von 200 mm/Hg nicht vor einer Leistung von 100 W übersteigen sollte. Ein solcher Wert ist allerdings bei Betrachtung altersmäßig sehr unterschiedlicher Kollektive unbefriedigend, da der Belastungsdruck beim jüngeren Menschen aufgrund des niedrigeren Gefäßwiderstandes tiefer liegt als beim älteren. Aus diesem Grund hat in unserem Arbeitskreis Heck [4] Normwerte und obere Grenzwerte für den Belastungsdruck in Form einer doppelten Regressionsgeraden erstellt, auf die zurückgegriffen werden kann.

Literatur

1. Dufaux B, Assmann G, Hollmann W (1982) Plasmaliproteins and physical activity. J Sports Med 3:123
2. Fagard R (1985) Habitual physical activity, training and blood pressure in normo- and hypertension. J Sports Med 6:57
3. Franz I, Wiewel D (1985) Antihypertensive Wirkung von Nitrendipin, Nifedipin und Acebutolol und deren Kombination auf den Ruhe- und Belastungsblutdruck bei Hochdruckkranken. Z Kardiol 74:111
4. Heck H, Rost R, Hollmann W (1984) Normwerte des Blutdrucks bei der Fahrradergometrie. Dtsch Z Sportmed 35:243
5. Helgeland A (1980) Treatment of mild hypertension: a five year controlled drug trial. The Oslo study. Am J Med 69:275
6. Juhlin-Dannfelt A, Frisk-Holmberg M, Karlsson J, Tesch P (1979) Central and peripheral circulation in relation to musclefibre composition in normo- and hypertensive men. Clin Sci 56:335
7. Management Commitee (1980) The Australian therapeutic trial in mild hypertension. Lancet I:1261
8. Multiple Risk Factor Intervention Trial Research Group (1982) Multiple risk factor intervention, risk factor changes and mortality results. JAMA 248:1465
9. Morris J, Crawford N (1958) Coronary heart disease: physical activity and work. Br Med J II:1485
10. Pfaffenbarger R, Wing A, Hyde M (1979) Current exercise and heart attack risk. Cardiac Rehab 10:1
11. Rost R, Heck H, Amecke F (1984) Klinische Wertigkeit des Blutdrucks bei der Ergometrie. In: Holzgreve H, Rost R (Hrsg) Aktuelles und Kontroverses aus der Hochdruckforschung, MMV Verlag, München, S 66

Herzinsuffizienz als Folge der Arteriosklerose

H. J. Gilfrich

Zusammenfassung

Die Behandlung der Herzinsuffizienz erfolgt mit Herzglykosiden oder neuen positiv inotropen Pharmaka sowie durch Einsatz von Vasodilatatoren. Trotz kritischer Äußerungen der letzten Jahre über den Einsatz von Digitalis bei koronarer Herzkrankheit, insbesondere bei Insuffizienz nach Myokardinfarkt, ist Digitalis nach wie vor zur Basistherapie der ischämischen Herzinsuffizienz indiziert. Eine endgültige Bewertung der neueren positiv-inotropen Substanzen ist noch nicht möglich. Die Behandlung mit Vasodilatatoren in Kombination mit Nitraten führt zu einer eindeutigen Reduktion der Mortalität der herzinsuffizienten Patienten.

Summary

The treatment of cardiac insufficiency is based on the use of glycosides or the new positive inotropic drugs, backed up with vasodilators. Despite recent criticism concerning the administration of digitalis in coronary heart disease, especially after myocardial infarction, digitalis glycosides are still indicated for the basic therapy of ischemic cardiac insufficiency. A final assessment of the newer positive inotropic substances is not yet possible. Treatment with vasodiltators combined with nitrates leads to a clear reduction of mortality in patients with cardiac insufficiency.

Studien zur Bewertung und Behandlung der Herzinsuffizienz lassen nur selten den Einfluß der zugrunde liegenden Herzerkrankung erkennen. Die höhere Lebenserwartung bedingt eine Zunahme der Patienten mit Herzinsuffizienz als Endstadium verschiedener Herzerkrankungen. In den USA verdoppelte sich die Zahl der stationären Aufnahmen unter dieser Diagnose von den 70er zu den 80er Jahren. Nach amerikanischer Statistik [3] ist davon ein Drittel durch eine koronare Herzkrankheit bedingt, ein Drittel hat eine hypertensive Herzkrankheit und ein weiteres Drittel Kardiomyopathien und Herzklappenerkrankungen zur Ursache. Wie weit ein differenziertes therapeutisches Vorgehen je nach Grunderkrankung möglich oder auch sinnvoll ist, läßt sich schwer beurteilen. Im folgenden soll im wesentlichen auf die Therapie mit stimulierenden Maßnahmen, d. h. mit Herzglykosiden oder neuen positiven inotropen Pharmaka sowie auf die entlastende Therapie mit Vasodilatatoren eingegangen werden. Herr Prof. Mutschler wird noch über Diuretika und Herr Prof. Meinertz über β-Blocker und Antiarrhythmika sprechen.

Herzglykoside bei Insuffizienz nach Myokardinfarkt

Herzglykoside als Basistherapie der Herzinsuffizienz sind gerade bei der koronaren Herzkrankheit als Grunderkrankung in den letzten Jahren kritisch beurteilt worden. Dies gilt insbesondere für die Insuffizienz nach stattgehabtem Myokardinfarkt.

Ein Grund hierfür ist u. a. auch der Wirkungsmechanismus der Herzglykoside. Bei Patienten mit Angina pectoris ohne Symptomatik einer Herzinsuffizienz kommt es durch den peripheren Angriff von Digitalis zu einer Vasokonstriktion, damit zu einer Zunahme der Nachlast, was wiederum eine Zunahme des Sauerstoffverbrauchs bedeutet. Dies kann u. U. dazu führen, daß man bei nichtinsuffizienten Herzen durch den Einsatz von Herzglykosiden eine Angina pectoris sogar verschlechtert, was bei akutem Einsatz von Digitalis auch nachgewiesen ist. Anders verhält es sich bei insuffizientem Herzen: Hier nimmt die Auswurfleistung deutlich zu, dadurch kommt es zu einer Verminderung der gegenregulatorisch erhöhten Sympatikusaktivität und damit zu einer Vasodilatation als Nettoeffekt. Anlaß zur Kritik im Hinblick auf eine Herzinsuffizienz nach Myokardinfarkt waren retrospektive Studien aus den USA, mit Hinweisen darauf, daß die Mortalität der digitalisierten Patienten bei dieser Grunderkrankung höher lag als die nichtdigitalisierter Koronarkranker nach stattgehabtem Infarkt [3]. Bei genauer Analyse dieser beiden Gruppen fällt jedoch auf, daß die digitalisierte und damit herzinsuffiziente Gruppe deutlich mehr Risikofaktoren wie etwa komplexe Herz-Rhythmus-Störungen aufweist und logischerweise weniger mit β-Rezeptorenblockern therapiert wurde, was sich im Sinne der Sekundärprophylaxe zugunsten der nichtdigitalisierten Patienten statistisch auswirkt.

Kontrollierte Langzeitstudien zur Wirkung von Digitalis bei koronar bedingter Herzinsuffizienz gibt es nicht, da sich keine Untersuchung isoliert mit dieser Sonderform beschäftigt. Sieht man sich die wenigen Langzeitstudien im Hinblick auf diese Gruppe an, läßt sich aus der Untersuchung von Lee et al. [4] ein Kollektiv von 13 Patienten mit koronarer Herzkrankheit selektieren, die während einer Langzeittherapie mit Digoxin untersucht wurden. Bei 9 Patienten kam es dabei unter Digitalis zu einer eindeutigen Besserung. In 2 weiteren Studien ist die Zahl der eindeutig durch koronar bedingte Herzinsuffizienz Erkrankten zu gering, um hier eine Aussage zu machen.

Therapie der Herzinsuffizienz mit neuen positiv inotropen Substanzen

Bei den in den letzten Jahren zur Verfügung stehenden neuen positiv inotropen Substanzen mit oraler Anwendungsmöglichkeit handelt es sich vorwiegend um die Gruppe der Phosphodiesterasehemmer, nachdem Prenaltarol verschwunden ist. Hierbei gibt es natürlich zur speziellen ischämischen Herzinsuffizienz noch keine kontrollierten Untersuchungen, jedoch stehen einige über Jahre sich hinstreckende Langzeitstudien zur Verfügung, in denen Patienten mit koronarer Herzkrankheit eingeschlossen sind. Hier läßt sich für Milrinon, aber auch vor allem für Enoximon ein positiver Effekt erkennen, ohne daß eine bisher eindeutige Aussage möglich ist. Bei Anwendung dieser Substanzen wäre eine arrhythmogene Wirkung denkbar, auch die Zunahme der Herzfrequenz könnte sich bei Patienten mit koronarer Herzkrankheit jedenfalls theoretisch ungünstig auswirken. Dies konnte jedoch durch die bisher zur Verfügung stehenden, meist nicht kontrollierten Studien nicht eindeutig geklärt werden.

Therapie mit Vasodilatatoren

Der letzte Teil umfaßt den Einfluß der Vasodilatatorentherapie. Hier sei kurz eingegangen auf eine Arbeit von Packer et al. [6] aus dem Jahre 1986. Die Autoren untersuchten vergleichend Prazosin und Captopril bei einer überwiegend aus Patienten mit koronarer Herzkrankheit bestehenden Gruppe Herzinsuffizienter. Abbildung 1 zeigt, daß die Wirkung von Prazosin auf den linksventrikulären Füllungsdruck im Laufe der Langzeittherapie allmählich nachläßt. Dies trifft noch deutlicher für die Auswurfleistung zu. Andererseits ist erkennbar, daß dieser Wirkungsverlust bei Captopril nicht auftritt. Diese geringere Toleranzentwicklung im

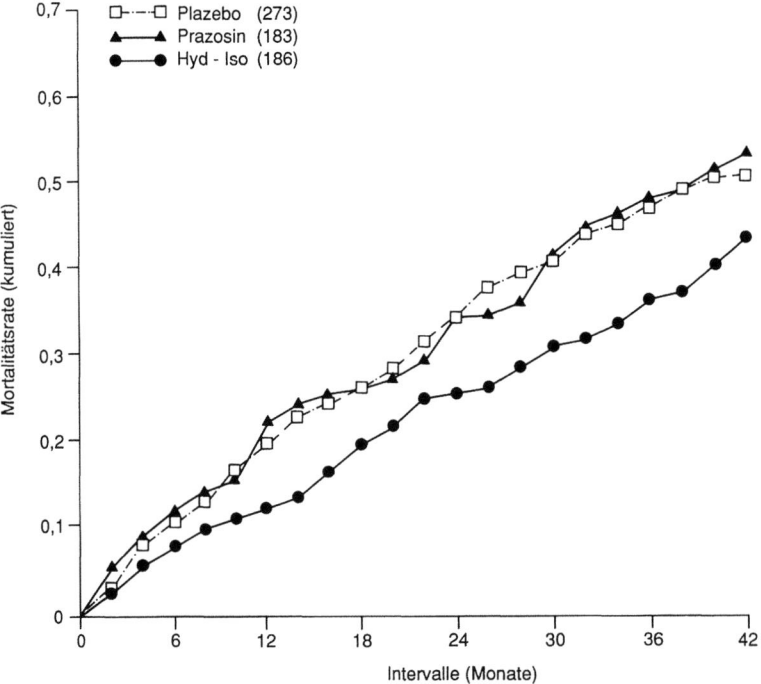

Abb. 1. Einfluß der Kombination Hydralazin/Nitrate auf die kumulative Mortalität bei Herzinsuffizienz

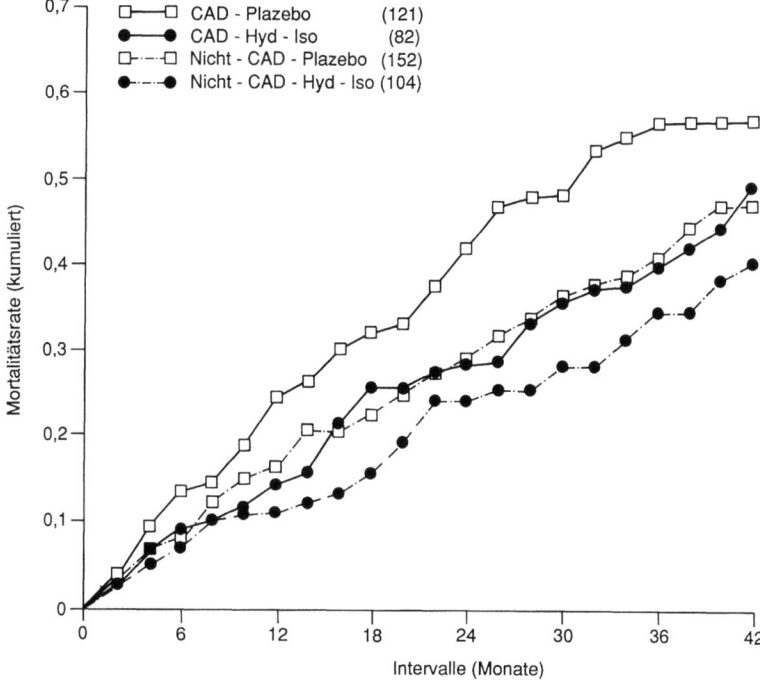

Abb. 2. Einfluß der Kombination Hydralazin/Nitrate auf die kumulative Mortalität bei Herzinsuffizienz: Untergruppe mit koronarer Herzkrankheit

Vergleich zu Prazosin dürfte wohl für die gesamte Gruppe der ACE-Hemmer Gültigkeit haben.

Als entscheidendes therapeutisches Kriterium bei der Behandlung der Herzinsuffizienz muß eine eventuell zu erreichende, lebensverlängernde Wirkung der Therapie angesehen werden. Bis vor kurzem war ein solcher Effekt für keine der eingesetzten Pharmakagruppen nachgewiesen. Im letzten Jahr nun konnte für die Kombination Hydralazin und Nitrate (Abb. 2) ein solch günstiger Einfluß im Hinblick auf die kumulative Mortalität unter dieser Kombination nachgewiesen werden [1]. Die Abbildung zeigt die günstige Auswirkung auf die kumulative Mortalität unter dieser Kombination. Nach einem Jahr betrug die Reduktion der Mortalität 36%. Dies dürfte wohl auf die Kombination des Vor- und Nachlastsenkers zurückzuführen sein, denn isoliert haben diese Substanzen ähnliche Ergebnisse nicht angedeutet. Prazosin scheint keinen Effekt auf die Lebenserwartung zu haben. Aus dieser Studie läßt sich eine Gruppe von Patienten mit koronarer Herzkrankheit isolieren, und hier zeigt Abb. 2, daß die eingesetzte Medikamentenkombination auch bei diesen Patienten einen eindeutigen lebensverlängernden Einfluß hat. Der Effekt erscheint bei dieser Gruppe sogar deutlicher als dies für primäre dilatative Kardiomyopathie der Fall ist.

Eine derartige Verbesserung der Prognose konnte in einer ganz neuen Untersuchung auch für die ACE-Hemmer, speziell für Enalapril, durch die skandinavische Consensus-Studie nachgewiesen werden [2].

Literatur

1. Cohn JN et al. (1986) Effects of vasodilator therapy on mortality in chronic congestive heart failure. N Engl J Med 314:1547
2. Consensus Trial Study Group (1987) Effects of Enalapril on mortality in severe congestive heart failure. Results of the cooperative north scandinavian enalapril survival study (consensus) N Engl J Med 316:1429
3. Furberg CD, Yusuf S (1985) Effect of vasodilators on survival in chronic congestive heart failure. Am J Cardiol 55:1110
4. Lee DC et al. (1982) Heart failure in outpatients. A randomized trial of digoxin versus placebo. N Engl J Med 306:699
5. Moss AJ, Davis HT, Conrad JL, Decamilla JJ, Odoroff CL (1981) Digitalis associated cardiac mortality after myocardial infarction. Circulation 64:1150
6. Packer M, Medina N, Yushak M (1986) Comparison of captopril and enalapril in patients with severe chronic heart failure. Am J Cardiol 57:1323

Über den Stellenwert der β-Rezeptorenblocker und der Antiarrhythmika in der Prävention des plötzlichen Herztodes

T. Meinertz

Zusammenfassung

Langzeit-EKG-Registrierungen haben gezeigt, daß der plötzliche Herztod bei mehr als 80% der Betroffenen durch eine Kammertachykardie zustandekommt, die in Kammerflimmern übergeht. Es handelt sich v. a. um Koronarkranke mit stark eingeschränkter Ventrikelfunktion. Der plötzliche Herztod tritt meist ohne Prodromi in der gewohnten Umgebung auf, häufig unter Belastung. Für Patienten mit gesichertem Risiko, an plötzlichem Herztod zu versterben, ist die Verbesserung der Überlebenszeit durch antiarrhythmische Therapie heute nachgewiesen. Bei Patienten nach akutem Myokardinfarkt können β-Blocker die Prognose verbessern.

Summary

Long-term ECG recordings have shown that sudden cardiac death is, in 80% of cases, caused by ventricular tachycardia changing into ventricular fibrillation. Most of the patients have coronary disease with strongly impaired ventricular function. Sudden cardiac death very often happens without any prodromes in the course of the subject's normal activity, frequently on exertion. It has been shown that the survival rate among those at proved risk of sudden cardiac death can be prolonged by antiarrhythmic therapy. Beta blockers can improve the prognosis after acute myocardial infarction.

Einleitung

Man weiß heute aus Langzeit-EKG-Registrierungen, die zum Zeitpunkt des Eintritts des plötzlichen Todes gelaufen sind – mittlerweile etwa 300 in der Weltliteratur –, daß der plötzliche Herztod bei mehr als 80% der Opfer durch eine Kammertachykardie ausgelöst wird, die in Kammerflimmern übergeht. Betroffen sind vor allem koronarkranke Patienten mit deutlich eingeschränkter linksventrikulärer Funktion.

Zwei Beispiele, die die Problematik beleuchten: Zunächst die Langzeit-EKG-Registrierung eines Patienten mit rezidivierenden ventrikulären Tachykardien vom Torsades-de-pointes-Typ (Abb. 1). Aufgezeichnet sind die modifizierten V_5- und V_1-Ableitungen. Aus einer solchen Tachykardie kommt es ohne Warnzei-

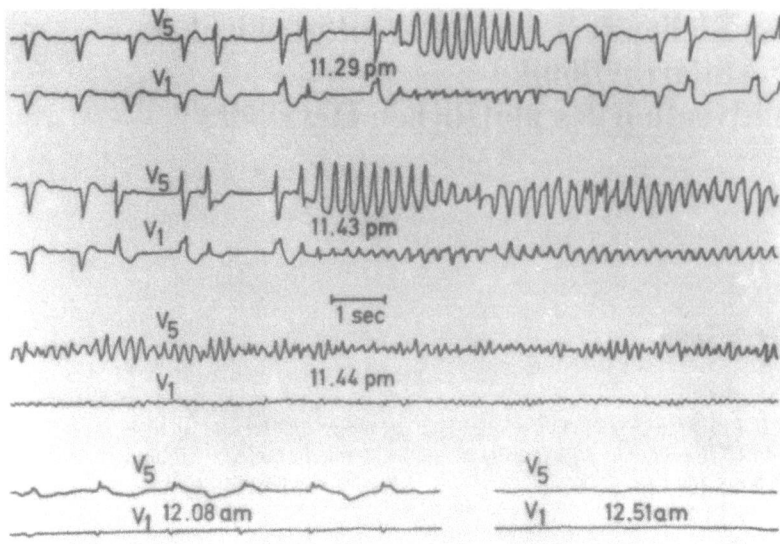

Abb. 1. Langzeit-EKG-Registrierung eines Patienten mit plötzlichem Kammerflimmern

chen und ohne sichtbaren Grund zu Kammerflattern und nachfolgend zu Kammerflimmern. Am Morgen wird der Patient tot im Bett aufgefunden.

Abbildung 2 zeigt das EKG eines anderen Patienten, der während einer Langzeitregistrierung Kammerflimmern erlitt und erfolgreich reanimiert werden konnte. Diese Langzeit-EKG-Registrierung wurde etwa 2 Wochen nach einem Myokardinfarkt durchgeführt. Im EKG sind die Hebung der ST-Strecke und die Negativität der T-Welle in der modifizierten V_5-Ableitung noch deutlich sichtbar. Bei diesem Patienten kommt es ohne klinische Beschwerden in körperlicher Ruhe zu einer Zunahme der ST-Streckenhebung, wahrscheinlich Ausdruck einer stummen Ischämie. Gleichzeitig treten vorzeitig einfallende Extrasystolen auf, nachfolgend praktisch schlagartig Kammerflattern und Kammerflimmern, anschließend die Defibrillation. Der auslösende Mechanismus des plötzlichen Herztodes ist bei beiden demonstrierten Patienten unterschiedlich. Bei dem einen Patienten die primäre elektrische Instabilität, bei dem anderen Patienten ebenfalls elektrische Instabilität, aber zumindest mitausgelöst durch Ischämie – hierdurch eine stumme Ischämie. Und so ist der plötzliche Herztod des Koronarkranken sicherlich ein, wie es heute so schön heißt, multifaktorielles Geschehen. Es ist nicht nur die primäre elektrische Instabilität. Es ist sicher bei Koronarkranken auch häufig eine zusätzliche Ischämie, die neben der Kammerfunktionsstörung für die Auslösung eines plötzlichen Herztodes eine Rolle spielt.

Wenn man also noch einmal zusammenfaßt: Wie sieht der plötzliche Herztod klinisch und elektrokardiographisch aus? Zumeist handelt es sich um Koronarkranke. Manchmal auch um Patienten mit hypertensiver Herzerkrankung, mit hypertropher oder dilativer Kardiomyopathie. Der plötzliche Herztod tritt in der gewohnten Umgebung auf, nicht selten unter körperlicher Belastung. Meist ohne Prodromi. Innerhalb weniger Minuten kommt es zur terminalen Rhythmusstö-

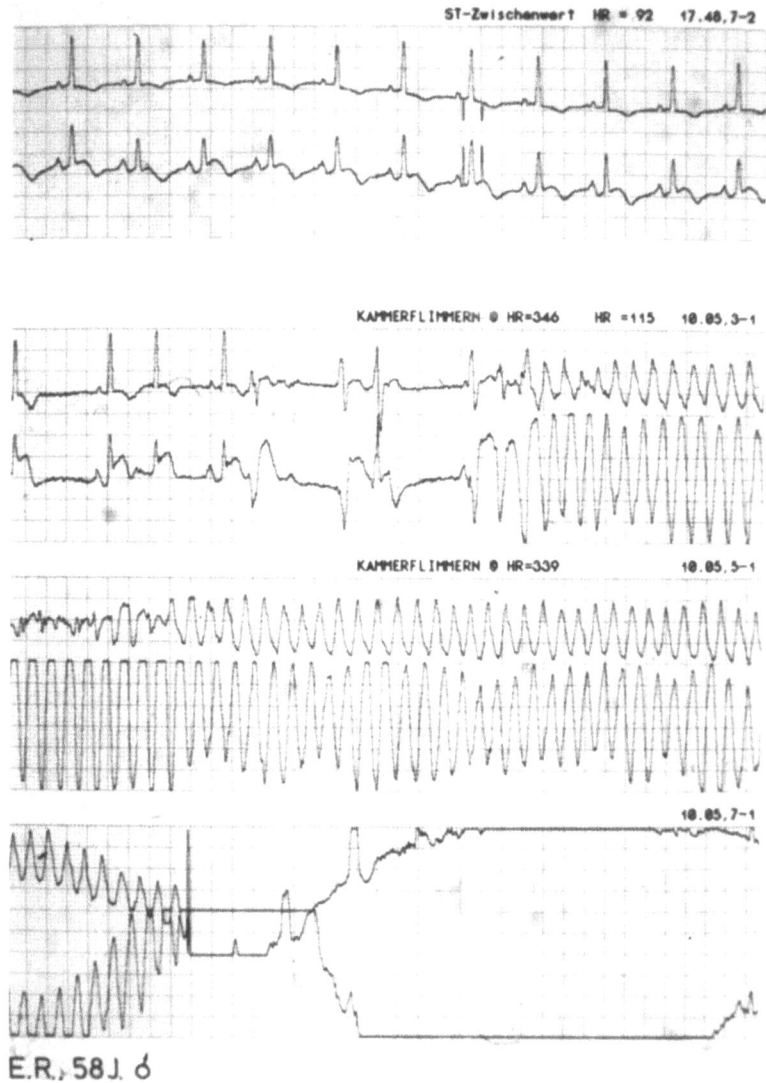

Abb. 2. Langzeit-EKG-Registrierung eines Patienten mit plötzlichem Kammerflimmern

rung: Zumeist Kammerflimmern, das durch Degeneration einer ventrikulären Tachykardie entsteht. Eine akute Koronarthrombose mit nachfolgendem transmuralem Myokardinfarkt kann ebenfalls unter dem Bild eines plötzlichen Herztodes ablaufen. Man schätzt jedoch, daß weniger als 20% der Opfer eines plötzlichen Herztodes einen transmuralen Infarkt haben. Einmal abgelaufen – nach erfolgreicher Reanimation – ist die Rezidivhäufigkeit des plötzlichen Herztodes außerordentlich groß. Die entscheidende Frage: Läßt sich der plötzliche Herztod durch antiarrhythmische Therapie verhindern?

Antiarrhythmische Therapie bei Risikopatienten

Unter prognostischen Gesichtspunkten unterscheiden wir bei Koronarkranken 3 Risikogruppen: Die 1. Patientengruppe besteht aus Patienten mit gesichertem und hohem Risiko, am plötzlichen Herztod zu versterben. Für diese Patienten ist es nach meiner Meinung heute erwiesen – in mehr oder weniger gut kontrollierten Studien –, daß eine individuell angepaßte antiarrhythmische Therapie die Überlebenszeit des Patienten verlängert. Hierbei handelt es sich um Patienten mit anhaltenden monomorphen Kammertachykardien und um Patienten, die schon einmal wegen derartiger maligner Arrhythmien oder wegen Kammerflimmerns reanimiert worden sind. Die antiarrhythmische Therapie dieser Patienten führt zu einer deutlichen Verbesserung der Lebenserwartung. Dies trifft zumindest insoweit zu, als mit Sicherheit behauptet werden kann, daß erfolgreich antiarrhythmisch behandelte Patienten eine deutlich bessere Prognose haben als solche Patienten, deren Arrhythmie sich nicht durch eine antiarrhythmische Therapie kontrollieren läßt. Der Einwand ist jedoch durchaus richtig, daß man bei einem solchen Vergleich (erfolgreich therapierte vs. nichterfolgreich therapierte Patienten) im strengen Sinne nicht beweisen kann, daß eine antiarrhythmische Therapie die Prognose tatsächlich verbessert. Es könnte durchaus sein, daß gerade die Patienten ohnehin eine bessere Prognose haben, die sich mit einer antiarrhythmischen Therapie einstellen lassen. Die Einstellbarkeit mit Antiarrhythmika wäre demnach lediglich ein Indikator für eine ohnehin bessere Prognose. Nichteinstellbare Patienten hätten dagegen mit und ohne Therapie eine ähnlich schlechte Prognose. Das wäre die denkbar negativste Interpretation der Studienergebnisse. Man kann jedoch die Studienergebnisse auch dahingehend interpretieren, daß eine antiarrhythmische Therapie die Prognose bei diesen Hochrisikopatienten tatsächlich verbessert. Hierfür spricht, daß viele Patienten nach Absetzen einer notwendigen und erfolgreichen Therapie ein Rezidiv der malignen Rhythmusstörung erleiden.

Viel schwieriger ist die Frage zu beantworten, ob auch Patienten mit einem sogenannten „intermediären Risiko" für einen plötzlichen Herztod von einer antiarrhythmischen Therapie profitieren. Zu diesen Patienten gehören solche z. B. nach durchgemachtem Myokardinfarkt. Wir wissen heute aus zahlreichen Studien, daß komplexe und häufige ventrikuläre Arrhythmien bei diesen Patienten, insbesondere bei gleichzeitig reduzierter linksventrikulärer Funktion, ein erhöhtes Risiko für einen plötzlichen Herztod anzeigen. Dabei ist die linksventrikuläre Funktion der wichtigste prognostische Indikator, häufige und komplexe Arrhythmien sind zusätzlicher Indikator für eine ungünstige Prognose und Gefährdung des Patienten durch einen plötzlichen Herztod. Welche Evidenz gibt es, daß Medikamente – speziell Antiarrhythmika – daran etwas ändern können? Wir alle kennen die Ergebnisse der Studien mit β-Rezeptorenblockern bei Patienten nach durchgemachtem Myokardinfarkt. Meine persönliche Ansicht: Die β-Rezeptorenblockerstudien – durchgeführt bei Patienten nach Myokardinfarkt – zeigen, daß die Prognose von Patienten durch diese Therapie verbessert werden kann. Es kommt unter β-Rezeptorenblockern zu einer Senkung der Häufigkeit des plötzlichen Herztodes und einer Senkung der 1- bis 2-Jahres-Mortalität um etwa 15–25%.

Antiarrhythmische Therapie bei Herzinfarktpatienten

Wie steht es mit den Antiarrhythmika nach Herzinfarkt? Es gibt eine Reihe von Studien, die der Frage nachgegangen sind, ob sich die Prognose von Patienten nach akutem Myokardinfarkt durch eine antiarrhythmische Therapie verbessern läßt. Untersucht wurden dabei Patienten mit häufigen und/oder komplexen ventrikulären Arrhythmien. Sie kennen die Studienergebnisse. Diese Studien hat man zu Recht kritisiert: Die Kritik betrifft insbesondere die fehlende individuelle Therapieeinstellung und die unzureichende Auswahl der wirklich gefährdeten Patienten. Mit einer Ausnahme haben diese Studien in meinen Augen daher nur noch historisches Interesse. Sie sind alle in gar keiner Weise valide und vermögen weder für noch gegen eine Wirksamkeit der Antiarrhythmika bei dieser Indikation zu sprechen. Schon mehr zu denken geben mir persönlich die Ergebnisse der sogenannten IMPACT-Studie.

In Abb. 3 sind die Daten einer gut geplanten und ebenso gut durchgeführten Studie zusammengefaßt, in der man die Wirksamkeit von Mexilitin bei Patienten nach Myokardinfarkt überprüft hat. Hierzu wurden Patienten mit entsprechendem Risiko nach Myokardinfarkt ausgewählt. Man hat dabei den Einfluß von Mexilitin im Vergleich zu Plazebo auf die Lebenserwartung dieser Patientengruppe verglichen. Es fand sich kein signifikanter Unterschied in der Mortalität beider Behandlungskollektive. Diese Studie sagt zumindest, daß Mexilitin in dieser Dosierung bei Patienten mit solchen Arrhythmien nach akutem Myokardinfarkt keine prophylaktische Wirkung gegenüber dem plötzlichen Herztod besitzt.

Schlußbemerkungen

In umfangreichen in den USA durchgeführten Studien wird derzeit diese Fragestellung systematisch mit anderen Antiarrhythmika untersucht (z. B. die sog. CAPS-Studie). Bevor die Ergebnisse dieser Studien vorliegen, bleibt die Antwort auf die Frage offen, ob sich durch Antiarrhythmika bei diesen Patienten eine Ver-

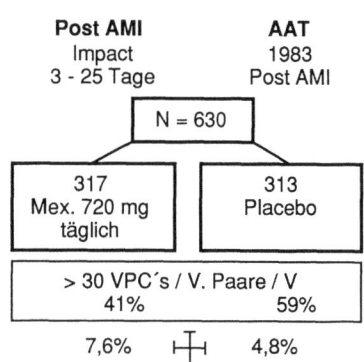

Abb. 3. Studie zur Wirksamkeit von Mexitilin bei Patienten nach Myokardinfarkt

besserung der Prognose erreichen läßt. Meine persönliche Meinung in dieser Frage – die wir ja tagtäglich in der Klinik beantworten müssen – ist folgende:

Für den Normalpatienten nach akutem Myokardinfarkt ist die Effektivität der β-Blocker bewiesen. Lediglich für besondere Risikogruppen nach akutem Myokardinfarkt erwarte (oder besser erhoffe) ich mir von Antiarrhythmika einen weitergehenden oder zusätzlichen Effekt: Patienten mit deutlich eingeschränkter linksventrikulärer Funktion, z.B. nach ausgedehntem Vorderwandinfarkt mit Vorderwanddyskinesie und gesteigerter elektrischer Instabilität, sichtbar am Auftreten sogenannter Spätpotentiale, pathologischem Testergebnis der programmierten Ventrikelstimulation und/oder häufigen komplexen ventrikulären Arrhythmien im Langzeit-EKG.

Diuretika und Vasodilatantien bei Herzinsuffizienz

H. Knauf

Zusammenfassung

Die zunächst nützlichen Mechanismen zur Kompensation einer Herzinsuffizienz können derartig gesteigert sein, daß sie ihrerseits zum wesentlichen Faktor für die Manifestation der Herzinsuffizienz werden. Diese über das Ziel hinausgeschossenen Kompensationsmechanismen müssen durch die Therapie auf ein für die Arbeitsweise des Herzens optimales Maß zurücktitriert werden. Dazu gehören die Steigerung der Kontraktionskraft und die Senkung der überhöhten Vor- und Nachlast. Bei der chronischen Herzinsuffizienz steht die entlastende Therapie mit Diuretika im Vordergrund. Einen entscheidenden Durchbruch in der Therapie der chronischen Herzinsuffizienz haben die ACE-Hemmer gebracht. Unter Behandlung mit dem ACE-Hemmer Enalapril zusätzlich zur Standardtherapie mit Digitalis, Diuretika und den klassischen Vasodilatatoren zeigte sich bereits nach 3 Monaten eine signifikante Senkung der Mortalität der Patienten.

Summary

The mechanisms initially useful for compensation of cardiac insufficiency can be increased so much that they themselves become an important factor in the manifestation of such insufficiency. The therapy has to "throttle back" these exaggerated compensation mechanisms to a point optimal for the work of the heart. This is done by increasing the contractility and lowering the elevated pre- and afterload. In chronic cardiac insufficiency, the relieving therapy with diuretics is most important. The ACE inhibitors represented a crucial advance in the therapy of chronic cardiac insufficiency. Under therapy with the ACE inhibitor enaprile in addition to the standard digitalis glycosides, diuretics, and the classic vasodilators, a significant decrease in mortality was already evident after only 3 months.

Die wichtigsten Determinanten für die Pumpfunktion des Herzens sind die diastolische Ventrikelfüllung (Vorlast), der periphere Strömungswiderstand (Nachlast) und die Kontraktionskraft (Kontraktilität) des Herzens. Die vermehrte diastolische Ventrikelfüllung bewirkt eine stärkere Dehnung des myokardialen Muskelfibrillen, wodurch nach dem Frank-Starling-Gesetz das Schlagvolumen gesteigert bzw. bei beginnender Herzinsuffizienz konstant gehalten werden kann. Erst nach Überschreitung eines bestimmten Ventrikelvolumens kommt es durch Überdehnung des Herzens zum Abfall des Schlagvolumens. Bei reiner Linksherzinsuffizienz staut sich das Blut im linken Vorhof und in den Lungenvenen, die dilatieren. Überschreitet der Blutdruck den kolloidosmotischen Druck des Blutes, dann kommt es zum Lungenödem. Bei vorwiegender Rechtsherzinsuffizienz führt der Stau vor dem rechten Herzen zum Anstieg des zentralen Venendruckes.

In der ersten Phase der Kontraktionsinsuffizienz des Herzens (Rückwärtsversagen, "backward-failure") ist demnach die Förderleistung des Herzens noch nicht wesentlich beeinträchtigt, da durch den Anstieg des enddiastolischen Ventrikelvolumens ein Abfall des Schlagvolumens zunächst verhindert wird. Wenn dieser Kompensationsmechanismus nicht mehr ausreicht, entwickelt sich ein Vorwärtsversagen des Herzens ("forward-failure"), und weitere Kompensationsmechanismen treten auf:

1) die Aktivierung des sympathischen Systems;
2) die Stimulation des Renin-Angiotensin-Aldosteron-Systems;
3) die durch Angiotensin induzierte Arginin-Vasopressin-Freisetzung;
4) die vermehrte Freisetzung des sogenannten natriuretrischen Vorhoffaktors.

Bei der Aktivierung des Sympathikus ist zu beachten, daß einerseits die Erhöhung des Venentonus zu einer Zunahme der Vorlast und andererseits die Vasokonstriktion im arteriellen Gefäßschenkel zu einer Zunahme der Nachlast führt. Dies hat eine Zunahme der Wandspannung der Herzkammer zur Folge. Durch die Aktivierung des Renin-Angiotensin-Aldosteron-Systems wird vermehrt Salz und Wasser retiniert und dadurch die Ventrikelfüllung weiter erhöht. Durch die zentrale Wirkung von Angiotensin kommt es zur vermehrten ADH-Freisetzung, wodurch die Ausscheidung von freiem Wasser reduziert wird. Das Extrazellulärvolumen steigt an.

Diese zunächst günstigen Kompensationsmechanismen können jedoch derartig gesteigert sein, daß sie zum wesentlichen Faktor einer Manifestation der Herzinsuffizienz werden:

1) Der erhöhte Venentonus führt zum vermehrten Flüssigkeitsaustritt aus den Gefäßen und dadurch zur Ödembildung.
2) In der Lunge führt die Kongestion zur Dyspnoe und zur Störung des Sauerstofftransportes.
3) Die erhöhte arterielle Vasokonstriktion bewirkt eine Organminderdurchblutung.
4) Die ständige Aktivierung des Sympathikus hat eine Abnahme der β-Rezeptorendichte im Myokard zur Folge (Down-Regulation).

Der aus dem rechten Vorhof bei Zunahme der Vorhoffüllung freigesetzte Vorhoffaktor könnte theoretisch den genannten Kompensationsmechanismen entgegenwirken.

Das Problem bei der Aktivierung der oben genannten Kompensationsmechanismen der Herzinsuffizienz liegt im wesentlichen darin, daß durch diese Vorgänge ein Cirkulus vitiosus eingeleitet werden kann, der bekanntlich das Schicksal des Patienten besiegelt. Was zunächst zu Beginn der Herzinsuffizienz teleologisch gesehen noch sinnvoll war, kann sich verselbständigen und gleichsam über das Ziel hinausschießen und damit neue gravierende Probleme schaffen. Die pathophysiologische Grundlage unseres therapeutischen Bemühens liegt somit darin, Kompensationsmechanismen, die über das Ziel hinausgeschossen sind, auf ein für die Arbeitsweise des Herzens optimales Maß zurückzutitrieren. Um die Rekompensation der Herzinsuffizienz zu erzielen, streben wir

a) eine Steigerung der Kontraktionskraft
und
b) eine Senkung der überhöhten Vor- und Nachlast an.

Bei der chronischen Herzinsuffizienz steht die entlastende Therapie nach dem gegenwärtigen Stand der Wissenschaft im Vordergrund. Die diastolische Ventrikelfüllung wird durch Reduktion des Blutvolumens vermindert. Dies läßt sich durch eine gesteigerte renale Flüssigkeitsausscheidung mit Hilfe von Diuretika erzielen. Die Therapie mit Diuretika ist dann angezeigt, wenn die Symptome des Rückwärtsversagens, die Dyspnoe und das Lungenödem, im Vordergrund stehen. Sie ist auch bei leichteren Formen der Herzinsuffizienz als alleinige Therapie wirksam. Für die Dauertherapie eignen sich am besten die Diuretika, die ein protrahiertes Wirkprofil besitzen. Die Auswahl der Diuretika wird durch die Nierenfunktion der Patienten mitbestimmt (vgl. Tabelle 1).

Bei der entlastenden Therapie mit Vasodilatanzien unterscheidet man zwischen Stoffen, die schwerpunktmäßig die Vorlast senken und solchen, die im wesentlichen die Nachlast senken (Abb. 1). Die Nitrate wie auch Molsidomin senken die Vorlast im wesentlichen durch eine Blutumverteilung. Das Hauptindikationsgebiet ist die überhöhte Vorlast. Bei der chronischen Behandlung der hydropischen Herzinsuffizienz mit Nitraten kommt es meist zur Toleranzentwicklung. Diese Stoffgruppe hat sich daher für die Therapie der chronischen Herzinsuffizienz nicht bewährt. Den Kalziumantagonisten lastet eine negativ-inotrope Wirkung an, die sie für die Dauertherapie der chronischen hydropischen Herzinsuffizienz nicht geeignet erscheinen lassen. Auch die α-Rezeptorenblocker – wie Prazosin und Urapidil – sowie die Hydralazine und Analoge haben sich in der Langzeitwirkung bei chronischer Herzinsuffizienz nicht bewährt.

Tabelle 1. Wirkungsbereiche der Diuretika in Abhängigkeit von der Nierenfunktion

Kreatininclearance (ml/min)	Plasmakreatinin (mg/dl)	Diuretikum	
>50	<1,5	Thiazid bzw. Analoga z. B. Hydrochlorothiazid	+Antikaliuretikum
		Hydrochlorothiazid	+Amilorid (Moduretik)
		Thiabutazid	+Triamteren (Dytide H)
		Xipamid	+Spironolactone (Aldactone-Saltucin)
			+Triamteren (Neotri)
>30	<2,0	Thiazide und Analoga z. B. Hydrochlorothiazid	(Esidrix)
		Chlortalidon	(Hygroton)
		Xipamid	(Aquaphor)
Noch wirksam bei <30	Noch wirksam bei >2,0	Schleifendiuretika z. B. Etozolin	(Elkapin)
		Furosemid	(Lasix)
		Piretanid	(Arelix)
		Xipamid	(Aquaphor)

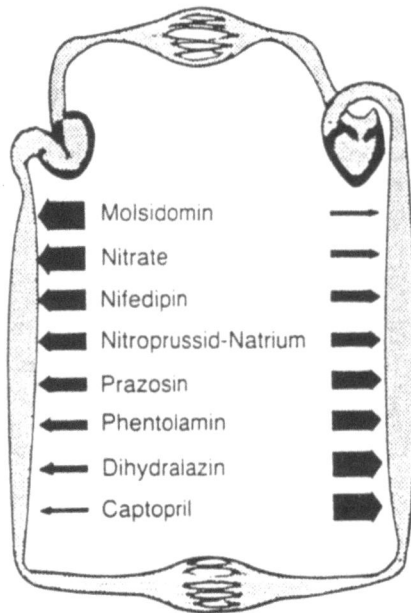

Abb. 1. Spezifität verschiedener Pharmaka für die Senkung der Vor- und Nachlast

Einen entscheidenden Durchbruch in der Therapie der chronischen Herzinsuffizienz brachte der Einsatz von Hemmstoffen des Angiotensinkonversionsenzyms (ACE-Hemmer). Diese Stoffe aus der Gruppe der Vasodilatanzien senken vorwiegend die Nachlast, aber auch die Vorlast des Herzens. Erstmals wurde in der Consensus-Studie nachgewiesen, daß sich unter der Behandlung mit Enalapril, einem protrahiert wirkenden ACE-Hemmer, zusätzlich zur Standardtherapie mit Digitalis, Diuretika und den klassischen Vasodilatanzien, die Mortalität der Patienten mit Herzinsuffizienz signifikant bereits nach ca. 3 Monaten senken läßt. Dieser positive Effekt ist auch nach einem Jahr noch erhalten. Auch das klinische Stadium der Patienten, bemessen nach der NYHA-Klassifikation sowie die Leistungsfähigkeit in der Ergometrie und insbesondere die Lebensqualität der Herzkranken sind unter ACE-Hemmer-Therapie signifikant gebessert. Eine Toleranzentwicklung gibt es unter ACE-Hemmer-Behandlung im Gegensatz zu den früher eingesetzten Vasodilatantien nicht. Durch die gleichzeitige Gabe von Diuretika wird die Ansprechquote der Patienten auf ACE-Hemmer erhöht. Diuretika und ACE-Hemmer haben demnach die Therapieerfolge bei kardiovaskulären Erkrankungen entscheidend gesteigert.

Ergometrische Untersuchungen unter Pharmakotherapie

F.-K. Maetzel

Zusammenfassung

In einer Studie an 25 koronarkranken Normotonikern konnte gezeigt werden, daß Diazepam in üblicher chronischer oraler Applikation erregungsbedingte Pulmonalarteriendruckerhöhungen und Erhöhungen des Druck-Frequenz-Produktes senken kann, ohne direkt in klinisch relevanter Weise in die hämodynamische Regulation des Herzens und des peripheren Gefäßsystems einzugreifen.

Bei der medikamentösen Einstellung eines Hypertonikers mit koronarer Herzkrankheit kann man sich am Kreislaufverhalten bei der Fahrradergometrie orientieren und dementsprechend β-Blocker allein oder in Kombination mit Vasodilatatoren bzw. einen Kalziumantagonisten als Monotherapie einsetzen.

Eine Untersuchung an Patienten, die entweder unter Digitalis, unter Digitalis plus nicht retardiertem ISDN, oder nach 3wöchiger Digitaliskarenz belastet wurden, waren die durch Digitalis plus Ischämie ausgelösten ST-Streckensenkungen bei gleichem Druck-Frequenz-Produkt am stärksten. Daher empfiehlt sich bei Fehlen einer zwingenden Indikation das Absetzen der Digitalistherapie schon bei Beginn der Rehabilitation.

Summary

A study on 25 patients with coronary heart disease and normal blood pressure showed that diazepam given in the common chronic oral dosage can normalize an excitation-induced increase in pressure in the pulmonary artery and lower the rate-pressure product without significantly changing the hemodynamic regulation of the heart and the peripheral blood vessels.

The drug treatment of a hypertensive patient with coronary heart disease can be based on the behavior of the circulation on bicycle ergometry. It can be decided whether beta-blockers should be given alone or in combination with vasodilators, or whether monotherapy with a calcium antagonist is indicated.

An examination in patients who were submitted to a stress test under digitalis glycosides, under digitalis and nondepot isosorbide dinitrate, or after a 3-week digitalis restriction period showed that the most marked reductions in the S-T segment of the ECG with the same rate-pressure product were caused by digitalis therapy plus ischemia. Thus, treatment with glycosides should be ended at the beginning of rehabilitation if no mandatory indication can be stated.

Einleitung

Ergometrische Untersuchungen dienen der Abschätzung der körperlichen Belastbarkeit, der Kreislauffunktionen und der myokardialen Blutversorgung. In Fällen eines körperlichen Trainingsprogramms oder einer kreislaufwirksamen Medikation erlauben sie wegen ihrer guten Standardisierbarkeit die Beurteilung eines Trainings- oder Behandlungseffektes durch Verlaufskontrollen. In der Rehabilitationsmedizin benutzt man sie gern als Kriterium für die spätere Belastbarkeit im häuslichen Alltag, im Beruf und im Sport bzw. zur Bemessung eines körperlichen Trainingsprogramms. Ihre pharmokologische Beeinflussung kann in gleichem Maße therapeutisches Ziel wie bisweilen auch unerwünschtes Nebenprodukt einer Medikation anderer Zielrichtung sein.

Bei Koronarpatienten nach Herzinfarkt fallen ergometrische Untersuchungen typischerweise in die Phase der klinischen Rehabilitation, da die im Sinne eines Schonverhaltens reduzierte linksventrikuläre Kontraktilität und unzureichende Kreislaufadaptation in der Akutphase keine Beurteilung zulassen und zudem eine Ausbelastung zur Beurteilung einer Koronarinsuffizienz so früh in der Regel nicht möglich bzw. sinnlos ist. Damit klingt auch schon an, daß z. B. die Beurteilung einer Hypertonie, einer sich nicht mehr wesentlich ändernden linksventrikulären Funktionseinschränkung oder einer hartnäckigen Herzrhythmusstörung erst in diesem Stadium des Postinfarktverlaufs möglich ist. In diese Zeit fällt in der Regel die Festlegung einer Langzeitmedikation und die Beurteilung der kardialen und körperlichen Belastbarkeit unter dem Aspekt der Wiedereingliederung in den normalen Alltag.

Medikamente können die unterschiedlichsten Auswirkungen auf die ergometrische Untersuchung haben: sie können die *Motivation*, das *Durchhaltevermögen* und die *Konzentration* dämpfen – sie können zu einer frühen *muskulären Ermüdung* vor kardialer Ausbelastung führen, sie können die typischen Parameter der Herz-Kreislauf-Regulation, nämlich *Herzfrequenz*, systolischen *Blutdruck*, *peripheren Widerstand*, *Kontraktilität* und *Schlagvolumen* günstig oder ungünstig beeinflussen – sie können zur Relaxation der *Koronargefäßmuskulatur* ebenso beitragen wie zur Erhöhung des Gefäßtonus. Nicht zuletzt können sie die elektrischen Erregungsabläufe am Herzen sowie *Herzrhythmusstörungen* günstig oder ungünstig beeinflussen. Im folgenden berichte ich über einige eigene Untersuchungen zur Relevanz solcher Einflüsse.

Applikation von Tranquilizern bei Belastungsuntersuchungen

Vor Belastungsuntersuchungen haben Patienten oft eine ängstliche erwartungsvolle Spannung, und nicht selten sind deutliche psychovegetative Einflüsse auf die Ergebnisse erkennbar. Das führt bisweilen zu der Überlegung, ob nicht vorher eine leichte sedierende Medikation sinnvoll wäre. Es müßte dann allerdings gewährleistet sein, daß eine *Tranquilizergabe* die Untersuchungsergebnisse nicht verfälscht. Wir haben deshalb ihre Einwirkungen auf die Belastungsreaktion von koronarkranken Normotonikern bei Liegendergometrie mit gleichzeitiger Messung der Pulmonalarteriendrucke untersucht. Bei den 25 untersuchten Patienten, die eine abendliche Gabe von 10 mg Diazepam über 1 Woche erhielten, wurden je 2 Belastungsuntersuchungen durchgeführt, in der einen Gruppe am Anfang und am Ende einer 1wöchigen Auslaßperiode nach vorangegangener längerfristiger täglicher Einnahme von 10 mg Diazepam und in der anderen Gruppe vor und nach 1wöchiger Einnahme von täglich 10 mg Diazepam. Wir fanden in beiden Gruppen durch Diazepam geringe, aber signifikante Senkungen von Blutdruck und Pulsfrequenz sowohl in Ruhe als auch bei Belastung sowie eine Senkung des Pulmonalarterienmitteldrucks und des linksventrikulären enddiastolischen Druckes in Ruhe und bei niedriger Belastung. Bei mittlerer Belastung kommt es zu einer nicht signifikanten Steigerung des LVEDP. Bisher vorliegende Untersuchungen, die in der Regel mit höheren und intravenösen Diazepamgaben und nur in Ruhe durchgeführt worden sind, zeigten unterschiedliche Ergebnisse des Herzfrequenzverhaltens, überwiegend aber einen leichten signifikanten Anstieg und bei den meisten Untersuchern einen leichten Abfall des systolischen und einen noch geringeren des diastolischen Blutdrucks. Diese Veränderungen werden in der Regel durch die Sedierung, nicht aber durch eine direkte relaxierende Wirkung erklärt. Der LVEDP sinkt etwas und nach Coté desto stärker, je höher er vorher lag. Nach den Untersuchungen von Dalen und denen von Tarnow vor Narkoseeinleitung bei kardiochirurgischen Eingriffen sinken auch die Drucke im kleinen Kreislauf. Nach den meisten Autoren führt die Diazepamgabe (immer i. v. und bisweilen in Dosen bis 0,25 mg/kg) zu einer Verbesserung des koronaren Blutflusses. Ikram fand diesen positiven Effekt bei Koronarkranken stärker ausgeprägt als bei Koronargesunden. Bedeutsam ist aber sicher, daß der verbesserte Koronarfluß auch bei bewußt konstant gehaltenem LVEDP nachzuweisen war. Die myokardiale O_2-Aufnahme sinkt trotz erhöhtem Koronarfluß etwas ab und steigt nach Abel lediglich bei intrakoronarer Applikation geringfügig an. Nur bei durch Diazepam bedingter Steigerung der Koronarperfusion läßt sich eine geringe positive Inotropie nachweisen. Auf EKG-Veränderungen fanden Grant et al. [8] 1981 und Linhart et al. [11] 1974 weder unter Ruhe noch Belastungsbedingungen einen Einfluß. Auch bei unseren Untersuchungen waren ST-Streckenveränderungen stets den Pulmonalarteriendrucken zuzuordnen, nicht aber der Tranquilizerwirkung. Muskuläre Ermüdung als häufigstes Abbruchkriterium fand sich ebenfalls unabhängig von der Medikation. Wir folgern daraus, daß Diazepam in üblicher chronischer oraler Applikation erregungsbedingte Pulmonalarteriendruckerhöhungen und Erhöhungen des Druck-Frequenz-Produktes senken kann, ohne direkt in klinisch relevanter Weise in die hämodynamische Regulation des Herzens und des peripheren Gefäßsystems einzugreifen. Man kann und sollte möglicherweise sogar Tranquilizer der untersuchten Substanzgruppe vor Belastungsuntersuchungen geben, um verwertbare Ausgangsbefunde zu bekommen.

Beeinflussung der Ergometriedaten durch Gabe von β-Blockern

Am Beispiel der β-Rezeptorenblocker lassen sich alle Ansatzpunkte einer pharmakologischen Beeinflussung der Ergometriedaten aufzeigen. β-Blocker, gleich ob kardioselektiv oder nicht, senken das Druck-Frequenz-Produkt. Sie sind deshalb aus der Prävention des Herzinfarkts nicht wegzudenken und erwiesenermaßen über ca. 3 Jahre wirksam bei der Zweitprävention was Mortalität und Rezidivrate betrifft. Ihr Feld ist die Belastungssituation. Ruhewirkungen sind meist unerwünscht und können allenfalls durch Präparate mit hoher ISA vermieden werden. Allen β-Blockern gemeinsam ist eine Steigerung der muskulären Ermüdbarkeit in den ersten Wochen und Monaten der Einnahme, die später aber durch Adaptationsmechanismen weniger wird. Bei maximaler Belastung ist die Kardioselektivität eines β-Blockers von Bedeutung. Hier kommt es bei unselektiven Blockern zu einer Einschränkung der maximalen O_2-Aufnahme, nicht zuletzt aufgrund ihrer Stoffwechselwirkung auf Lipolyse und Glykogenolyse. Bei Ausdauersportlern wird hier also ebenso wie bei der Kurzzeitausdauer z. B. der Mittelstreckenläufer die Leistungsgrenze deutlich herabgesetzt, nicht dagegen bei Sportarten, bei denen die Energie aus energiereichen Phosphaten bezogen wird, wie z. B. bei Hochspringern. Soweit zur Maximalleistung.

In der rehabilitativen Kardiologie spielen aber andere Gesichtspunkte der Belastung eine größere Rolle. So das Verhältnis von statischer zu dynamischer bzw. von isometrischer zu isotomischer Muskelaktivität. Die Bedeutung statischer Belastung liegt einerseits in der höheren Druckbelastung des linken Ventrikels mit ihren Gefahren der Dekompensation und der Provokation von Rhythmusstörungen je nach vorhandener linksventrikulärer Compliance sowie im fehlenden Trainingseffekt auf eine Belastungsadaption von Herz und peripherem Kreislauf.

Stellen wir Hypertoniker mit einer koronaren Herzkrankheit medikamentös ein, so richten wir uns in der Regel nach dem Kreislaufverhalten bei der Fahrradergometrie.

Das medikamentöse Regime orientiert sich also an einer Belastungskonstellation etwa ausgeglichener dynamisch-statischer Anteile, bei der nur ein Teil der Körpermuskulatur und noch dazu der, der sich von allen Körperregionen im relativ besten Trainingszustand befindet, beansprucht wird. Werden diese Patienten statischen Belastungen ausgesetzt oder werden untrainierte Muskelregionen beansprucht, kommt es schnell zum Erreichen der aerob-anaeroben Stoffwechselschwelle und zu den klinischen Merkmalen der statischen Belastung mit zuweilen erheblichen Blutdruckanstiegen, die in der Regel noch durch Preßatmung verstärkt werden. Lebensgewohnheiten und Hoffnungen der Patienten, was die Wiederaufnahme bestimmter Sportarten oder Hobbies betrifft, müssen daher in unsere differentialtherapeutischen Überlegungen einfließen. Wir müssen wissen, ob unsere antihypertensive und antianginöse Therapie möglichen Gefahren statisch bedingter Blutdruckspitzen Rechnung trägt. Im Zweifelsfall, d. h. auch wenn es nach dem Ergebnis unserer Ergometrie ein β-Blocker allein täte, sollte immer die Kombination mit einem vasodilatierenden System bzw. eine Monotherapie mit einem Kalziumantagonisten erwogen werden. Es fehlen zwar noch ausreichende Untersuchungen über die Beeinflussung des Belastungsblutdrucks bei isometrischer Belastung, nach einer Zusammenstellung von Gotzen (Tabelle 1) sieht es aber so aus, als ob ein vasodilatierendes Prinzip bei dieser Form der Belastung besser greift. Bei unserer Entscheidung müssen wir uns ferner auch von den Ruhewerten leiten lassen, die wir u. U. ja gar nicht beeinflussen wollen, ferner von der Frage, ob eine Frequenzsenkung oder -steigerung gewünscht ist und nicht zuletzt von der Anamnese. In der Literatur haben diejenigen Infarktpatienten eine schlechte Prognose, deren Druck nach dem Ereignis ziemlich schnell wieder in hypertensive Bereiche ansteigt. In der Regel beobachten wir ja nach Infarkten oder Eingriffen am Koronargefäßsystem eine etwa 4- bis 6wöchige Normotonie oder

Tabelle 1. Der Effekt von Antihypertensiva auf den Belastungsblutdruck. (Nach Gotzen 1984)

Pharmaka	Dynamische Belastung	Isometrische Belastung	Emotionale Belastung
β-Blocker	+	0	?
Saluretika	?	0	0
α- und β-Blockade (Labetalol)	+	−	−
Prazosin	diastolischer RR+	0	−
Clondin	?	−	diastolischer RR+
α-Methyldopa	?	−	0
Captopril	+	−	−
Kalziumantagonisten (Verapamil, Nifedipin, Diltiazem)	+	+	−
Kombinationen			
β-Blocker + Saluretika	+	0	−
β-Blocker + Prazosin	+	+	−
β-Blocker + Nifedipin	+	+	−
β-Blocker + Captopril	+	−	−
Reserpin + Saluretika	0	−	−
β-Blocker + Clonidin + Dihydralazin	−	+	−

+ Signifikanter Effekt.
0 Kein signifikanter Effekt.
? Unterschiedliche Angaben.
− Keine relevanten Untersuchungen.

Hypotonie, auch bei bekannter Hypertonusanamnese vor dem Infarkt. Erst in der Phase zunehmender körperlicher Belastbarkeit verschwindet diese Kaschierung, und unglücklicherweise erst kurz vor der Entlassung aus der Rehabilitationsklinik zeigt sich, daß der Blutdruck behandlungsbedürftiger ist, als man vorher gedacht hatte. Zum Glück ist das Blutdruckverhalten im Gegensatz zu dem der Frequenz bei Belastung unabhängig vom Trainingszustand, so daß man auch in der Rehabilitationsphase relativ früh das Wiederauftreten oder die Entwicklung einer arteriellen Hypertonie am Kreislaufverhalten unter standardisierten Belastungsbedingungen erkennen kann. Die Rehabilitationsklinik hat es – abgesehen von der beengten Zeit – leicht mit der Blutdruckbeurteilung. Es kann täglich unter Standardruhebedingungen gemessen werden, es können die Tagesprofile erstellt werden, wobei sogar Aufzeichnungsgeräte benutzt werden können, die eine Beeinflussung der Werte durch die Erwartung des Patienten ausschalten, und es können standardisierte Belastungsuntersuchungen durchgeführt werden. Letztere haben m. E. ihren besonderen Wert, wenn, wie es in der ambulanten Praxis die Regel ist, nur punktuell ab und zu einmal untersucht werden kann, da die Situation der Ergometrie eine Überlagerung psychischer oder psychovegetativer Einflüsse jedenfalls während der Belastung weitgehend ausschließt. Wir haben uns auch mit der uralten Frage der Verwertbarkeit direkt und indirekt gewonnener Blutdruckmeßwerte auseinandergesetzt und Vergleiche angestellt. Die Unterschiede betreffen ja nur den diastolischen Blutdruck bei höherer Belastung und werden erklärt durch die hohe Flußrate besonders bei peripherer Weitstellung. In Übereinstimmung mit Gleichmann fanden wir die von den Sportmedizinern bei

Bedeutung der ST-Streckensenkungen bei digitalisierten Patienten

Wenn auch alle mit dem Belastungshochdruck und seiner Einstellung anhand der Fahrradergometrie zusammenhängenden Probleme wichtig sind und noch überraschend viele Fragen, besonders auch zur prognostischen Bedeutung, offen lassen, möchte ich das Thema doch verlassen und Ihnen gern noch 2 Aspekte der Belastungsreaktion vorstellen, die mehr mit medikamentös bedingten EKG-Veränderungen zu tun haben. Wir sind wie Herr Rost der Meinung, daß ST-Streckensenkungen bei *digitalisierten* Patienten, besonders wenn sie ausgeprägt sind und bei Belastung stark zunehmen, eine Koronarinsuffizienz signalisieren. Die relativ kurze Zeitspanne des Aufenthalts der Patienten in unserer Klinik verbietet uns die zur genaueren Klärung gebotene 3wöchige Digitaliskarenz, sofern diese überhaupt im Einzelfall statthaft ist. Der Nitrattest zur Aufdeckung der ischämischen Komponente [14] erwies sich aber als zu unspezifisch, nachdem wir definierte Patientengruppen mit rein ischämischen, mit digitalisbedingten und mit gemischtförmigen ST-Streckensenkungen gebildet hatten und unter Digitalis, Digitalis plus nicht retardiertem ISDN sowie nach 2wöchiger Digitaliskarenz belasteten (Abb. 1–3). Bei gleichem Druck-Frequenz-Produkt waren die durch Digitalis plus Ischämie ausgelösten ST-Streckensenkungen am stärksten, sprachen auf Nitro auch am stärksten an und blieben im Digitalisauslaßversuch bestehen. Rein digitalisbedingte sprachen ebenfalls auf Nitro an, verschwanden aber im Auslaßversuch, während rein ischämische ST-Streckensenkungen, bei denen also die Digitalisierung keine zusätzliche Senkung verursacht hatte, auf Nitro relativ gering ansprachen und im Digitalisauslaßversuch unverändert bzw. sogar etwas stärker

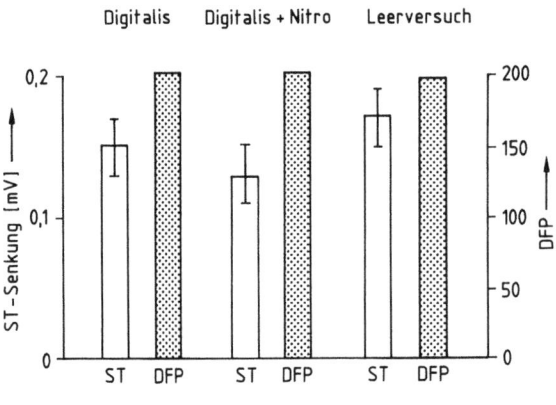

Abb. 1. Ischämischer ST-Streckensenkungen werden durch Nitro etwas vermindert und bleiben im Digitalauslaßversuch bestehen. (DFP Druck-Frequenz-Produkt)

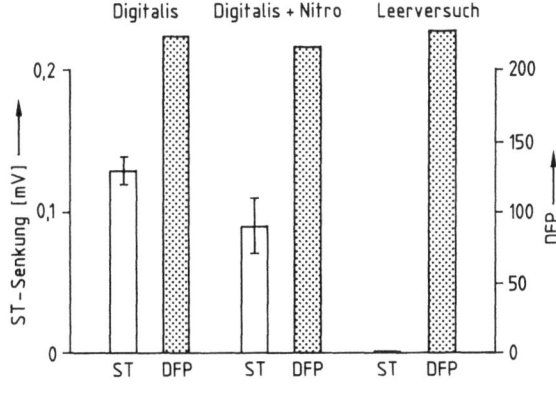

Abb. 2. Digitalisbedingte ST-Streckensenkungen werden ebenfalls durch Nitro vermindert und verschwinden im Auslaßversuch

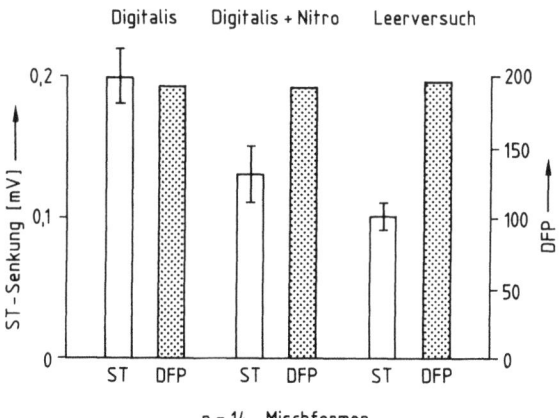

Abb. 3. ST-Streckensenkungen, die sowohl ischämisch als auch digitalbedingt sind, werden durch Nitro vermindert, bleiben aber auch im Auslaßversuch noch bestehen

ausgeprägt erkennbar waren. Wir sind aufgrund dieser Untersuchungen doch zu dem Schluß gekommen, die Digitalisierung, wenn nicht eine zwingende Indikation besteht, schon zu Beginn der Rehabilitationsphase abzusetzen. Die Beurteilbarkeit hinsichtlich eines Digitaliseffektes wird erleichtert, wenn man bei der Belastungsuntersuchung auch die Nehb-Ableitungen schreibt, da typisch für den Digitaliseinfluß die gleichzeitige ST-Streckensenkung in Nehb D und A ist.

Ein weiterer Punkt unseres Interesses sind Koronarinsuffizienzzeichen, die sich unabhängig von Druck-Frequenz-Produkt streßbedingt einstellen oder verstärken. Immer wieder wird diskutiert, daß β-Blocker den Koronargefäßtonus erhöhen bzw. Spasmen herbeiführen können. Wenn sich das auch unter den Bedingungen der Angiographie meist nur für die koronare Gefäßperipherie bestätigen läßt, scheint doch die echte Prinzmetal-Angina, also der solitäre Koronarspasmus – meist in der Nachbarschaft einer organischen Koronarstenose –, durch β-Blocker verstärkt zu werden.

Bei dem hier vorliegenden Diagramm (Abb. 4) wurde ein Patient ohne Medikation mit einer normalen Fahrradergometrie belastet, beginnend mit 50 W, mit

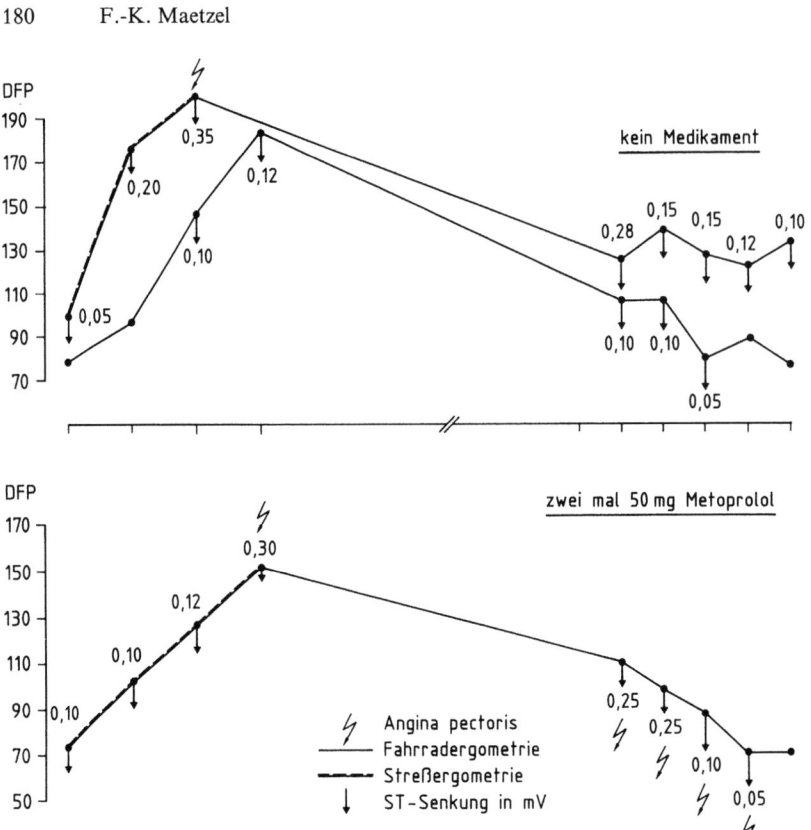

Abb. 4. Einfluß von Metoprolol auf streßbedingte Koronarinsuffizienzzeichen. (oben Normal- und Streßergometrie ohne Medikation; unten Streßergometrie unter Metoprolol)

2minütlichen Steigerungen in 25-W-Stufen. Bei der Normalergometrie zeigte er geringe ST-Streckensenkungen, die in der Erholungsphase relativ schnell abklingen. Bei der Streßergometrie (zusätzliche Erzeugung von Zeit- und Entscheidungsdruck durch das Wiener-Determinationsgerät) kommt es trotz eines nur geringfügig höheren Druck-Frequenz-Produktes schon sehr frühzeitig zu ST-Streckensenkung und zu Angina pectoris. Das DFP bildete sich ebenso wie die ST-Streckensenkungen langsamer zurück. Im Glauben, daß es sich hier um eine vasospastische Form der Angina pectoris gehandelt haben könnte, führten wir dieselbe Untersuchung unter chronischer Metoprololtherapie durch und fanden wie erwartet bei relativ niedrigen Druck-Frequenz-Produkten nur bei der zusätzlichen emotionalen Belastung die ausgeprägten Zeichen einer Koronarinsuffizienz begleitet von Angina pectoris, die dann auch in der Erholungsphase trotz schnellerer Rückbildung des Druck-Frequenz-Produktes lange anhielten. In einer größeren Studie mit und ohne β-Blocker stellte es sich dann aber heraus, daß es sich bei diesem Patienten, der übrigens eine schwere Dreigefäßerkrankung hatte und der später mit 4 Bypässen versorgt wurde, um einen Einzelfall gehandelt hat, denn gerade bei der Streßergometrie, die wiederum zu den stärkeren ST-Streckensenkungen bei gleichem Druck-Frequenz-Produkt geführt hatte, verhinderten β-Blocker die ST-Streckensenkungen wirksamer als bei einer Normalergometrie.

Dennoch muß im Rahmen meines Themas offensichtlich daran gedacht werden, daß in Einzelfällen durch β-Blocker auch eine Verschlechterung des fahrradergometrischen EKG-Befundes bewirkt werden kann. Hier dürfte insbesondere die Anamnese (Zusammenhang der Beschwerde oder des Infarktereignisses mit Kälte oder Streß) Hinweise geben.

Ähnliche Beobachtungen liegen vor von Cieslinski [4] und von Rafflenbeul [12].

Literatur

1. Abel RM, Staroscik RN, Reis RL (1969) The effects of diazepam on left ventricular contractility and coronary blood flow. Circulation 40/4:33
2. Abel RM, Reis RL, Staroscik RN (1970) Coronary vasodilatation following diazepam. Br J Pharmacol Chemother 38/3:620–631
3. Brüggmann U, Jungmann H, Maetzel F-K, Stein G (1980) Zur Unterscheidung digitalisbedingter von ischämischen ST-Streckensenkungen im Belastungs-EKG mittels des Nitrotests. Herz Kreislauf 12:363–366
4. Cieslinski G, Hopf R, Kober G, Kaltenbach M (1987) Können β-Rezeptorenblocker Coronarspasmen auslösen? Dtsch Med Wochenschr 112:593–596
5. Coté P, Guéret P, Bourassa MG (1974) Systemic and coronary hemodynamic effects of diazepam in patients with normal and diseased coronary arteries. Circulation 50:1210
6. Dalen JE, Evans GL, Banas JS, Brooks HL, Paraskos JA, Dexter L (1969) The hemodynamic and respiratory effects of diazepam. Anaesthesiology 30/3:259–263
7. Gotzen R (1984) Der Effekt von Antihypertensiva auf den Belastungsblutdruck. In: Anlauf M, Bock KD (Hrsg) Blutdruck unter körperlicher Belastung. Steinkopff, Darmstadt
8. Grant D, Crawford MH, O'Rourke RA (1981) Effects of diazepam on the exercise electrocardiogramm. Am Heart J 102:465–466
9. Ikram H, Rubin AP (1971) Anaestesia for cardioversion. Br Med J 4:626
10. Ikram H, Rubin AP, Jewkes RF (1973) Effects of diazepam on myocardial blood flow of patients with and without coronary artery disease. Br Heart J 35:626–630
11. Linhart JW, Laws JG, Satinsky JD (1974) Maximum treadmill exercise electrocardiography in female patients. Circulation 50:1173
12. Rafflenbeul W, Berger C, Jost S, Lichtlen PR (1987) Constriction of coronary arteries and stenoses with propranolol. Circulation [Suppl 4] 76:276 (abstract 1099)
13. Ritter H, Klepzig H (1974) Belastungs-EKG beim digitalisierten Patienten. Med Klin 69:801
14. Schmidt-Voigt J (1977) Herz-Kreislauf-Tests für die Praxis. Heggen, Leverkusen
15. Tarnow J, Hess W, Schmidt D, Eberlein HJ (1978) Wirken von Flunitrazepam und Diazepam auf den Kreislauf koronarchirurgischer Patienten bei Narkoseeinleitung und während extrakorporaler Zirkulation. In: Ahnefeld FW, Bergmann H, Burri C, Dick W, Halmágyi M, Hossli G, Rügheimer E (Hrsg) Rohypnol (Flunitrazepam) Pharmologische Grundlagen – Klinische Anwendung. Springer, Berlin Heidelberg New York, S 119–129

Aus der Diskussion

R. Rosts Beitrag zur Hypertonie führte zu einer Diskussion von allgemeinen Maßnahmen in der Behandlung der Hypertonie. Es schlossen sich kritische Detailfragen zum Stellenwert ausgewählter Behandlungsaspekte und von Detail-Befunden (Belastungs-Hypertonie, diastolischer oder systolischer Blutdruck) in der Bewertung der Hypertonie als Risikofaktor an, die wiederum zu kontroversen Diskussionen diagnostischer und therapeutischer Empfehlungen führten. Die genaue diagnostische und prognostische Bedeutung des Belastungshochdrucks blieb in der Diskussion offen. Die Ausführungen H.J. Gilfrichs zur Herzinsuffizienz als Folge der Arteriosklerose führten zu der Besprechung einer Verschiebung der definitiven Todesursachen terminaler Erkrankungen im Sinne einer zunehmenden Rate von plötzlichem Herztod. Die Diskussion verdeutlichte auch die Schwierigkeiten in der Bewertung von medikamentösen Maßnahmen, die sich aus der Ätiologie der Herzinsuffizienz und deren Begleiterkrankungen ergeben. T. Meinertz kritische Bewertung von β-Blockern und Antiarrhythmika in der Prävention des plötzlichen Herztodes richtete den Blick auf heterogene Einschlußkriterien verschiedener Studien und auf Fragen in der prognostischen Bewertung von Herzrhythmusstörungen in Abhängigkeit vom Zeitpunkt und von der Dauer ihres Auftretens.

E. Mutschlers Präsentation des Stellenwerts von Diuretika in der Therapie arteriosklerotischer Komplikationen führte zur Ablehnung eines per se höheren Stellenwertes von Aldosteron-Antagonisten in der diuretischen Therapie.

An F.K. Maetzels Beitrag über ergometrische Untersuchungen unter Pharmakotherapie schloß sich eine kritische Diskussion der Bewertungskriterien erhobener Befunde sowie entsprechend auch des Erfolges eingesetzter Medikamente ein.

Zerebrovaskuläre Erkrankungen

Konzepte zur Ätiologie und Pathophysiologie von Schwindelzuständen

K. F. Hamann

Zusammenfassung

Schwindel ist das am häufigsten diagnostizierte Symptom in der Allgemeinpraxis. Er stellt außerdem das führende Symptom bei zerebrovaskulären Erkrankungen dar. Im Mittelpunkt der vorliegenden Betrachtungen stehen Ätiologie und Pathogenese des vestibulären Schwindels. In erster Linie können die Komplikationen einer chronischen Mittelohrentzündung zu vestibulärem Schwindel führen. Er entsteht immer zentral, obwohl die Ursachen für Schwindel in der Peripherie liegen können. Daher sollten auch die therapeutischen Maßnahmen an den Schaltzentralen angreifen, wie es z. B. mit bestimmten Trainingsprogrammen möglich ist.

Summary

Vertigo, the most frequently diagnosed symptom in general practice, is the leading symptom in cerebrovascular diseases. Primarily, the complications of chronic otitis media can lead to vestibular vertigo. The vertigo is always produced centrally, although the causes can be located in the periphery. Therefore, the therapy should be aimed at the central control points.

Einleitung

„Schwindel" ist das am häufigsten diagnostizierte Symptom in der Allgemeinpraxis. Diese Zahlen werden Jahr für Jahr im *Deutschen Ärzteblatt* veröffentlicht. Und Jahr für Jahr steht der Schwindel an erster Stelle. Die zweite wichtige Tatsache ist die, daß auch bei der zerebralen Insuffizienz, also bei zerebrovaskulären Erkrankungen, der Schwindel das führende Symptom ist; nicht die Merkfähigkeitsstörung, nicht Konzentrationsschwäche, nicht Vergeßlichkeit. Wir müssen uns natürlich darüber im klaren sein, daß es sich bei diesem Schwindel nicht unbedingt um den echten vestibulären Schwindel handelt, sondern vielleicht um eine andere, allgemeine Störung, die der Patient trotzdem nur mit dem Wort Schwindel bezeichnen kann. Als HNO-Arzt bin ich natürlich gewöhnt, das vestibuläre System in den Mittelpunkt der Betrachtung über Schwindel zu stellen. Trotz allem kann es nur einen Teil unserer Betrachtungen darstellen.

Funktion des vestibulären Systems

Das vestibuläre System hat im Gegensatz zu anderen Sinnessystemen 3 Funktionen, an denen es teilnimmt. Keine der genannten Funktionen wird alleine von ihm erfüllt. Das, was im alltäglichen Leben bewußt am wenigsten eine Rolle spielt, ist der Anteil an der Raumorientierung; der macht sich nur bemerkbar im pathologischen Fall, eben in Form von Schwindel. Die weiteren Funktionen betreffen die Körperhaltung, pathologisch dann als Körpergleichgewichtsstörung und die Blickmotorik. Ich will dies durch ein einfaches Experiment verdeutlichen: Wenn man nämlich einen Finger relativ schnell vor sich hin und her bewegt, dann wird es einem nicht gelingen, diesen Finger scharf zu fixieren. Wenn man das entsprechende durchführt, indem man den Finger fixiert hält und den Kopf auch mit einer hohen Geschwindigkeit hin und her bewegt, dann geschieht zwar auf der Retina in beiden Fällen dasselbe, die Bildwanderung auf der Netzhaut ist identisch. Und dennoch, in dem einen Fall gelingt es zu fixieren, den Gegenstand scharf zu sehen und im anderen Fall nicht. Der Unterschied besteht darin, daß man in dem einen Fall den Kopf mitbewegt und damit die vestibulären Rezeptoren im Innenohr erregt, und das setzt den sogenannten vestibulookulären Reflexbogen in Gang, der eben die physiologische Aufgabe hat, uns die Fixation bei schnellen Kopfbewegungen zu erleichtern.

Zusammenarbeit des vestibulären Systems mit anderen Sinnessystemen

Ich hatte gesagt, das vestibuläre System nimmt an Funktionen teil, das bedeutet, keine der genannten Funktionen wird allein vom vestibulären System, sondern immer mit anderen Sinnessystemen erfüllt: Einmal ist es das propriozeptive System, was mit dem vestibulären zusammenarbeitet, zum anderen das optische.

Das ganze läßt sich auch schematisch darstellen (Abb. 1): Man sieht, daß die peripheren Sinnesorgane Labyrinth, Auge und Propriozeption, dieses ist auch anatomisch und physiologisch nachgewiesen, auf das Vestibulariskerngebiet projizieren. Das Vestibulariskerngebiet ist eine entscheidende Schaltstation für das gesamte System, weil von hier die 3 Hauptafferenzen weggehen: Einmal zum parietotemporalen Kortex, das ist die Bahn, die wir brauchen für die bewußte Raumorientierung. Zum zweiten zu den Augenmuskelkernen, das ist die Bahn, die wir brauchen für die Blickmotorik. Und schließlich eine Bahn zu den α-Motoneuronen des Rückenmarks, also das, was man auch als vestibulospinale Regulation bezeichnet. Hieraus ergibt sich ein ganz wesentlicher Gesichtspunkt. Wenn wir heute das Phänomen Schwindel betrachten, dann können wir nicht die peripheren Sinnesorgane isoliert betrachten, d.h. wir können zwar eine Ursache in diesen peripheren Organen haben, aber was für die Entstehung des Schwindels entscheidend ist, ist die Tatsache, daß immer die Regulationen, die sogenannten Interaktionen in den Vestibulariskernen selbst gestört sind. Es erfolgt ein Abgleich zwischen den Sinnesorganen untereinander in ihrer Wertigkeit, wenn dieses

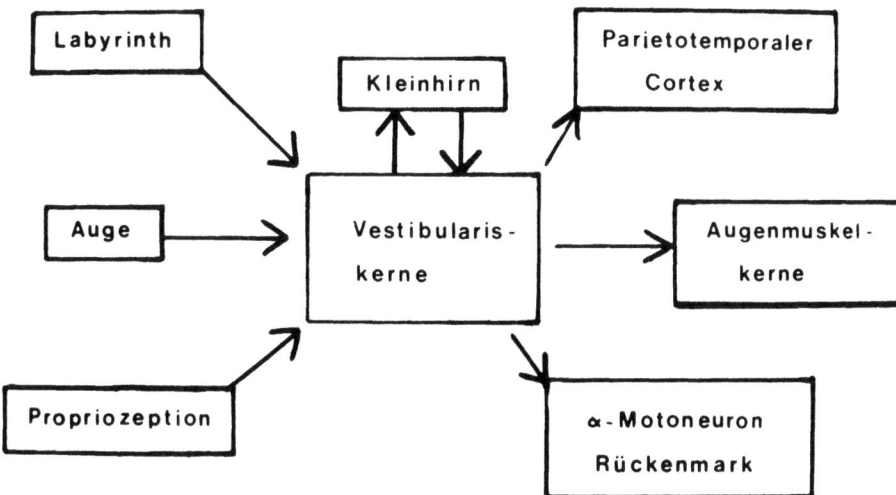

Abb. 1. Schematische Darstellung des Vestibulariskerngebietes als Empfänger peripherer Reize und Schaltstation

Zusammenspiel gestört ist, dann entsteht Schwindel. Um es auf eine Formel zu bringen: Die Ursache für Schwindel kann peripher sein. Die Entstehung ist immer zentral.

Zentraler Entstehungsmechanismus des Schwindels

Abbildung 2 stammt aus dem Buch von Brandt u. Büchele [1]. Sie stellt dar, wie man sich heute die Entstehung des Schwindels zentral vorstellt. In dem Moment, wo wir einen Bewegungsimpuls starten, d. h. wenn wir uns entschließen, eine Kopfbewegung zu machen, um ein neues Blickziel anzusteuern, dann wird natürlich diese Bewegung auch von den Sinnesorganen erfaßt, sozusagen kontrolliert, denn durch die Kopfdrehung werden die vestibulären Rezeptoren erregt, auf dem Auge findet eine Bildwandlung statt, und zwar entgegengesetzt zur Drehung; d. h. die Wanderung ist entgegengesetzt und verstärkt so den Bewegungseindruck. Auch die Halswirbelsäule wird natürlich in dem Moment erregt, d. h. die Halswirbelsäulenrezeptoren.

Zur gleichen Zeit mit dem Bewegungsimpuls wird eine sogenannte Efferenzkopie gestartet, die auf eine zentrale Struktur trifft, die wir bisher noch nicht lokalisieren können – es handelt sich ja um eine Hypothese –, die aber ein Erwartungsmuster bildet und dies vergleicht mit den tatsächlich eintreffenden Sinnesmeldungen. Wenn das Ganze gut ineinanderpaßt, dann haben wir einen adäquaten Eindruck von unserer Umwelt und vor allen Dingen von der Bewegung. Wenn aber z. B. das visuelle System gestört ist, dann kommt es zu einem inadäquaten Eindruck, und dieser Konflikt, dieser Sinneskonflikt, der entsteht, wird als Schwindel empfunden. Als Beispiel nehmen wir die Seekrankheit.

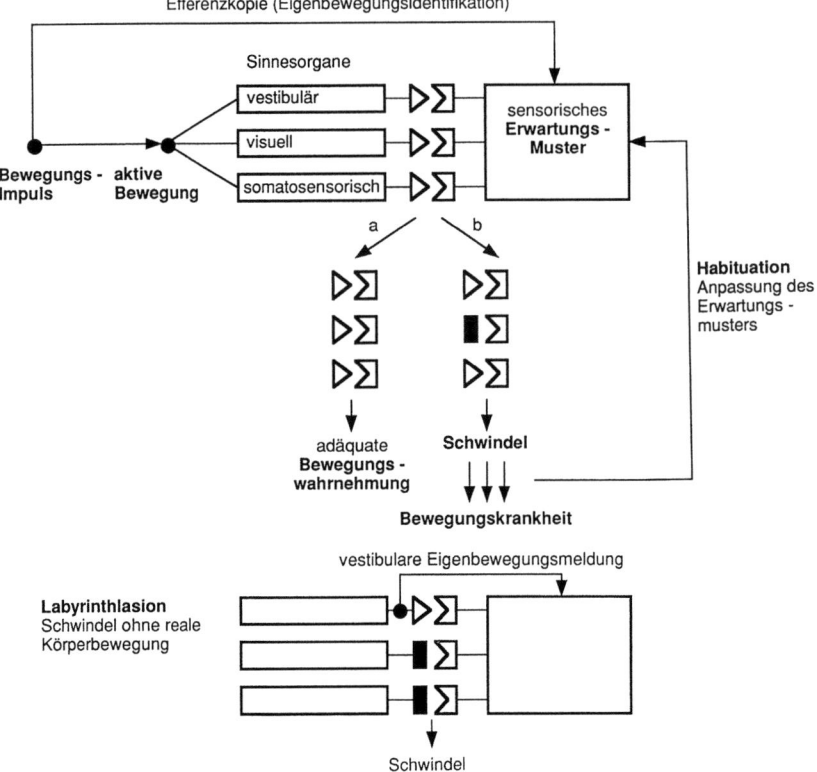

Abb. 2. Zentraler Entstehungsmechanismus des Schwindels

Stellen Sie sich bitte vor, Sie sind in einer Schiffskabine, wo Sie nur ein Bullauge haben, welches Ihnen keine große Aussicht erlaubt. Wenn sich jetzt das Schiff bewegt, schlingert, dann wird zwar durch die Bewegung der Vestibularapparat erregt, das Auge aber nicht adäquat, denn die Kabine bewegt sich ja mit dem Kopf mit, d.h. das vom Auge aufgenommene Bewegungsbild entspricht nicht dem vom vestibulären System. Die Folge ist ein Sinneskonflikt, die Folge ist das Auftreten von Schwindel.

Periphere Störungen als Ursache für Schwindel

Welche Störungen kommen tatsächlich in Frage zur Entstehung von Schwindel? An der Peripherie haben wir einmal natürlich das vestibuläre System selbst. Darauf will ich mich im weiteren auch beschränken. Wir müssen natürlich bedenken, daß es auch am okulären System Störungen gibt, die zu Schwindel führen. Dazu ein kurzer anderer Versuch: Wenn Sie ein Auge offen lassen und das andere seitlich etwas bewegen, indem Sie von der Seite auf das Augenlid drücken, dann werden auch Bewegungen entstehen. Ein Bewegungseindruck, der Ihnen sehr unangenehm vorkommt, eben ein Mißempfinden hervorruft, was vom Patienten auch als Schwindel gedeutet wird. Auch die Anpassung oder Neuanpassung bzw. die Falschanpassung einer Brille führt zu okulärem Schwindel. Auch die Diplopie, bedingt durch eine traumatisch hervorgerufene Läsion an einem Augenmuskel, führt zu einer Bewegungsfehlinterpretation und zu dem Begriff, den die Patienten eben nur mit Schwindel bezeichnen können.

Von der propriozeptiven Seite gibt es auch die Möglichkeit, daß dort der Input in die Vestibulariskerne gestört wird. Als hervorragendes Beispiel muß man den – heute zwar seltenen – Tabes dorsalis nennen. Da ist es aber sehr eindeutig. Auch diese Patienten klagen über ein Unsicherheitsgefühl, über Schwindel und über meßbare Körpergleichgewichtsstörungen.

Bei den zentralen Störungen liegt die Ursache natürlich in den Verarbeitungszentren, in den Koordinationszentren. Vor allen Dingen sind da die Vestibulariskerne zu nennen, eben die Drehscheibe von Afferenzen und Efferenzen.

Ein weiterer Versuch zeigt, wie eben auch Schwindel ganz einfach hervorzurufen ist und wie man das erklären kann, eben aufgrund physiologischer Mechanismen: Wenn Sie sich auf ein Bein stellen, die Augen schließen und den Kopf nach hinten neigen, dann tritt ein Schwindel auf. Man ist nicht in der Lage, auf einem Bein in dieser Position zu stehen. Das bedeutet, daß hier die Otolithen, also ein Teil des peripheren Vestibularapparates aus seinem Arbeitsbereich heraus gebracht wird. Die Rezeptoren sind nicht in der Lage, wenn sie durch die starke Neigung zu weit herausgebracht werden, die aufrechte Haltung des Körpergleichgewichtes durchzuführen. Es kommt zu einer starken Regulationsstörung, die nicht nur mit dem Fallen verbunden ist. Man merkt, daß ein Schwindel auftritt. Das ist natürlich ein vestibulärer Schwindel.

Nun zu den Ätiologien: Ich will auf die Einzelheiten der Mittelohrerkrankungen nicht eingehen, sondern nur das Hauptkrankheitsbild nennen, nämlich die Komplikationen einer chronischen Mittelohrentzündung. Das ist die Hauptursache, die zu Schwindel führen kann, entweder als Labyrinthitis oder als Labyrinthfistel.

Folgende Innenohrerkrankungen können zu Schwindel führen: Morbus Menière, der kombiniert ist mit einer kochleären Symptomatik, also Ohrgeräuschen und der Schwerhörigkeit; der akute Vestibularisausfall, den man auch als Neuronopathia bezeichnet. Traumen können immer zu peripherem Schwindel führen. Und natürlich auch die systemische Applikation von ototoxischen Substanzen.

Das sind mehr oder weniger nur beschreibende Krankheitsbilder. Die eigentliche Ätiologie ist damit natürlich noch nicht abgehandelt. Interessant ist eine von uns durchgeführte Studie über Fettstoffwechselparameter bei Innenohrerkrankungen aus dem Jahre 1975. Wir haben damals zeigen können, daß sowohl bei Morbus Menière, als auch beim akuten Vestibularisausfall bei mehr als einem Drittel der Patienten erhöhte Cholesterin- und Triglyceridwerte vorhanden waren.

Und wir haben damals – das ist also historisch zu verstehen – ein pathophysiologisches Schema vorgeschlagen, das den Faktor „Streß" mitberücksichtigt. Man weiß nämlich, daß z. B. Streß begünstigend wirkt auf die Entstehung des Morbus Menière und auf die Entstehung des Hörsturzes, man spricht ja sogar beim Hörsturz von der Managerkrankheit des Innenohres.

Dann kommen wir zu der dritten Station, dem inneren Gehörgang, also dort, wo der Vestibularisnerv hindurchzieht, um in den Hirnstamm zu gelangen. Und da ist nun besonders das Akustikusneurinom zu nennen, was nicht übersehen werden sollte bei der Diagnostik, die Neuronopathia vestibularis, die direkt am Nerven angreift und natürlich auch wieder Traumen. Also hier wäre die Ätiologie dann in dem inneren Gehörgang selbst zu suchen und mit bestimmten Untersuchungsmethoden röntgenologischer Art und den akustisch evozierten Hirnstammpotentialen auch zu finden.

Schwindel durch zentralvestibuläre Störungen

Die Entstehung ist, wie erwähnt, immer zentral, auch wenn die Ätiologie in der Peripherie liegen kann. Das bedeutet aber auch, daß natürlich Krankheiten in den Zentren selbst auch zu Störungen führen können. Mit den nutritiven Störungen meine ich auch zerebrovaskuläre Störungen; ich habe das sehr vorsichtig ausgedrückt, weil man ja weiß, daß es sehr schwer ist, den Nachweis zu führen, ob diese reologisch oder vaskulär bedingt ist; weiter degenerative Erkrankungen, sowie Tumoren, die im Hirnstamm selbst die Regulation des vestibulären Systems stören können. Auch die multiple Sklerose als Entmarkungskrankheit kann zu Schwindel führen. Zu bedenken ist, daß eine Commotio cerebri natürlich den Hirnstamm nicht unbeteiligt läßt, sondern daß auch gerade Schwindelbeschwerden, die noch Jahre nach Unfällen bestehen, häufig auf ein solches Trauma zurückzuführen sind. Auch die Psyche sollte man nicht ausklammern. Der phobische Schwindel existiert, selbst wenn er alles in allem gesehen doch vielleicht nur eine geringe Rolle spielt.

Ich fasse zusammen: Wir müssen also – und das dürfen wir heute mit Sicherheit annehmen – festhalten, daß die Entstehung immer zentral ist. Und das, meine ich, gibt auch Hinweise für den Therapieansatz, der vielleicht eben nicht, wie das heute noch überwiegend geschieht, peripher gesucht wird, eher sollte man die Schaltzentralen angehen und versuchen, diese zu beeinflussen, wie wir es z. B. mit unserem Trainingsprogramm tun.

Literatur

1. Brandt T, Büchele W (1983) Augenbewegungsstörungen. Fischer, Stuttgart New York
2. Brandt T, Daroff RB (1980) The multisensory physiological and pathological vertigo syndromes. Ann Neurol 7:195–203
3. Brandt T, Krafczyk S, Malsbenden I (1981) Postural imbalance with head extension. Ann NY Acad Sci 374:636–649
4. Hamann K-F (1984) Schwindel aus otologischer Sicht. Therapiewoche 34:1280–1284
5. Hamann K-F (1987) Training gegen Schwindel. Springer, Berlin Heidelberg New York Tokyo
6. Precht W (1978) Neuronal operations in the vestibular systems. Springer, Berlin Heidelberg New York

Morphologie und Biochemie der zerebralen Ischämie

B. Weisner

Zusammenfassung

Aufgrund seiner Struktur ist das Gehirn besonders anfällig für parenchymatöse Blutungen und Infarkte. Das Hirn toleriert eine Minderdurchblutung wegen seiner mangelnden Energiereserven schlecht. Ein fokaler Infarkt ist sowohl von lebenden als auch von hinsichtlich Funktion und Metabolismus gestörten Zellen umgeben. Störungen in diesem Bereich können reversibel sein, wenn die Durchblutung wieder ausreichend gewährleistet ist. Das therapeutische Bemühen gilt demnach der Verbesserung der Durchblutung in ausreichender Zeit. Auch die gestörte Wasserbilanz zwischen zellulärem, extrazellulärem und vaskulärem Kompartiment kann wiederhergestellt werden. Erfolgsbestimmend sind Dauer und Ausmaß der postischämischen Hypoxie.

Summary

Owing to its structure, the brain is very susceptible to parenchymatous bleedings and infarctions. Because of its small energy reserves, it only poorly tolerates an diminished blood flow. A focal infarction is surrounded both by living cells and by cells which have a disturbed function and metabolism. Disorders in this area can be reversible if the circulation is restored to a sufficient degree. Therefore, the therapy is aimed at improvement of the blood flow as rapidly as possible. Also, the impaired water balance between cellular, extracellular and vascular compartment can be corrected. The duration and extent of the postischemic hypoxemia are crucial factors for therapeutic success.

Einleitung

Von allen Organen ist das Gehirn am anfälligsten gegen parenchymatöse Blutungen und Infarkte. Dieses hat folgende Ursachen:

1) Die besondere Bauart der Arterien – sie haben eine gering ausgeprägte Elastika, eine dünne Adventitia und keine Vasa vasorum, so daß die Gefäßnutrition über die Gefäßwand aus dem eigenen Gefäßlumen kommt.
2) Nach Eintritt der Arterien in das Hirn sind diese funktionelle Endarterien, so daß die kollaterale Versorgung bei Verschluß nicht ausreicht. Die Kapillardichte ist größer in der grauen Substanz als in der weißen Substanz und am dichtesten im Neokortex mit einer schichtförmigen Gliederung.

Vaskuläre Versorgung des Hirns

Das Hirn wird durch die paarig angelegte Carotis interna und vertebralis versorgt. Im Laufe der Entwicklung des Hirns ist die Gefäßversorgung der aufzweigenden Arterien stärker auf die neokortikalen Anteile des Hirns als auf die palleokortalen Anteile verlagert worden.

Die medialen und basalen Anteile des Hirns werden durch kleine Arterien aus dem Stamm der Carotiden bzw. Basilaris versorgt. Hier kommt es aus einem relativ starken Sprung in der Weite der Gefäße, gleichzeitig herrscht hier ein höherer Druckgradient. Dieses scheint die Ursache für fibrinoide Degenerationen dieser Gefäßanteile am Abgang zu sein mit fibrinoider Degeneration mit dem Risiko der Blutung oder auch der Ischämie in Form der kleinen lakunären Infarkte.

Möglichkeiten der Kollateralversorgung
verschlossener intrazerebraler Arterien

Möglichkeiten bestehen grundsätzlich über die Carotis externa, über Zervikalarterien, piale Anastomosen und intrazerebral über den Circulus arteriosus Willisii.

Einfluß der Blut-Hirn-Schranke

Die Blut-Hirn-Schranke ist eine biochemische und strukturelle Barriere zwischen dem Kreislauf und dem Hirn, die das Hirn vor potentiellen Noxen schützt. Diese Barriere wird durch die Hirnkapillaren geleistet, die einen einmaligen Aufbau zeigen und an die sensitiven metabolischen Erfordernisse der Hirnfunktion angepaßt sind.

Die Hirnkapillaren zeichnen sich aus durch:

1) die "tight junctions", die das Hirn vor dem Eintritt von Substanzen aus dem Gefäßlumen in besonderer Weise schützen;
2) die Pinozytose, einem Vorgang, mit dem normalerweise Substanzen über das Endothel transportiert werden;
3) die Basalmembran, die die Kapillaren direkt und vollständig umgibt;
4) Fenestrationen sind in dieser Basalmembran nicht vorhanden;
5) die die Basalmembran umgebenden Astrozytenfortsätze, die die Kapillaren inkomplett umgeben und als Stoffwechseltransporteure zu den Neuronen dienen.

Der Transport von Fremdstoffen an der Kapillare über die Bluthirnschranke wird verbessert durch:

1) Moleküle kleiner Größe;
2) das Ausmaß der Lipidlöslichkeit;
3) geringe Plasmabindung;
4) geringen Grad der Ionisation bei physiologischem ph–Wert;
5) "carrier"-vermittelten Transport (z.B. Glukose, Aminosäuren, essentielle Fettsäuren).

Von dieser Blut-Hirn-Schranke sind nur einzelne Hirnregionen ausgenommen, wie Aria postrema, die Organe des Hypophysenhinterlappens und das Organum subformiculare.

Auswirkung einer Hypoxämie auf die Blut-Hirn-Schranke

Hirnkapillaren sind relativ widerstandsfähig gegen eine Ischämie. Totaler Kreislaufstillstand unter 15 min läßt nur geringe Änderungen erkennen an dieser Membran. Reperfusion ist noch nach 1 h Ischämie möglich, obwohl die Öffnung der Kapillaren verzögert ist. Erst nach 4 h Ischämie desintegriert die Membran. Es tritt Wasser, später Makromoleküle aus. Dieser Mechanismus und das Entstehen des vasogenen Ödems ist kritisch für die Morbidität und Mortalität während einer akuten Ischämie.

Veränderungen an der Blut-Hirn-Schranke treten auch bei hypertoner Enzephalopathie auf. Dabei treten Proteine über die Blut-Hirn-Schranke, daraufhin schwellen die Astrozytenfüße an, nicht die "tight junctions" versagen, sondern die Pinozytose nimmt zu. Durch Reduktion der Pinozytose durch Wirkung von Phenothinazinen kann die Blut-Hirn-Schranke geschützt werden. Beim Menschen tritt die Zerstörung der Blut-Hirn-Schranke infolge eines Infarktes nicht vor der 2. Woche auf. Das vorher auftretende Ödem entsteht durch andere Mechanismen.

Zerebrale Funktionen und Metabolismus

Das Hirn ist ein stark oxygeniertes Organ. Es enthält ca. 50% Lipide im Trockengewicht. Andere Organe enthalten 6–20% Lipide. Normalerweise besteht ein Blutfluß durch das Hirn von 800 ml/min bei einem Sauerstoffangebot von 52 ml/min. Unter normalen Bedingungen metabolisiert das Hirn für den Energiebedarf Sauerstoff und Glukose.

Unter eingeengten Bedingungen kann das Hirn 30% seines Energiebedarfes aus Ketonkörpern decken.

Der Energiebedarf wird nahezu vollständig von Glukose für ATP gedeckt, wie für die Synthese von Proteinen der Hirnstrukturen, ausgenommen essentielle Aminosäuren und essentielle Fettsäuren.

Der Glukosemetabolismus erfolgt durch 3 Wege.

1) Citratzyklus in den Mitochondrien;
2) Glykolyse im Zytoplasma (Laktat + Pyruvat);
3) Hexosemonophosphat-Shunt.

Der Abbau erfolgt aerobisch zu 85% im Citratzyklus. Hier werden 38 mol ATP/mol Glukose gebildet.

Glykolyse anaerobisch 15% der Hirnglukose liefert 2 mol ATP/mol Glukose.

Hexosemonophosphat-Shunt bildet kein ATP, trägt nur zur Penthosephosphatbildung bei zur Synthese von Nukleotiden und Fettsäuren.

Der Glykogengehalt ist gering und könnte den Energiebedarf des Hirns nur für 2–3 min decken. Damit ist das Hirn auf eine konstante Durchblutung angewiesen. Der Funktionsverlust würde binnen Sekunden eintreten.

Autoregulation

Die Autoregulation der Hirndurchblutung erfolgt

1) mechanisch,
2) biochemisch,
3) neurogen (fraglich): Reaktion auf Streckung des Gefäßes, Blutung; Migräne.

Biochemisch. Saure Metaboliten wie CO_2, Laktat und andere azide Metaboliten stellen einen starken Reiz dar zur Weitstellung der Gefäße. Mit Abnahme des perivaskulären pH-Wertes stellen sich die Gefäße weit, mit Zunahme eng.

Zusätzlich können AMP, K^+, Na, Ca eine Rolle in der biochemischen Regulation der Hirndurchblutung spielen. Mit zunehmenden PCO_2 steigt der Blutfluß im Hirn.

Kenntnisse über die hauptsächlichsten Faktoren, die für die Erholung nach einer Ischämie eine Rolle spielen, ergeben sich aus folgenden Untersuchungsergebnissen und Überlegungen:

1) der histologischen Beschreibung des ischämischen Ablaufes;
2) der neurochemischen und neurophysiologischen Resistenz des Hirns gegen die Ischämie unter bestimmten Bedingungen;
3) dem Unterschied zwischen kompletter und inkompletter Ischämie auf die molekulare Biochemie und den zellulären Energiemangel;
4) dem Messen des ischämischen Ereignisses der zerebralen Perfusion, der elektrischen Aktivität und den Fehlern der Ionenpumpe;
5) der zerebralen Durchblutung und dem Sauerstoffverbrauch in der akuten Phase der Ischämie, dargestellt im PET;
6) dem schädlichen Effekt der hohen Blutglukosekonzentration auf die Hirnischämie;
7) der Rolle der Ca^{++} auf die biochemische zerebrale Kaskade der zellulären Ischämie.

Die Schwelle zur Ischämie

Mit den oben angegebenen Fragestellungen und der entsprechenden Meßmethodik hat sich erwiesen, daß ein fokaler Infarkt mit nekrotischen Zelluntergängen von einer Zone lebender, aber metabolisch und in ihrer Funktion gestörter Zellen umgeben ist. Diese Zone von Zellen ist akut nach dem Infarkt in ihrer Funktion, Elektroaktivität und in dem zellulären Ionenaustausch gestört. Diese Störungen können reversibel sein, wenn die Durchblutung wieder ausreichend gewährleistet ist. Dieser Zone gilt das therapeutische Bemühen. Verbessert werden muß die Durchblutung, diese Besserung muß in einer bestimmten Zeit in ein ausreichendes Maß gebracht werden. Dieser Vorgang ist von Astrup [1] in Form der Abhängigkeit von der zerebralen Durchblutung zusammengefaßt worden. So fällt zunächst die Funktion aus, dann kommt es zum Ausfall der elektrischen Funktionen, zu einem Nullinien-EEG, zum Ausfall der evozierten Potentiale, wobei die akustisch evozierten Potentiale zuletzt ausfallen. Mit dem Ausfall der selektiven Membranpermeabilität für Ionen ist der Energiestoffwechsel soweit geschädigt, daß es zu Struturstörungen kommt.

Dieser Vorgang ist gleichzeitig abhängig von der Dauer der Ischämie. Dies gilt sowohl für die Infarktzone als auch für die Zone der Ischämie, die den Infarkt umgibt. Im Gegensatz zu der Zone totaler Ischämie ist die Zone relativer Ischämie gefährdet durch die Laktatazidose infolge anaerober Glykolyse. Dadurch kommt es zur Zerstörung der Astrozyten, die für den Stofftransport zu den Neuronen erforderlich sind.

Dieser Effekt wird in dem Versuch von Kalimo et al. [2] histologisch an einem Rattenhirn demonstriert. Nach Infusionen mit Glukose sind die Zellen höhergradig geschädigt als nach Infusionen mit physiologischer Kochsalzlösung.

Die akute Reduktion der Hirndurchblutung und gleichzeitig die Sauerstoffextraktion (OER) sowie der Sauerstoffverbrauch ($CMRO_2$) lassen sich mit der Positronenemissionstomographie (PET) verfolgen.

Untersucht man, wie Wiese et al., [3] nach einer akuten zerebralen Ischämie die zerebrale Durchblutung, die Sauerstoffextraktion und den Sauerstoffverbrauch, so zeigt sich akut nach einer transitorischen ischämischen Attacke (TIA) im betreffenden Ischämiegebiet die Durchblutung erhöht. Dabei ist die Sauerstoffextraktion und der Sauerstoffverbrauch nicht verändert.

Bei andauernder Ischämie (7 h) ist der Blutfluß vermindert, die Sauerstoffextraktion erhöht bei vermindertem Sauerstoffverbrauch. Nach 4 Tagen ist der Blutfluß unverändert gemindert, die Sauerstoffextraktion fällt ab infolge des eingetretenen Zelltodes, der Sauerstoffverbrauch ist unverändert in dieser Region vermindert.

Im Tierexperiment an der Katze zeigt sich, daß nach 1 h Ischämie durch akute Unterbrechung der Blutzufuhr die Tiere wieder eine EEG-Aktivität zeigen bei gleichzeitig erhöhtem Blutfluß gegenüber der Norm, während die Tiere, die keine EEG-Aktivität entwickeln, auch keinen erhöhten Blutfluß aufweisen. Damit kann angenommen werden, daß bei Einsetzen einer hyperämische Phase wie nach einer TIA an Menschen die Prognose günstiger gestellt werden kann hinsichtlich der klinischen Rückbildungsfähigkeit der Symptome.

Toleranz einer Ischämie des Hirns

Das Hirn toleriert eine Minderdurchblutung wegen seiner mangelnden Energiereserven schlecht. Wenn der Kreislauf plötzlich aussetzt, tritt augenblicklich ein Koma ein mit dem irreversiblen Hirntod nach 5 min. Primitive Hirnfunktionen können bis zu 1 h überdauern. Bestimmte Faktoren limitieren die Erholung des Hirns:

1) Die intergrierte Hirnfunktion, d. h. die klinische Erholung muß unterschieden werden von der Wiedererholung neurophysiologischer Funktionen oder

Stoffwechselfunktionen. Ausschließlich zelluläre Erholung ist nicht ausreichend.
2) Es muß unterschieden werden zwischen Anoxie und Ischämie. Ausschließliche Anoxie erzeugt kein Ödem. Das Hirnödem ist der hauptsächliche pathophysiologische Faktor bei der Ischämie, besonders wenn eine Nekrose der Blut-Hirn-Schranke auftritt.
3) Eine komplette Ischämie ist weniger zerstörend als eine inkomplette Ischämie.
4) Die Dauer und das Ausmaß der postischämischen Hypoxie ist ein Index für die mögliche Erholung. Ein andauernder niedriger Blutfluß nach einer Ischämie sagt einen schlechten Ausgang voraus.
5) Die Dauer der Ischämie ist ein wichtiger Faktor für das Überleben der Zellen wie auch für den Schweregrad der zerebralen Schädigung.

Dieses ist deutlich aus der Relation zwischen Zellüberlebensrate und Dauer sowie Schweregrad der zerebralen Ischämie [4].

Rückbildungsfähigkeit des zerebralen Ödems

Die gestörte Wasserbilanz zwischen dem zellulären, extrazellulären und vaskulären Kompertiment kann verheerend für das Hirn sein während einer Ischämie, es kann aber genau so rückbildungsfähig sein wie das Ungleichgewicht der Ionenverteilung nach einer Ischämie. Das zerebrale Ödem ist die hauptsächlichste Ursache des Todes bei akuter Ischämie, obwohl seine Rolle bei der Entstehung neurologischer Ausfälle noch diskutiert wird. Die fokale Ischämie führt zu folgenden Ödemformen:

1) Vasoparalyse innerhalb von Minuten,
2) metabolisch-zytotoxisches Ödem,
3) vasogenes Ödem (extrazellulär).

Die Vasoparalyse tritt infolge der Azidose innerhalb von Minuten ein, auch das metabolische Ödem setzt innerhalb von Minuten ein, das extrazelluläre vasogene Ödem beginnt nach 6 h nach Ruptur der Astrozyten. Die Blut-Hirn-Schranke wird durchlässig mit Übertritt von Makromolekülen durch Veränderung der Pinozytose, später auch durch Ruptur der Kapillarendothelien. Dieses Ödem läuft über das Hirn über den Liquor ab oder wird über die Gefäße resorbiert. Proteine können am Ort durch Enzyme abgebaut werden.

In abgestufter Reihenfolge sind gegen eine Hypoxie oder Ischämie in Abhängigkeit von der regionalen Perfusion und dem Metabolismus folgender Zellstrukturen des Hirns besonders anfällig:

1) zerebraler Cortex (Schicht 3, 5 und 6);
2) Hippicampus (Sammer-Sektor und Endofolium);
3) Nucleus amygdale;
4) zerebellum (Purkenje-Zellen und Basket-Zellen);
5) Hirnstammkerne;
6) Thalamus und Pallidum;
7) Rückenmark (am resistentesten).

Abhängigkeit der Hirndurchblutung vom Hämatokrit. Mit zunehmendem Anstieg des Hämatokrits vermindert sich die zerebrale Perfusion. Die optimalen Werte liegen bei einem Hämatokrit zwischen 0,36–0,46.

Die Hirnperfusion ist zusätzlich abhängig von der Thrombozytenaggregation. Hohe Glukosekonzentrationen können während einer Ischämie zu einer erhöhten Laktatbildung führen und damit die Astrozyten zerstören.

Literatur

1. Astrup J et al. (1985) Cortical evoked potential and extracellular K^+ and H^+ at critical levels of brain ischemia. In: Hashenishi V, Norris JW et al. (eds) Stroke. Davis, Philadelphia, pp 44
2. Kalimo H et al. (1981) Brain lactic acidosis and ischemic cell damage. 2. Histopathology. J Cereb Blood Flow Metab 1:313
3. Wise RJS et al. (1985) Serial observations on the pathophysiology of acute stroke. The transition from ischemia to infarction as reflected in regional oxygen extraction. In: Hashinishi V, Norris JW et al. (eds) Stroke. Davis, Philadelphia, p 48
4. Heis SWD, Rosner G (1983) Functional recovery of cortical neurons as related to degree and duration of ischemia. Neurology 14:294

Psychometrische Befunde bei zerebrovaskulären Erkrankungen

S. Lehrl

Zusammenfassung

Psychometrische Erhebungen bei zerebraler Insuffizienz dienen der Objektivierung ihrer psychischen Seite, der organischen Psychosyndrome. Folgen sind die Nachvollziehbarkeit der Beurteilungen und die Erleichterung eindeutiger Kommunikationen über die Symptomatik und die Schweregrade. Im wesentlichen werden psychometrische Testungen zur Prüfung der Verläßlichkeit der Befunderhebung – insbesondere der Patientenauskünfte über seinen Zustand – sowie zur Diagnosehilfe und Verlaufsuntersuchung, speziell Therapiekontrolle, vorgenommen.

Für die Diagnosehilfe und Schweregradmessung sowie Verlaufsuntersuchung liefern Messungen der psychischen Leistungsfähigkeit eindeutigere Befunde als Einschätzungen der Befindlichkeit. Als zentrale Indikatoren sind Tests für die akute Intelligenzleistung anzusehen. Zur Zeit zeichnet sich ein Paradigmenwechsel ab, wonach rasch und einfach zu erhebende sowie weitgehend wiederholungsunabhängige biologisch-informationspsychologische Basisgrößen den globalen, wissenschaftlich nicht recht definierbaren IQ-Maßen gegenüber bevorzugt werden, zumal sie diese wesentlich zu determinieren scheinen.

Als Zusatzeffekte psychometrischer Testanwendungen bei zerebraler Insuffizienz sind eine additive, möglicherweise sogar interaktive therapeutische Wirkung zur Medikation und die Erhöhung der Patientencompliance in Betracht zu ziehen.

Summary

Psychometric tests in cerebral insufficiency serve to objectify the organic psychosyndromes. They offer reproducibility of assessment and facilitate clear communication concerning the symptoms and the degree of severity. In most cases, psychometric tests are performed to test the rebiability of the diagnostic evaluation – especially of the patients' statements about their condition – and to help follow the course of the disease, especially as therapy control.

For therapy control and for recording the degree of severity, measurements of psychic capacity yield clearer data than estimations of general well-being. Central indicators are tests of acute intelligence. A change of paradigms can currently be observed: fast, easily recordable, and mostly repetition-independent basic psychologic indicating the biologic state are preferred to measurements of global IQ, which can be defined scientifically only with difficulty.

Further, psychometric tests in cerebral insufficiency exert an additional therapeutic action, possibly even interactive with that of the medication and the increase of patient compliance.

Warum Psychometrie?

Wichtige Vorteile der Anwendung psychometrischer Verfahren liegen in der Standardisierung und Objektivierung der Befunderhebung. Damit wird der Vorgang der Befunderhebung für andere Personen grundsätzlich transparent und nachvollziehbar. Er läuft also nicht mehr privat, für Außenstehende undurchsichtig ab. Folglich lassen sich die Befunde dem Kollegen unmißverständlicher mitteilen und begründen. Außerdem nimmt der Untersucher, der sich psychometrischer Verfahren bedient, an der Erfahrung der Testkonstrukteure teil, die sich mit dem Meßgegenstand oft jahrelang auseinandergesetzt und sich dabei in der Regel auch intensiv mit der zugehörigen Fachliteratur auseinandergesetzt haben.

Soweit es die Diagnose und Therapiekontrolle bei zerebrovaskulärer Insuffizienz im Alter speziell betrifft, vermeiden die Anwender psychometrischer Verfahren, insbesondere von Leistungstests, typische Fehler, wie sie hier häufig – man kann schon sagen, „systematischerweise" – auftreten.

Dennoch kann die Psychometrie, trotz ihrer unbestreitbaren Vorzüge, nur ein Hilfsmittel sein, das den Untersucher weder von der gesamten Verantwortung befreit noch die individuellen Bedingungen einer Anamese und den Gesamtüberblick zu ersetzen vermag. Aber noch werden psychometrische Tests eher zu selten als zu häufig eingesetzt. Deshalb soll näher darauf eingegangen werden.

Was erfaßt man psychometrisch bei zerebrovaskulärer Insuffizienz?

Psychometrisch erfaßt man unmittelbar nur Leistungen und Verhaltensweisen, einschließlich sprachlicher Äußerungen des Betroffenen. Das geschieht v. a. mit Hilfe von Leistungsmessungen der Konzentration, Durchhaltegefühl, Intelligenz, des Gedächtnisses usw. sowie durch standardisierte Fremdbeurteilungen (Fremdbeurteilungsskalen) und Selbstbeurteilungen. Letztere nimmt der Patient an sich selbst vor. Die zerebrovaskuläre Insuffizienz wird also nur in ihren psychologischen Aspekten erfaßt, ein Ausschnitt, der auch als „organisches Psychosyndrom" bezeichnet wird. Biologische Aspekte, wie die durch EEG, VEP gemessenen elektrophysiologischen oder die biochemischen, wie der Hämatokritwert, die Erythrozytenflexibilität, Thrombozytenaggregationsneigung usw., bleiben unberücksichtigt, obwohl sie ebenfalls zur zerebrovaskulären Insuffizienz gehören.

Psychometrisch wendet man sich in erster Linie dem organischen Psychosyndrom zu, das aber selbst wieder Teil der zerebrovaskulären Insuffizienz ist, weshalb auch psychometrisch auf dieses Gesamtsyndrom geschlossen werden kann.

Bisherige Befunde zur Psychometrie

Es sollen allgemeine Feststellungen über Psychometrie bei zerebrovaskulären Erkrankungen herausgestellt werden. Sie werden in Form von Thesen (vgl. Übersicht) angeführt, die, was empirische Wissenschaft kennzeichnet, so lange als gültig angesehen werden sollen, bis sie überzeugend widerlegt sind.

These 1. Psychometrisch lassen sich zerebrovaskuläre und -metabolische Erkrankungen nicht unterscheiden.

Nach psychometrischen Querschnittsergebnissen kann nicht zwischen zerebrovaskulären und -metabolischen Erkrankungen differenziert werden [1]. Das gilt nur für den Querschnitt. Wenn es Unterschiede in Studien gibt, dann kann man sie auf unterschiedliche Verteilungen der Ausprägungen dieser Erkrankungen zurückführen. Daß das psychometrische – und auch klinische – Querschnittsbild im Zusammenhang mit der Ausprägung der zerebrovaskulären Insuffizienz steht, ist empirisch umfangreich belegt, u. a. unter These 3 [2].

Nach These 1 ist es gerechtfertigt, die psychometrischen Ergebnisse allgemein auf zerebrale Insuffizienzen zu beziehen, d. h. auf zerebrovaskuläre und -metabolische. Das gilt jedenfalls für die hier herausgestellten Thesen, bei denen keine gesonderten ätiopathogenetischen Gesichtspunkte ins Spiel kommen.

These 2. Alle psychischen Leistungsfunktionen werden in Abhängigkeit von der Ausprägung der zerebrovaskulären Insuffizienz gemindert.

Röth [3] zeigte beispielhaft an den 10 verschiedenen Untertests des Hamburg-Wechsler-Intelligenztests für Erwachsene (HAWIE) auf, daß bei akuten organischen Psychosyndromen alle Leistungen gemindert sind, auch die der sogenannten „stabilen" Leistungstests, einschließlich der Wortschatztests, soweit man für ihre Bewältigung alle seine „Sinne zusammen haben" muß. Das trifft z. B. für Definitionen von Wörtern zu (Abb. 1).

Die große Zahl der seit Röths Publikation durchgeführten Untersuchungen belegt, daß nicht nur Intelligenz-, sondern auch Gedächtnis-, Konzentrations-, Kreativitätstests usw. Minderungen zeigen, deren Ausmaß vom Schweregrad der Gesamtstörung abhängt. Man kann also beliebige Leistungsverfahren wählen, da sie im großen und ganzen als Gleiche in Abhängigkeit vom Schweregrad der zerebrovaskulären Insuffizienz messen. Wegen ihrer zentralen Bedeutung für die gesamte mental-mnestische Leistungsfähigkeit dient die Intelligenzmessung jedoch als Leitmessung.

These 3. Die subjektiven Beschwerden stehen in einer umgekehrt-u-förmigen Beziehung zum Schweregrad der zerebrovaskulären Insuffizienz.

Das zeigen Modellstudien, bei denen der Schweregrad der zerebralen Insuffizienz durch Leistungstests erfaßt und dabei der Ausprägungsverlauf subjektiver Beschwerden anhand von Selbstbeurteilungsskalen registriert wurde [4, 5]. Im einzelnen ergibt sich das folgende Bild: Im „gesunden Zustand" herrscht im Durchschnitt ein etwas suboptimales Befinden. Schon in diesem Zustand stellt sich nur selten ein vollkommenes Wohlbefinden ein. Zur leichten zerebrovaskulären Insuffizienz hin sinkt das Befinden, subjektive Beschwerden nehmen zu. Dann nehmen die Beschwerden wieder ab, das Befinden hebt sich. Den Personen geht es subjektiv also in diesem Stadium besser als bei leichteren Störungen. Das hat einige Konsequenzen für die Interpretation von selbstbeurteilten Beschwerden bei der Diagnose und Deutung von Therapieverläufen.

Der Einfluß auf die Diagnose kommt dadurch zustande, daß der Arzt im großen und ganzen die subjektiven Beschwerden wiedergibt, die der Patient äußert. Deshalb korrelieren selbstbeurteilte Beschwerden des Patienten und die Einschät-

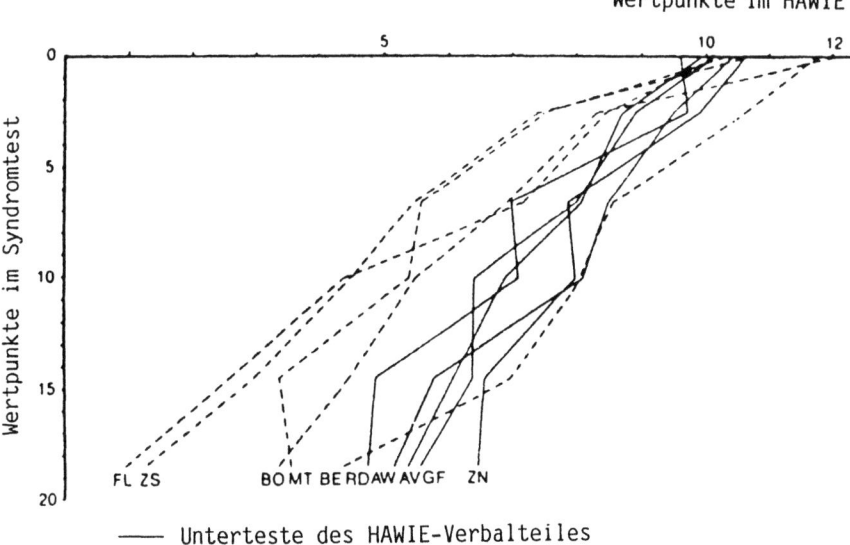

Abb. 1. Zusammenhänge zwischen Ausprägung der zerebrovaskulären Insuffizienz (*Ordinate*) und geistiger Leistungsfähigkeit, durch 10 verschiedene Untertests des HAWIE gemessen. (Nach Röth 1971)

zung des Patientenzustandes durch den Arzt relativ hoch, in einer umfangreichen Studie über 342 Patienten und 65 Ärzte beträgt $r = 0{,}70$ [6]. Patienten mit mittelschwerer und schwerer zerebraler Insuffizienz müßten aber, da sie weniger als leicht gestörte klagen, eher als gesund oder nur leicht gestört eingeschätzt werden. Eine noch nicht veröffentlichte Studie von Blaha u. Tschabitscher bestätigt diese Annahme.

Stützt sich das ärztliche Urteil nur auf die subjektiven Beschwerden des Patienten, besteht die Gefahr der systematischen Fehldiagnose. Entsprechende

---

These 1: Psychometrisch lassen sich zerebrovaskuläre und -metabolische Erkrankungen nicht unterscheiden.

These 2: Alle psychischen Leistungsfunktionen werden in Abhängigkeit von der Ausprägung der zerebrovaskulären Insuffizienz gemindert.

These 3: Die subjektiven Beschwerden stehen in einer umgekehrt-uförmigen Beziehung zum Schweregrad der zerebrovaskulären Insuffizienz.

These 4: Spätfolgen nach 1, 2 und mehr Jahren sind Persönlichkeitsänderungen, speziell auch Persönlichkeitsabbau. In schweren Fällen kommt es zu irreversiblen Leistungsminderungen.

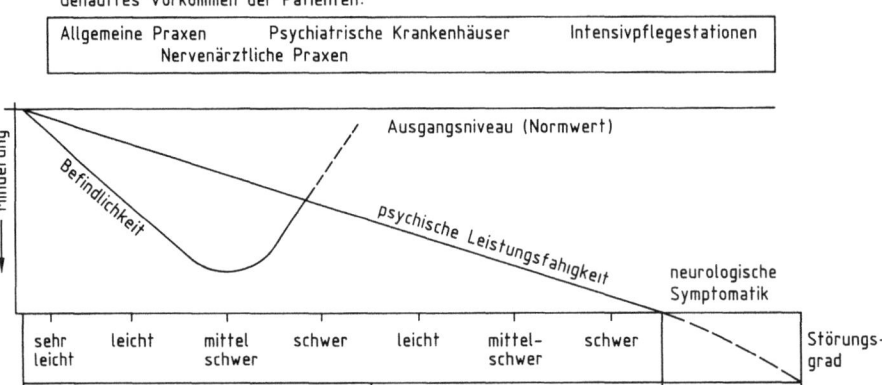

Abb. 2. Empirisch gestütztes Modell der Zusammenhänge zwischen Ausprägung der zerebrovaskulären Insuffizienz und geistiger Leistungsfähigkeit bzw. Befindlichkeit

Fehlinterpretationen liegen auch für die Einschätzung von Therapieverlaufsstudien nahe, soweit sie sich auf die selbstbeurteilten Beschwerden des Patienten stützen. Routinemäßig wird eine Abnahme der Befindensstörungen meist einer Verbesserung der zerebralen Insuffizienz gleichgesetzt. Gelangt der Patient von der mittelschweren in die leichte zerebrale Insuffizienz, nehmen aber modellgemäß seine subjektiven Beschwerden an Zahl und Intensität zu. Umgekehrt zeigen die ansteigenden Befindensstörungen in dieser Lage eine Besserung an. So manche Medikamentenprüfung müßte unter diesen Gesichtspunkten reinterpretiert werden (Abb. 2).

Auch dem internationalen Standard zugeordnete Fremdbeurteilungsskalen wie die SCAG sind nicht gegen die angeführte Tendenz zur systematischen Fehlbeurteilung geschützt. Denn ein Teil der darin geforderten Einschätzungen durch den Arzt beruht auf Auskünften des Patienten über seinen Befindenszustand, z. B. die Beurteilung der depressiven Stimmung.

These 4. Spätfolgen nach 1, 2 und mehr Jahren sind Persönlichkeitsänderungen, speziell auch Persönlichkeitsabbau.

Da die zerebralen Insuffizienzen im Alter typischerweise progredient verlaufen, enthalten sie immer akute Anteile. Aus Untersuchungen der Spätfolgen von einmaligen Traumen wie Hirnkontusionen oder intensiven Intoxikationen (z. B. infolge von Arzneimittel- oder Alkoholmißbrauch), die wieder unterbunden werden, geht hervor, daß sich nach einigen Jahren psychische Defektsyndrome herauskristallisieren, die irreversibel zu sein scheinen [7]. Leichtere sind durch Persönlichkeitsabbau gekennzeichnet, wobei sich beispielsweise Eigenschaften wie Sparsamkeit zum Geiz oder Ordentlichkeit zum Anankasmus zuspitzen. Kognitive Leistungsminderungen sowie Orientierungsstörungen treten bei leichteren psychoorganischen Defektsyndromen im Gegensatz zu den akuten Syndromen nicht auf [8]. *Bei schweren Defektsyndromen stellen sich neben dem Persönlichkeitsabbau jedoch auch Leistungsminderungen ein.*

Bei progredienter zerebraler Insuffizienz im Alter überlagern sich die akuten Psychosyndrome und die Defekte. Solange Studien mit andersartigen Befunden fehlen, wird man davon ausgehen, daß nur der akute Teil, der sich in Leistungsminderungen und nicht im Persönlichkeitsabbau widerspiegelt, therapierbar ist. Dementsprechend wird man aus Ökonomiegründen psychometrische Leistungstests zur Therapiekontrolle heranziehen. Bei der Anwendung von Selbst- und Fremdbeurteilungsskalen sollte man wegen des uneindeutigen Zusammenhanges mit dem Schweregrad des akuten psychoorganischen Syndromes jedenfalls sehr vorsichtig sein.

Welche Leistungsparameter als Indikatoren?

Nach der Entscheidung für psychologische Leistungsverfahren stellt sich die Frage, welche Parameter man als Indikatoren der Leistungsminderung aussuchen soll. Es gibt viele Möglichkeiten. Zum einen ist zu berücksichtigen, daß bereits im interindividuellen Vergleich von ungestörten Normalpersonen zwischen scheinbar sehr verschiedenartigen Tests teils beträchtliche Korrelationen auftreten, so zwischen Wahrnehmungs-, Denk-, Kurzzeit- und Langzeitgedächtnistests sowie Konzentrationstests [9]. Das gilt auch für die psychometrischen Leistungsergebnisse bei älteren Personen, wie sie von Oswald u. Fleischmann [10] an fast 1000 Senioren erhoben worden sind. Im wesentlichen wurden deren Leistungen von 1–2 Faktoren bestimmt. Bei zerebraler Insuffizienz ist mit einer zusätzlichen Vereinfachung des Leistungsbildes zu rechnen, da sich im Zusammenhang mit dem Schweregrad der Gesamtstörung sogar Variablen gleichgerichtet verändern, die normalerweise wenig miteinander korrelieren [3, 11] wie IQ und Flimmerverschmelzungsfrequenz [12].

Beschränkung auf wenige Leistungsgrößen möglich

Sofern keine neuropsychologischen Untersuchungen vorgenommen werden sollen, bei denen es um den Nachweis spezifischer psychischer Funktionseinbußen bei lokalen Hirnfunktionsstörungen oder -schädigungen geht, kann man sich also bei der Messung organischer Psychosyndrome mit wenigen Verfahren begnügen. Dem kommen die biologisch-informationspsychologisch orientierten Intelligenzkonzepte entgegen, die davon ausgehen, daß wenige nicht weiter zerlegbare – und somit elementare – biologische bzw. informationspsychologische Basiskomponenten die komplexeren Intelligenz-, Gedächtnis- und Kreativitätsleistungen wesentlich determinieren. Unter Berücksichtigung der Meßfehler scheint deren Einfluß auf den mit konventionellen Intelligenztests gemessen IQ in den Industrieländern etwa 70% zu betragen [13]. Davon hängen wiederum die im Ausdruck „sozioökologische Intelligenz" zusammengefaßten komplexen Leistungen in Beruf, Alltag und Freizeit erheblich ab, z. B. die Fähigkeit, komplexe Probleme rational zu bewältigen (Abb. 3). Nicht zu unterschätzende Zusammenhänge gibt es auch mit der beruflichen Stellung und den finanziellen Einkünften.

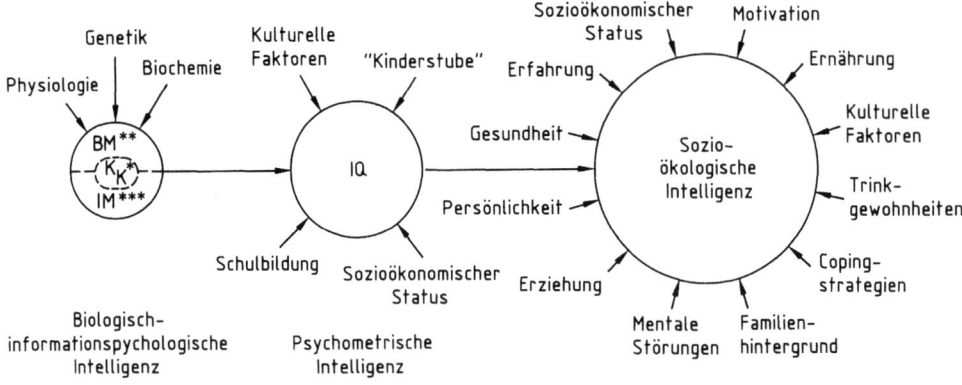

*K_K: Kurzspeicherkapazität als Produkt der Basiskapazitäten „Informationsverarbeitungsgeschwindigkeit" und Gegenwartsdauer"

**BM: Neurobiologische Meßmethoden für die Kurzspeicherkapazität, z. B. evozierte Potentialmessungen, Elektroenzephalographie, Kernspintomographie

***IM: Informationspsychologische Meßmethoden für die Kurzspeicherkapazität, z. B. Reizreaktionszeitmessung, Buchstabenlesen, Buchstabennachsprechen

Abb. 3. Modell der Beziehungen zwischen einfachen Determinanten der Intelligenz (biologisch-informationspsychologische Intelligenz), konventionell gemessener Intelligenz und soziökologischer Intelligenz. Nach Eysenck 1986

Der biologisch-informationspsychologische Ansatz der psychischen Leistungs-, insbesondere Intelligenzmessung setzt eine Stufe vor den bisher gepflogenen globalen Fähigkeitsmessungen an, die durch so bekannte Tests wie die Hamburg-Wechsler-Intelligenztests für Erwachsene (HAWIE) oder Kinder (HAWIK) oder durch die progressiven Matrizentests wie SPM und APM erfolgten, die jedoch immer den Beigeschmack des nicht hinreichend Definierten und Definierbaren und deshalb wissenschaftlich immer Unbefriedigenden hatten. Dieser prinzipielle Makel haftet dem biologisch-informationspsychologischen Modell nicht an, das Messungen im naturwissenschaftlichen Sinne erlaubt, die Meßeinheiten (Bits, Sekunden) – wie in der klassischen Physik das Zentimeter-Gramm-Sekunden-System – und einen natürlichen Nullpunkt genau so wie z. B. bei Temperaturen die Skala nach Kelvin haben. Demgegenüber ist der IQ 0 kein natürlicher Nullpunkt. Denn er ist nur als Ausmaß einer hohen Seltenheit definiert: 100/15 = 6,7 Standardabweichungen unterhalb des Mittelwertes.

Auch wenn der Paradigmenwechsel in der psychologischen Leistungsmessung erst am Anfang der wissenschaftlichen Diskussion steht, sollen die nachfolgenden Vorschläge der Leistungstestauswahl nach seiner Maßgabe erfolgen, weil die daraus hervorgehenden Testverfahren sehr praktikabel sind, weil sie außerdem auch mit den konventionellen Leistungstestungen kompatibel sind und weil außerdem auf dem Gebiet der Messung zerebraler Insuffizienzen empirische Erfahrungen vorliegen, die sich in mehreren Dutzenden Arbeiten niederschlagen.

Basisgrößen der geistigen Leistungsfähigkeit

Die erste Basisgröße der geistigen Leistungsfähigkeit – hierüber gibt es die meiste Übereinstimmung – ist die Informationsverarbeitungsgeschwindigkeit. Sie geht in alle komplizierten Intelligenz-, Gedächtnis- und Kreativitätsleistungen mit ein [14, 8, 13, 15, 10, 16].

So einfache und schnell abzunehmende Verfahren wie der Zahlen-Symbol-Test im HAWIE sowie HAWIK, d_2-Test, Inspection-time-Test und der im deutschsprachigen Raum bekannte Zahlen-Verbindungs-Test ZVT messen die Informationsverarbeitungsgeschwindigkeit und korrelieren relativ hoch mit viel komplexeren Intelligenztests.

Die meisten derartigen Tests sind sehr praktikabel und werden meist auch gut von Patienten akzeptiert. Nicht weniger praktikabel, aber theoretisch besser begründet und zukunftsweisender, ist eine Gruppe von informationspsychologischen Verfahren, von denen als Repräsentant der Test „Buchstabenlesen" am weitesten entwickelt ist. Dabei läßt man einfach nur eine Zeile von 20 durcheinandergeschüttelten Buchstaben halblaut lesen, z. B. u n r z t c w i l b d j r u f h s p n e.

Die Zeit wird gestoppt. Der gesamte Vorgang dauert etwa 5–7 s. Da die menschlichen Entscheidungen zur Erkennung eines Buchstabens den Informationsgehalt 5 bit haben und somit 20 Buchstaben 100 bit, kann man hinterher ausrechnen, wieviel Information die Person pro Zeiteinheit maximal verarbeiten kann. Beim durchschnittlichen deutschen Erwachsenen sind es 15–17 bit/s.

Die durch das Buchstabenlesen oder andere informationspsychologische Tests ermittelte Informationsverarbeitungsgeschwindigkeit steht mit dem globalen IQ im Zusammenhang. Deshalb verarbeiten beispielsweise Medizinstudenten etwa 20 bit/s, Pädagogikstudenten 18,5 bit/s, Debile auf der anderen Seite unter 10 bit/s.

Das Buchstabenlesen war nur ein Beispiel für einen solchen Test. Es gibt ganz andersartige Verfahren, die dennoch – von Meßfehlern abgesehen – für ein Individuum die gleichen Ergebnisse liefern: Lesen von Zahlen, Addieren oder Multiplizieren einstelliger Zahlen, Klavierspielen nach einer unbekannten Notenvorlage, Tippen von Zufallszahlen auf der Schreibmaschine, Benennen von vertrauten Gegenständen, Heraussuchen von Inhalten aus dem Gedächtnis usw.

Als 2. Basisvariable ist das unmittelbare Behalten in Betracht zu ziehen, das sich mit den Konzepten der Gegenwartsdauer, Gedächtnisspanne oder des Primärgedächtnisses großteils deckt. Gäbe es keine Gegenwartsdauer, könnte der Zuhörer kaum einen Satz des Vortragenden verstehen. Wenn er spricht, nimmt der aufmerksame Zuhörer 5, 6, 7 informationshaltige Wörter oder kleine Informationskomplexe auf. Diese hält er präsent. Damit kann er Erinnerungen verbinden oder Vergleiche anstellen. Erst dadurch kann er überhaupt verstehen. Die Gegenwart oder das unmittelbare Behalten dauert beim durchschnittlich intelligenten Erwachsenen 5–6 s. Bei Medizinstudenten liegt das Niveau sogar bei 6,7 s. Die Gegenwartsdauer hängt nicht unerheblich mit dem Intelligenzniveau zusammen. Die komplexeren konventionellen Intelligenztests enthalten dementsprechend auch fast alle Tests wie das „Zahlennachsprechen", welche diese Basisgrößen erfassen.

Bei zerebrovaskulären Insuffizienzen sind sowohl die Informationsverarbeitungsgeschwindigkeit als auch Gegenwartsdauer gemindert. Multipliziert man die beiden Basisgrößen: Informationsverarbeitungsgeschwindigkeit mal Gegenwartsdauer, dann ergibt sich die Kurzspeicherkapazität. Sie ist, wenn man so will, auch der Arbeitsspeicher. Das ist die Kapazität der Information, die wir gleichzeitig verarbeiten können. Ihre Kapazität umfaßt beim durchschnittlichen Erwachsenen 80 Bits, bei Personen mit dem IQ 130 etwa 140 bit und beim IQ 90 ungefähr 60 bit. Schon deshalb hat man im letzteren Fall wesentlich begrenztere Möglichkeiten der Informationsverarbeitung. Selbstverständlich hängen von der Größe der Kurzspeicherkapazität wie von ihren beiden Basiskomponenten die Gedächtnisleistungen, die Intelligenz- und auch die Kreativitätsleistungen ab. Das ist empirisch durch insgesamt über ein Dutzend Untersuchungen untermauert worden.

Die Basislerngeschwindigkeit, die 3. informationspsychologische Basiskapazität, muß nicht berücksichtigt werden, soweit es um die Intelligenz Erwachsener geht, da beide Variablen schon im Normalbereich nicht miteinander korrelieren. Bei der Messung zerebraler Insuffizienzen kann man für viele Zwecke ebenfalls die Durchhaltefähigkeit, eine weitere Basiseigenschaft, vernachlässigen, weil sie ebenso wie die Kurzspeicherkapazität in Abhängigkeit vom Störungsgrad gemindert wird. Entsprechendes gilt von der Orientierung in Raum, Zeit, Situation und zur Person sowie von Strategien und Metastrategien der Informationsverarbeitung, die schon aufgrund der geminderten Basiskapazitäten zunehmend eingeschränkt werden.

Bei der Erfassung von sowohl wesentlichen als auch repräsentativen Indikatoren der geistigen Leistungsfähigkeit kommt man also schon mit der Messung der Kurzspeicherkapazität aus, die nur etwa 2–4 min in Anspruch nimmt. Im Gegensatz zu Tests wie dem d_2-Test zeigen sich bei Wiederholungsmessungen meist keine systematischen Wiederholungseffekte [17], weshalb sie sich für Verlaufsuntersuchungen besonders eignen. Ihre Reliabilität liegt auf etwa dem gleichen Niveau wie die der üblichen Verfahren. Da ihre Komponenten nicht weiter zerlegbar sind, bieten sie obendrein Ansatzpunkte für eine Integration mit biologischen Intelligenzkonzepten, die bereits von verschiedenen Autoren [9, 16] versucht wird. Zu dieser engen Abstimmung aufeinander sind die nichtinformationspsychologischen Verfahren nicht geeignet, da für eine lückenlose Abbildung kognitiver Vorgänge die Informationsbestimmung der Reize und Reaktionen und oft noch Registrierungen der zeitlichen Verhältnisse fehlen. So kann die heute elektrophysiologisch viel untersuchte P 300 nichts mit den unmittelbaren Basiskomponenten der Informationsverarbeitung zu tun haben, weil viele der damit in enger Beziehung stehenden Mehrfachreizreaktionen bereits nach etwa 250 ms abgeschlossen sind, wobei schon fast 100 ms je für den peripheren afferenten und efferenten Ast benötigt werden. Auf der Suche nach den Basiskomponenten der Intelligenz wird der Elektrophysiologe daher bei den evozierten Potentialen im Zeitbereich von etwa 90–160 ms suchen müssen und das natürlich bei geistig hoch aktivierten und nicht entspannten Personen. Denn in jenem Zustand werden auch die Intelligenztests erhoben.

Konventionelle Leistungstests

Selbstverständlich begeht man keine besonderen Fehler, wenn man statt der dargestellten informationspsychologischen Kapazitäten andere Leistungsparameter erhebt. Falls man um Indikatoren wesentlicher Leistungsgrößen bemüht ist, sollte man solche des akuten (flüssigen) Intelligenzniveaus auswählen, das man häufig der allgemeinen Intelligenz (g-Faktor) gleichsetzt. In Frage kämen der Standardprogressive-Matrizen-Test SPM, der kulturfaire Intelligenztest CFT und andere, auch der inzwischen verbreitete Zahlenverbindungs-Test ZVT, der allerdings nicht die Gegenwartsdauer miterfaßt. Wesentlich mehr Leistungsgrößen messen komplexere Tests wie der HAWIE oder das Nürnberger Altersinventar NAI. Diese Testungen dauern aber deutlich länger und erfassen auch viele redundante, für viele Erhebungen sogar abundante Information. So berücksichtigt man bei Therapiekontrollen ohnehin meist nur eine Zielgröße. Alle weiteren Variablen werden lediglich aus der Furcht „mitgeschleppt", Beurteiler der Studie könnten Wert auf andere Variablen legen. Dann lassen sie sich aus der „Schublade ziehen". Vielleicht will man sich meist auch nicht die Chance vergeben, noch Reservevariablen zu haben, falls die Prüfung zu keinen gewünschten Ergebnissen führt. Statistisch (α-Adjustierung) und aus Sicht der wissenschaftlichen Lauterkeit führt ein derartiges Vorgehen jedoch meist in Schwierigkeiten.

Anwendungen psychometrischer Verfahren

Die Psychometrie setzt man überlicherweise ein zur

a) Prüfung der Verläßlichkeit von Patientenaussagen (z. B. „kann der Patient seine Befindlichkeit verläßlich beschreiben?"),
b) Diagnosesicherung und
c) Verlaufs-, insbesondere Therapiekontrolle.

Verläßlichkeit von Patientenaussagen

Der Umgang mit Tests setzt ein Mindestmaß an akuter geistiger Leistungsfähigkeit des zu Testenden voraus. Bei Leistungstests, die für Patienten entwickelt wurden, dürften die Grenzen – je nach Verfahren – meist zwischen dem akuten IQ 60–70 liegen. Darunter hat die Testung oft keinen Zweck mehr. Genauere Untersuchungen über diese Grenzen fehlen meines Wissens aber noch.

Eine deutlich höhere geistige Leistungsfähigkeit erfordern Selbstbeurteilungsverfahren, v. a. solche mit Fragen zur eigenen Befindlichkeit. Sie setzen oft nicht nur die Beherrschung der deutschen Sprache, sondern obendrein ein akutes Intelligenzniveau von etwa IQ 80 voraus.

Der IQ läßt sich bei vielen Tests für zentrale Leistungsgrößen anhand entsprechender Tabellen bestimmen, andernfalls ist er über Kurzverfahren wie dem Mehrfachwahl-Wortschatz-Intelligenztest MWI-B (vgl. Ausschnitt) rasch abschätzbar. Beim IQ unter 80 – das sind im MWT-B weniger als 13 „richtige" Wörter – sollte man auf die Abnahme von Selbstbeurteilungsskalen verzichten, da dann keine verläßlichen Ergebnisse zu erwarten sind. In diesem Fall sind auch die mündlichen Patientenaussagen über den eigenen Zustand mit entsprechender Vorsicht zu beurteilen.

Diagnosesicherung

Die psychometrische Erhebung soll bei vielen Anwendungen Daten liefern, die man zur diagnostischen Entscheidung mitverwendet. Für diesen Zweck werden viele Verfahren falsch eingesetzt. Umgekehrt zieht man aus den mit ihnen erhobenen Daten oft Schlüsse, die nicht statthaft sind. Das liegt häufig daran, daß diese Tests für den Normalbereich entwickelt wurden und keine Normen für psychische Störungen – sogenannte Pathonormen – haben, daß man sie aber auf gestörte Patienten anwendet. Das soll nachfolgend illustriert werden.

Ortho- und Pathonorm. Wenn Albert Einstein bei einer Intelligenztestung eine durchschnittliche Leistung (IQ 100) erzielt hätte, hätte man sofort auf eine Störung geschlossen, weil von ihm mehr zu erwarten gewesen wäre. Für den durchschnittlichen Deutschen wäre das gleiche Testergebnis jedoch normal und somit erwartungsgemäß. Eine durchschnittliche Leistung allein besagt also noch nicht viel. Wenn es um eine mögliche zerebrale Insuffizienz geht, benötigt man demnach weitere Informationen: man muß etwas über das prämorbide Niveau einer Person wissen.

Das sei noch einmal an einem in der Klinik und Praxis häufigeren Fall demonstriert. Wird bei einem Patienten der aktuelle IQ 85 erhoben, kann das auf eine unterdurchschnittliche allgemeine geistige Leistungsfähigkeit hinweisen. Er erzielt nämlich eine Leistung wie nur 16% der Personen im unteren Leistungsbereich. Möglicherweise hat er aber außerhalb der Erkrankung, also extramorbid, den IQ 100. Wenn das bekannt wäre, würde man auf eine sehr leichte zerebrale Insuffizienz, insbesondere ein leichtes Durchgangssyndrom [3] schließen, vorausgesetzt, er hat überhaupt eine zerebrale Insuffizienz.

Hätte der gleiche Patient extramorbid den IQ 110–115 gehabt (Abb. 4), dann zeigt der akute IQ 85 bereits ein mittelschweres Durchgangssyndrom an. Also:

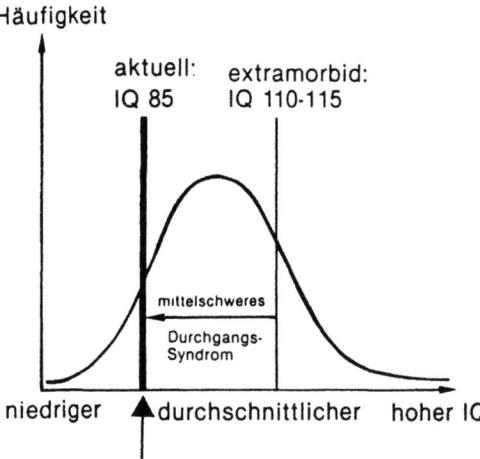

Abb. 4. Beispiel zweier Deutungsmöglichkeiten: unterdurchschnittliches Intelligenzniveau im Falle der Gesundheit oder mittelschweres Durchgangssyndrom bei extramorbid überdurchschnittlichem IQ

aus der Diskrepanz zwischen akuter und extramorbider Leistungsfähigkeit kann man den Schweregrad der zerebralen Insuffizienz abschätzen.

Die Beispiele behandelten schon Schweregradbestimmungen. Meist will man aber überhaupt erst einmal wissen und mit Tests objektivieren, ob sich der Verdacht auf eine zerebrovaskuläre Insuffizienz bestätigt. Ein Patient hat z. B. den IQ 85 erzielt, und man muß jetzt die Entscheidung treffen, ob er noch unter die „Normalnorm", also unter die sogenannte Orthonorm fällt oder bereits dem pathologischen Bereich zugehört. In diesem Fall müßte man seinen Zustand anhand einer „Pathonorm" beurteilen. An welcher dieser Normen man ihn mißt, ist eine Entscheidung, deren Sicherheit sich erhöht, wenn man das Ausgangsniveau seiner Leistungsfähigkeit kennt – z. B. bei Albert Einstein – oder neben der akuten Leistungsfähigkeit erhebt.

Messung des extramorbiden Intelligenzniveaus. Für diesen Zweck wurde der Mehrfachwahl-Wortschatz-Intelligenztest (MWT-B, vgl. nachfolgenden Ausschnitt) entwickelt. Bei ihm soll man in jeder Zeile herausfinden, welches von 5 Wörtern – 4 davon sind Fiktionen – in der Umgangs- oder Bildungssprache vorkommt. Bei „gesunden" Erwachsenen zeigt sich, daß diejenigen, die einen umfangreicheren Wortschatz haben, auch in völlig anderen Intelligenztests höhere Leistungen und außerdem höhere Gedächtnisleistungen sowie höhere Konzentrationsleistungen erzielen. Nur weil dieser Zusammenhang gegeben ist und weil der Wortschatz bis etwa zum mittelschweren und schweren Durchgangssyndrom abrufbar bleibt, läßt sich aus der aktuellen Leistung auch während der Krankheit auf den prämorbiden Intelligenzzustand oder allgemeinen Leistungsstand schließen [18].

Verfahren wie den MWT-B setzt man zur Erhöhung der diagnostischen Sicherheit ein. Zur Erkennung akuter organischer Psychosyndrome finden sie beim Benton-Test, beim Syndromkurztest und dem c. I.-Test Anwendung, die mit Bezugsquellen bei Lehrl et al. [17] kurz beschrieben sind.

Aus der Diskrepanz zwischen prämorbider und akuter geistiger Leistung läßt sich nicht nur die Diagnose sichern, sondern auch der Störungsgrad abschätzen. Dazu braucht ein Test aber zusätzlich eigene Normen für Störungsgrade. Dieser Spezialfall der Pathonormen wird als „psychopathometrische Norm" bezeichnet. Dabei muß angegeben sein, welchem Schweregrad der zerebralen Insuffizienz oder des organischen Psychosyndromes vorliegende Testergebnisse entsprechen. Derartige psychopathometrische Normen haben der Syndromtest, der Syndromkurztest und die Funktionspsychoseskala-B sowie die Münchner Komaskala [17].

Verlaufsmessung und Therapiekontrolle

Bei der Verlaufsmessung zerebraler Insuffizienzen, wie man sie meist auch bei Therapiekontrollen durchführt, kann man prinzipiell alle psychometrischen Leistungstests einsetzen. Dazu braucht man keine Pathonormen, nicht einmal Orthonormen. Denn schließlich interessiert nur die Frage, ob sich die Leistungsfähigkeit verändert hat. Man vergleicht demnach die Ergebnisse verschiedener Untersuchungszeitpunkte miteinander.

Anweisung:
Sie sehen hier mehrere Reihen mit Wörtern. In jeder Reihe steht höchstens ein Wort, das Ihnen vielleicht bekannt ist. Wenn Sie es gefunden haben, streichen Sie es bitte durch

1. Nale – Sahe – Nase – Nesa – Sehna
2. Funktion – Kuntion – Finzahm – Tuntion – Tunklon
3. Struk – Streik – Sturk – Strek – Kreit
4. Kulinse – Kulerane – Kulisse – Klubihle – Kubistane
5. Kenekel – Gesonk – Kelume – Gelenk – Gelerge
6. sizol – salzahl – sozihl – sziam – sozial
7. Sympasie – Symmofeltrie – Symmantrie – Symphonie – Symplanie
8. Umma – Pamme – Nelle – Ampe – Amme
9. Krusse – Surke – Kruselle – Kruste – Struke

32. Pucker – Keuper – Eucker – Reuspeck – Urkane
33. Spirine – Saprin – Parsin – Purin – Asprint
34. Kulon – Solgun – Koskan – Soran – Klonus
35. Adept – Padel – Edapt – Epatt – Taped
36. Gindelat – Tingerat – Indigenat – Nitgesaar – Ringelaar
37. Berkizia – Brekzie – Birakize – Brikazie – Bakiria

Die Verfahren sollten jedoch möglichst geringe Meßfehler haben. Diese Forderung ist um so strenger zu nehmen, je kleiner die zu untersuchenden Gruppen sind. Bei unkontrollierten Gruppenuntersuchungen sollten die Verfahren zusätzlich möglichst wiederholungsunabhängig sein. Bei kontrollierten Studien, insbesondere bei Doppelblinduntersuchungen ist diese Forderung keine Conditio sine qua non. Hierbei kann man sich auch lernabhängiger Verfahren wie des Hamburg-Wechsler-Tests für Erwachsene oder des d_2-Tests bedienen: bei ihnen erzielen schon Normalpersonen in der Ersttestung niedrigere Werte als beim zweiten

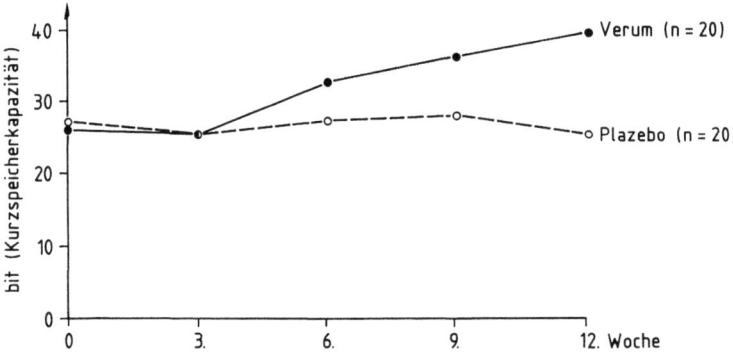

Abb. 5. Beispiel der Verlaufsdarstellung einer Doppelblinduntersuchung eines Antihypoxidotikums im Vergleich zur Plazebogabe

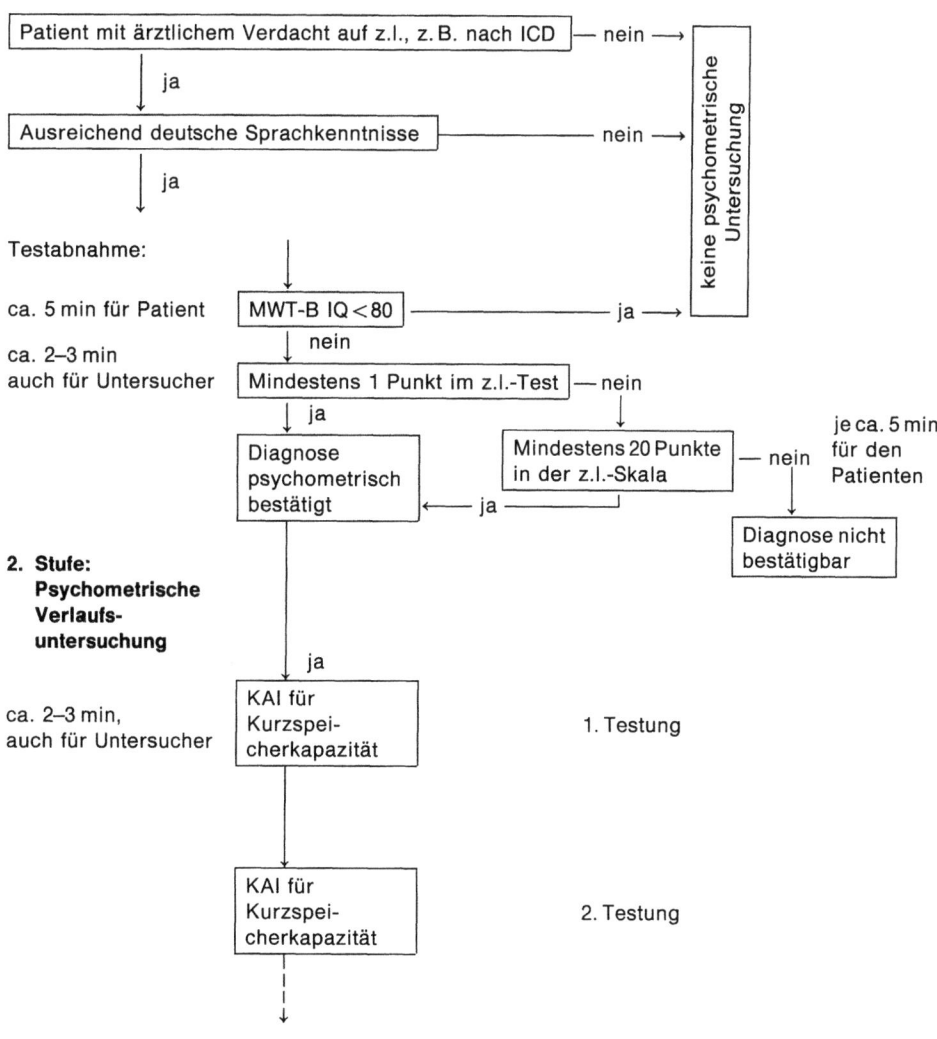

Abb. 6. Beispiel für den Einsatz eines konkreten psychometrischen Testsystems zur Diagnosesicherung und Verlaufsuntersuchung organischer Psychosyndrome (z. I. zerebrale Ischämie)

Mal, weil sie dazulernen. Fehlt der Vergleich mit einer Kontrollgruppe, bleibt jedoch unentscheidbar, ob eine Leistungssteigerung allein auf Lerneffekten oder Veränderungen der Meßgröße, in diesem Fall der Intelligenz oder Informationsverarbeitungsgeschwindigkeit, beruht. Tests wie das „Buchstabenlesen" fordern täglich überlernte Fertigkeiten und sind deshalb nahezu wiederholungsunabhängig. Aus einem anderen Grund haben komplexe Verfahren wie der Progressive-Matrizen-Test die gleiche Eigenschaft: Er ist zu komplex, als daß man sich die Lösungswege oder auch fehlerhaften Versuche merken könnte. Zur weiteren Einschränkung der Wiederholungsabhängigkeit haben einige Tests wie der KAI zur Messung der Kurzspeicherkapazität Parallelformen.

Der gesamte Entscheidungsvorgang der Anwendung psychometrischer Tests zur Diagnosehilfe bis zum Einsatz für Verlaufsuntersuchungen wird in Abb. 6 am Beispiel eines konkreten Testsystems aufgezeigt, das bei Therapiekontrollen von leichten bis mittelschweren zerebralen Insuffizienzen mehrfach eingesetzt wurde. Die dahinter steckenden Konzepte sind auf die Thesen 1–4 ausgerichtet.

Verstärkung der Therapiewirkung und Compliance als Zusatzeffekte

Neben den Verläßlichkeitsprüfungen der weiteren Untersuchung, der Diagnosehilfe und Therapiekontrolle, zeichnen sich für psychometrische Erhebungen weitere Zwecke auf, die allerdings empirisch noch zu untermauern sind.

Da die Testungen den Patienten aktivieren, müßten sie die gleichen Wirkungen wie mental-mnestisches Aktivierungstraining („Gehirnjogging") haben. Hierfür sind zusätzlich Effekte zur medikamentösen Therapie bei zerebraler Insuffizienz nachgewiesen [19, 20, 21]. Vermutlich treten sogar noch Wechselbeziehungen zwischen beiden Therapieformen auf. Das heißt, die medikamentöse Therapie kann sich besser entfalten, wenn die Patienten auch geistig gefordert werden. Denn andernfalls versetzt die Medikation das Gehirn in eine Bereitschaft für Tätigkeiten, die gar nicht gefordert werden. Es drängt sich die Analogie mit dem Kugelstoßer auf, der sich auf einen Wettbewerb vorbereitet, indem er Anabolika zur Kräftigung der Armmuskulatur einnimmt, der aber vor dem Wettkampf im Vertrauen auf die medikamentöse Wirkung keine Stoßübungen mehr ausführt.

Weiterhin ist zu erwarten, daß die durch die Testungen bewirkte geistige Aktivierung die Compliance zwischen Arzt und Patient verbessert, einerseits, weil der Patient zur Testung einbestellt oder aufgesucht wird und sich deshalb betreut und kontrolliert fühlt, andererseits auch, weil die geistige Aktivierung ebenfalls die Einnahme der verordneten Präparate erleichtert. Denn an die Einnahme zu denken und sich dazu aufzuraffen, erfordert Energien, die dem wenig geforderten, zumal zerebral insuffizienten Patienten häufig fehlen.

Nur der Vollständigkeit halber sei erwähnt, daß psychometrische Tests nach den EBM-Punkten 890, 891 und 892 für jeden approbierten Arzt abrechenbar sind.

Literatur

1. Erkinjuntti T, Laaksonen R, Sulkava R, Syrjäiäinen R, Palo J (1986) Neuropsychological differentiation between normal aging, Alzheimer's disease and vascular dementia. Acta Neurol Scand 74:393–403
2. Lehrl S, Fischer B (1987) Was leistet die Psychopathometrie? In: Coper H, Heimann H, Kanowski S, Künkel H (Hrsg) Hirnorganische Psychosyndrome im Alter III. Springer, Berlin Heidelberg New York Tokyo, S 203–220
3. Röth FG (1971) Experimentelle Untersuchungen über Intelligenzstörungen im Durchgangs-Syndrom. Arch Psychiatr Nervenkr 214:127–136
4. Brückmann J-U, Blaha L (1984) Zur Problematik der psychopathometrischen Erfassung leichterer Formen der zerebralen Hypoxidose. In: Lechner H, Ladurner G, Ott E (Hrsg) Klinik, Diagnostik und Therapie zerebraler Abbauprozesse. Straube, Erlangen, S 192–195
5. Burkard G, Blaha L (1979) Empirische Untersuchungen über den Zusammenhang der Ergebnisse in Selbstbeurteilungs- und Leistungsverfahren bei Durchgangssyndromen. In: Österreich K (Hrsg) Gerontopsychiatrie 8. Janssen, Düsseldorf, S 180–183
6. Weidenhammer W, Fischer B, Lehrl S (1986) Erfahrungen mit der kombinierten Therapie aus Antihypoxidotikum und zerebralem Training bei Patienten mit zerebrovaskulärer Insuffizienz (Kurzmitteilung) Geriatr Pregeriatr Rehabil 2/4:113–116
7. Kinzel W (1979) Der Defekttest. Die Probleme der testoperationalen Begriffsfassung bei der Messung psychischer Spätschäden nach Hirnkontusion. Neurol Psychiatr 5:115–122
8. Kinzel W, Galster JV, Erzigkeit H, Lamprecht W (1979) Besteht ein Zusammenhang zwischen dem Schweregrad des psychischen Defektsyndroms nach Hirnkontusion und der Intelligenzleistung? Fortschr Neurol Psychiatr 47:67–83
9. Eysenck HJ (1986) The theory of intelligence and the psychophysiology of cognition. In: Sternberg RJ (ed) Advances in the psychology of human intelligence, vol 3. Erlbaum, Hillsdale NJ London, pp 1–34
10. Oswald WD, Fleischmann UM (1986) Das Nürnberger Altersinventar NAI. Lehrstuhlpublikation, Universität Erlangen Nürnberg
11. Netter P (1987) Prüfmethodik und Prüfergebnisse. In: Coper H, Heimann H, Kanowski S, Künkel H (Hrsg) Hirnorganische Psychosyndrome im Alter III. Springer, Berlin Heidelberg New York Tokyo, S 123–143
12. Weidenhammer W, Fischer B (1985) Flimmerverschmelzungsfrequenz bei leichter cerebraler Intelligenz. grkg/Humankybernetik 26:59–64
13. Eysenck HJ (1986) Intelligence: The new look. Psychol Beitr 28:332–365
14. Ruth J-E, Birren JE (1985) Creativity in adulthood and old age: relations to intelligence, sex and mode of testing. Int J Behav Dev 8:99–109
15. Fischer B, Lehrl S (1986) Kreativität als Funktion von Gegenwartsdauer und Informationsfluß zum Kurzspeicher. grkg/Humankybernetik 27:17–23
16. Weiss V (1986) From memory span and mental speed toward the quantum mechanics of intelligence. Pers Individ Diff 7:737–749
17. Lehrl S, Böther K, Weidenhammer W, Fischer B (1986) Diagnose und Therapiekontrolle von organischen Psychosyndromen. Ebersberg Vless
18. Wolfram H, Neumann J, Wieczorek V (1986) Psychologische Leistungstests in der Neurologie und Psychiatrie. Methoden und Normwerte. Thieme, Leipzig
19. Yesavage J, Westphal J, Rush L (1981) Senile dementia: combined pharmacological treatment. J Am Geriat Soc 24:164–171
20. Fischer B, Lehrl S (1986) Umfassende Therapie diffuser Hirnfunktionsstörungen in der Frühgeriatrie. In: Hirnleistungsstörungen, pharmakologische Grundlagen und therapeutische Ansätze. 34. Deutscher Kongreß für ärztliche Fortbildung 1985, Berlin. Schwabe, Karlsruhe
21. Israel L (1987) Combined therapy in clinical practice drug treatment and memory training program (Paper presented at the 2nd Workshop of International Psychogeriatric Association, Baden/Schweiz, 27.–29. März, 1987)

Aus der Diskussion

In seinem Referat über Konzepte zur Ätiologie und Pathophysiologie von Schwindelzuständen hielt K. E. Hamann fest, daß die Ursachen für den Schwindel zwar in der Peripherie liegen können, daß deren Entstehung jedoch immer zentral ist. Diskutiert wurden die Häufigkeit des Schwindels in der Praxis, dessen diagnostische Kriterien und die Wirksamkeit der Therapie. B. Weisners Beitrag über morphologische und metabolische Befunde bei cerebrovaskulären Erkrankungen schloß sich eine kritische Diskussion der Methoden zur Erfassung von zerebralen Durchblutungsstörungen an. Kritisch wurde auch der Nutzen von therapeutischen Maßnahmen mit dem Anspruch einer verbesserten Perfusion besprochen. Zu den wichtigen Diskussionspunkten gehörte die Forderung nach einer differenzierten Betrachtung akuter und chronischer Störungen.

Die Diskussion im Anschluß an S. Lehrls Ausführungen über psychometrische Befunde bei zerebrovaskulären Erkrankungen verdeutlichte die Besonderheiten verschiedener Testsysteme und Bemühungen bei Standardisierung und Dokumentation von Befunden.

Verträglichkeit und Sicherheit der Therapie
Sicherheit und Compliance; Rehabilitation und Ernährung

Tumorrisiko antiarteriosklerotischer Maßnahmen

G. Middelhoff

Zusammenfassung

Eine krebserzeugende oder -fördernde Wirkung von lipidsenkenden Pharmaka konnte in keiner der bis jetzt bekannten großen klinischen Studien nachgewiesen werden.

Die epidemiologisch beschriebenen Zusammenhänge zwischen einem erniedrigten Plasmacholesterinspiegel und einer erhöhten Krebsinzidenz sind allenfalls schwach, zudem widersprüchlich und in großen prospektiven, klinisch orientierten Studien am Modellbeispiel des Kolonkarzinoms nicht nachvollziehbar. Zudem ist kein adäquates Modell zur Erklärung dieser Zusammenhänge sichtbar.

Die Zusammenhänge zwischen den Bestandteilen der menschlichen Nahrung und der Karzinogenese sind ausgesprochen komplex und bedürfen einer weiteren intensiven Abklärung. Die pathogenetische Bedeutung der sogenannten Transfettsäuren erscheint (noch) nicht hinreichend abgesichert.

Die vorgelegten Befunde erlauben nicht die Schlußfolgerung, daß eine wie immer zu erreichende Senkung des Plasmacholesterinspiegels in den für die Vermeidung bzw. Verzögerung der Atherogenese sinnvollen Bereich zwischen 180 und 200 mg/dl das Krebsrisiko dieser großen Gruppe von Patienten erhöht.

Die vorgelegten Befunde lassen an der Realisierung von Studien zur Krebsprävention mit diätetischen Maßnahmen, wie sie jetzt konzipiert bzw. bereits durchgeführt werden, Zweifel aufkommen.

Summary

A cancer-producing or -promoting effect of lipid-lowering drugs could not be detected in any of the large clinical trials reported so far. The epidemiologically described connections between a lowered plasma cholesterol level and an increased incidence of cancer are at best sparse, besides being contradictory and nonreproduciable in extensive clinically oriented studies using colon carcinoma as a model. In addition, there is no adequate theory for the explanation of these correlations. The connections between constituents of the human diet and carcinogenesis are extremely complex and must continue to be examined intensively. The present results do not permit the conclusion that a lowering of plasma cholesterol between 180 and 200 mg/dl, which is regarded as appropriate for preventing or decelerating atherogenesis, increases the cancer risk in this large group of patients, by whatever means this reduction is achieved.

Einleitung

Ziel der antiarteriosklerotischen Therapie ist, bezogen auf den Fettstoffwechsel, eine dauerhafte Senkung der erhöhten Triglycerid- und besonders Cholesterinspiegel im Plasma, verbunden mit einer Umverteilung des Cholesterins zwischen den Lipoproteinfraktionen. Dieses Therapieziel soll durch diätetische und gegebenenfalls pharmakologische Maßnahmen erreicht werden. Nur bei den schwersten Formen der genetisch determinierten familiären Hypercholesterinämie kommen chirurgische oder andere invasive Behandlungsverfahren zum Einsatz. Die Behandlung der primären Hyperlipoproteinämien im Rahmen der Arterioskleroseprävention stellt eine Dauertherapie dar. Sie muß daher sicher, praktikabel und für den Patienten akzeptabel sein.

Drei Aspekte haben in der letzten Zeit dazu geführt, die Sicherheit dieser Maßnahmen in Zweifel zu ziehen; sie alle implizieren tumorinduzierende Mechanismen der Lipidsenkung:

1) In der sogenannten Clofibratstudie wurde anfänglich eine erhöhte Krebsinzidenz beschrieben;
2) die Befunde einiger großer epidemiologischer Studien haben eine negative Korrelation zwischen dem Cholesterinspiegel und der Krebsinzidenz nahegelegt;
3) die empfohlene Umstellung der Ernährung von Patienten mit Fettstoffwechselstörungen soll über das Auftreten von sogenannten Transfettsäuren das Karzinomrisiko erhöhen.

Ziel dieser Arbeit ist es, die zu diesen Punkten vorliegenden Befunde zusammenzustellen, kritisch zu bewerten und in ihrem Stellenwert für die menschliche Karzinogenese zu diskutieren.

Krebsrisiko lipidsenkender Pharmaka

Im ersten Bericht der kooperativen europäischen WHO-Clofibratstudie [1] wurde bei einem Kollektiv von über 15 000 Patienten, die 5 Jahre lang behandelt wurden, in der Clofibratgruppe eine Häufung von Todesfällen an Krebserkrankungen beschrieben; dabei fiel eine besondere Häufung von gastrointestinalen und pulmonalen Tumoren auf. Weitere überdurchschnittlich häufige Todesursachen waren Komplikationen nach chirurgischen Maßnahmen (besonders nach Cholezystektomie wegen Cholezystolithiasis) und Tod durch Gewalteinwirkung (Unfall, Mord). Schon in dieser ersten Publikation haben die Studienleiter auf die Wahrscheinlichkeit hingewiesen, daß die Häufung der Krebstodesfälle zufällig auftritt und nicht einer spezifischen Wirkung der Substanz anzulasten ist. Immerhin haben diese Daten dazu geführt, daß vom Bundesgesundheitsamt der Einsatz von Clofibrat vorübergehend verboten wurde. In der weiteren Nachbeobachtungszeit der Clofibratstudie über 8 Jahre [2] bzw. 12 Jahre [3] wurde keine weitere auffällige Häufung von Krebstodesfällen in der Clofibratgruppe beobachtet. Auch die weiteren großen prospektiven primären kardiovaskulären Interventions- bzw. Präventionsstudien haben eine Häufung von Krebstodesfällen in der Verumgruppe jeweils nicht beschreiben können [4-7]. Die 15jährige Nachbeobachtungszeit der größten prospektiven Studie zur sekundären Prävention der koronaren Herzkrankheit [8] verneint ebenfalls das gehäufte Auftreten von Krebserkrankungen und Krebstodesfällen. Die in diesen Studien eingesetzten lipidsenkenden Pharmaka Colestyramin, Colestipol, Nikotinsäure sowie Gemfibrocil gehören zu den Standardmedikamenten zur Behandlung von Fettstoffwechselstörungen. Die im übrigen über alle lipidsenkenden Pharmaka vorliegenden ausführlichen pharmakologischen Befunde haben diese Substanzen als nichtmutagen und nichtkarzinogen eingestuft. Die vorgelegten Befunde erlauben den Rückschluß, daß der Einsatz der heute benutzten Lipidsenker auch in der Langzeittherapie das Krebsrisiko der behandelten Patienten *nicht* erhöht, zumindest nicht bei den realistischerweise zu erreichenden Senkungen des Cholesterinspiegels.

Hypocholesterinämie und Krebs

Einige epidemiologische Studien hatten bereits vor Jahren einen Zusammenhang zwischen einem niedrigen Plasmacholesterinspiegel (oberer Grenzwert in der Regel 200 mg/dl) und einer erhöhten Krebsinzidenz beschrieben. In anderen Studien war hingegen keine oder sogar eine positive Korrelation zwischen diesen beiden Ereignissen gesehen worden. Tabelle 1 listet die wichtigsten Studien zu dieser Fragestellung auf, zusammen mit den gefundenen Korrelationen. Fast alle diese Studien, mit jeweils großen Patientenkollektiven, befaßten sich im wesentlichen mit

Tabelle 1. Cholesterin und Krebs – epidemiologische Studien. (*KHK* koronare Herzkrankheit; *HDFP* Hypertension detection and follow-up program; *0* keine Korrelation)

Autor/Jahr	Literaturverzeichnis (Nummer)	Primäre Zielgruppe	Land (Studie)	Korrelation Cholesterin/Krebs
Kark et al. (1980)	[9]	KHK	USA	Negativ
Garcia-Palmieri et al. (1981)	[10]	KHK	Costa Rica	Negativ
Beaglehole et al. (1980)	[11]	KHK	Maoris, Neuseeland	Negativ
Williams et al. (1981)	[12]	KHK	USA (Framingham)	Negativ (nur ♀)
Kagan et al. (1981)	[13]	KHK	Migranten, Honolulu	Negativ
Morris et al. (1983)	[14]	Hypertonie	USA (HDFP)	Negativ
Westlund u. Nicolayson (1972)	[15]	KHK	Schweden	Positiv
Dyer et al. (1981)	[16]	KHK	USA (Chicago)	Positiv
Kozarevic et al. (1981)	[17]	KHK	Jugoslawien	0
Yaari et al. (1981)	[18]	KHK	Israel	0
Oliver et al. (1978)	[1]	KHK	Europa (WHO-Clofibrat)	0

kardiovaskulären Fragestellungen; die mitgeteilten Cholesterin-Krebs-Korrelationen waren eher Nebenergebnisse dieser Untersuchungen. Die negativen Korrelationen waren in der Regel schwach ausgeprägt, zudem häufig nur für ein Geschlecht oder eine Altersgruppe gültig; auch die positiven Korrelationen waren im Regelfall schwach ausgeprägt; ein zeitlicher Bezug zwischen der Cholesterinbestimmung und der Krebsentstehung bzw. -diagnose wird in diesem Datenmaterial nicht angegeben. Nachfolgende Studien [19, 20] legten einen zeitlichen Bezug zwischen dem Absinken des Cholesterinspiegels und der Entstehung der Krebserkrankung nahe, in dem Sinne, daß der erniedrigte Cholesterinspiegel als metabolische Folge des (möglicherweise bei der Erstuntersuchung okkulten) Tumorleidens interpretiert wurde. In einer großen prospektiven multizentrischen Studie (61 567 Teilnehmer in 11 Studien in 8 Ländern) wurde daraufhin dieser mögliche zeitliche Zusammenhang für alle Krebsarten insgesamt und für die besonders häufigen Lungen- und Kolonkarzinome getrennt überprüft [21]. Für alle Krebsentitäten war ein niedriger Plasmacholesterinspiegel nur bei Tod im 1. Jahr nach der Lipidmessung nachweisbar, bei den später auftretenden Todesfällen (Jahr 2–10 nach Cholesterinmessung) war die inverse Korrelation Cholesterinspiegel/Krebsinzidenz verschwunden bzw. hatte sich positiviert. In der kürzlich erschienenen prospektiven amerikanischen NHANES-I-Studie [21] mit allerdings kleineren Kollektiven, aber einer längeren Beobachtungszeit wurde wiederum eine negative Korrelation zwischen dem Cholesterinspiegel und der Krebsinzidenz gefunden, allerdings stärker ausgeprägt für Männer als für Frauen, dafür aber ohne den oben beschriebenen zeitlichen, auf das 1. Jahr der Cholesterinbestimmung begrenzten Bezug.

Für die Pathogenese des Kolonkarzinoms und dessen Vorläufer, das Kolonadenom, gilt ein enger Zusammenhang zwischen dem Darminhalt an Cholesterin, Cholesterinmetaboliten und Gallensäuren und deren Metaboliten als möglich [23]. Neuere Befunde lassen allerdings Zweifel an diesen Zusammenhängen aufkommen [24]. Auch für das Kolonkarzinom wurde eine inverse Korrelation Cholesterinspiegel/Krebsinzidenz beschrieben [12]. Im letzten Jahr wurden Befunde von 3 prospektiven Studien vorgelegt, die in Tabelle 2 zusammengestellt sind. Sie gehen von der für die Entstehung des Kolonkarzinoms akzeptierten Adenom-Karzinom-Sequenz [28] aus und finden weder für die Präkanzerose (Adenom) noch für den manifesten Tumor, zumindest in frühen Stadien (entsprechend Stadium Dukes A), die zuvor beschriebene negative Korrelation, sowohl bei Männern als auch bei Frauen in verschiedenen Ländern (USA, Schweden, BRD) und mit unterschiedlichen Ernährungs- und Lebensgewohnheiten.

Tabelle 2. Kolonadenom/-Karzinom und Cholesterin

Autor	Literaturverzeichnis (Nummer)	Land	Erkrankung	Patientenzahl	Korrelation Cholesterin/Erkrankung
Neugut et al.	[25]	USA	Adenom/Karzinom	426	0
Törnberg et al.	[26]	Schweden	Karzinom	839	Positiv
Mannes et al.	[27]	Deutschland	Adenom	842	Positiv

Frühere epidemiologische Studien haben weiterhin eine positive Korrelation zwischen dem Fleischverzehr, dem Fettgehalt der Nahrung und der Krebsinzidenz ergeben; diese Beziehung gilt u. a. für das Kolonkarzinom, das Mammakarzinom und das Prostatakarzinom [29]. Auf der anderen Seite gibt es im Tiermodell keine Hinweise auf die karzinogene, kokarzinogene oder tumorpromotorartige Wirkung des Cholesterins selbst [30]; ein Modell, welches die karzinogene Wirkung eines für den erwachsenen Menschen nur milde erniedrigten Plasmacholesterinspiegels (180–200 mg/dl) erklären könnte, ist anhand der Daten aus der Physiologie, der Molekularbiologie und der untersuchten Tiermodelle nicht ableitbar.

Nahrungsänderung und Krebs

Die schon zitierten epidemiologischen Studien haben einen Zusammenhang zwischen dem Fleisch- und Fettverzehr, dem Plasmacholesterinspiegel und der Krebsinzidenz, zumindest für bestimmte solide Tumoren, nahegelegt [29]. Auch für die Arteriosklerose und ihre klinischen Manifestationen koronare Herzkrankheit, zerebrovaskuläre Erkrankungen und periphere arterielle Verschlußkrankheit gelten ähnliche Beziehungen [31]; die atherogene Rolle des Cholesterins ist klinisch und experimentell gesichert [32]. In den Empfehlungen zur Prävention der Arteriosklerose spielen diätetische Faktoren eine entscheidende Rolle; sie beinhalten qualitative und quantitative Aspekte. Ein wesentlicher Teil dieser Empfehlungen beinhaltet den Ersatz der tierischen durch pflanzliche Fette, verbunden mit einer Zunahme der mehrfach ungesättigten Fettsäuren in der Nahrung [33]. Tatsächlich ist der Gehalt an sogenannten Transfettsäuren in der Nahrung in den letzten Jahren erheblich gestiegen [34]; im Tiermodell sind sie karzinogen oder kokarzinogen [30]. Die postulierten pathogenetischen Prinzipien der Transfettsäuren sind in nachfolgender Übersicht zusammengestellt.

Proliferation von Peroxisomen,
Bildung von O_2-Radikalen,
DNS-Schädigung,
Membranschädigung (besonders Mitochondrien).

Darüber hinaus sind in der normalen Ernährung enthalten bzw. entstehen im Darm während der Verdauung eine Reihe von Karzinogenen, Kokarzinogenen (Tumorpromotoren) und Mutagenen [25]. Diejenigen Substanzen, die einen Bezug zum Fettstoffwechsel und zu den Gallensäuren aufweisen, sind im folgenden zusammengestellt. Ihre tatsächliche pathogenetische Bedeutung für die menschliche Karzinogenese ist allerdings weitgehend unbekannt, ebenso wie der tatsächliche Beitrag sogenannter im Hinblick auf die Karzinogenese protektiver Faktoren zumindest für den Menschen unsicher ist. Der synergistische Effekt einer niedrigen Fettzufuhr und eines erhöhten Ballaststoffanteils in der Nahrung erscheint vom Konzept her attraktiv, es liegen aber für den tatsächlich günstigen Effekt eines erhöhten Faserstoffanteils in der Nahrung für die menschliche Karzinogenese nur wenige Daten vor [36].

Fördernde Substanzen
Fettsäurehydroperoxyde
Cholesterinhydroperoxyde
Endoperoxyde
Epoxyde
Aldehyde
Radikale
Gallensäuremetaboliten

Protektive Substanzen
Karotinoide
Selenium
Glutathion
Ascorbinsäure
Vitamin E

Literatur

1. Oliver MF, Heady JA, Morris JN, Cooper J (1978) A co-operative trial in the primary prevention of ischaemic heart disease using clofibrate. Report from the Committee of Principal Investigators. Br Heart J 40:1069–1118
2. Oliver MF, Heady JA, Morris JN, Cooper J (1984) WHO cooperative trial on primary prevention of ischaemic heart disease with clofibrate to lower serum cholesterol: final mortality follow-up. Report of the Committee of Principal Investigators. Lancet II:600–604
3. Peto R (1987) persönliche Mitteilung
4. Lipid Research Clinics Program (1984) The Lipid Research Clinics Coronary Primary Prevention Trial results. I. Reduction in incidence of coronary heart disease. II. The relationship of reduction in incidence of coronary heart disease to cholesterol lowering. JAMA 251:365–374
5. Blankenhorn DH, Nessum SA, Johnson RL et al. (1987) Beneficial effects of combined colestipol-niacin therapy on coronary atherosclerosis and coronary venous bypass grafts. JAMA 257:3233–3240
6. Multiple Risk Factor Intervention Trial Research Group (1982) Multiple Risk Factor Intervention Trial: risk factor changes and mortality results. JAMA 248:1465–1477
7. Frick MH, Elo O, Haapa K et al. (1987) Helsinki heart study: primary prevention trial with Gemfibrozil in middle-aged men with dyslipidemia. Safety of treatment, changes in risk factors, and incidence of coronary heart disease. N Engl J Med 317:1237–1245
8. Canner PL, Berge KG, Wenger NK et al. (1986) Fifteen year mortality in coronary drug project patients: long-term benefit with niacin. J Am Coll Cardiol 8:1245–1255
9. Kark JD, Smith AH, Hames CG (1980) The relationship of serum cholesterol to the incidence of cancer in Evans County, Georgia. J Chronic Dis 33:311–322
10. Garcia-Palmieri MR, Sorlie PD, Costas R et al. (1981) An apparent inverse relationship between serum cholesterol and cancer mortality in Puerto Rico. Am J Epidemiol 114:29–40
11. Beaglehole R, Foulkes MA, Prior IAM et al. (1980) Cholesterol and mortality in New Zealand maoris. Br Med J 280:285–287
12. Williams RR, Sorlie PD, Feinleib et al. (1981) Cancer incidence by levels of cholesterol. JAMA 245:247–252
13. Kagan A, McGee D, Yano K et al. (1981) Serum cholesterol and mortality in a Japanese-American population: the Honolulu Heart Program. Am J Epidemiol 114:11–20
14. Morris DL, Borhani NO, Fitzsimons D et al. (1983) Serum cholesterol and cancer in the hypertension detection and follow-up program. Cancer 52:1754–1759
15. Westlund K, Nicolaysen R (1972) Ten-year mortality and morbidity related to serum cholesterol: a follow-up of 3,751 men aged 40–59. Scand J Lab Invest [Suppl 127] 30:3–24
16. Dyer AR, Stamler J, Paul O et al. (1981) Serum cholesterol and risk of death from cancer and other causes in three Chicago epidemiological studies. J Chronic Dis 34:249–260
17. Kozarevic D, McGee D, Vojvodic N et al. (1981) Serum cholesterol and mortality: the Yugoslavia Cardiovascular Disease Study. Am J Epidemiol 114:21–28

18. Yaari S, Goldbourt U, Even-Zohar S et al. (1981) Associations of serum high density lipoprotein and total cholesterol with total, cardiovascular, and cancer mortality in a seven-year prospective study of 10000 men. Lancet I:1011–1015
19. Rose G, Shipley MJ (1980) Plasma lipids and mortality: a source of error. Lancet I:523–526
20. Cambien F, Ducimetiere P, Richard J (1980) Total serum cholesterol and cancer mortality in a middle-aged male population. Am J Epidemiol 112:388–394
21. International Collaborative Group (1982) Circulating cholesterol level and risk of death from cancer in men aged 40 to 69 years. JAMA 248:2853–2859
22. Schatzkin A, Hoover RN, Taylor PR et al. (1987) Serum cholesterol and cancer in the NHANES I epidemiologic followup study. Lancet II:298–301
23. Reddy BS, Mastromarino A, Gustafson C et al. (1976) Fecal bile acids and neutral steroids in patients with familial polyposis. Cancer 38:1694–1698
24. Ponz de Leon M, Roncucci L, di Donato P et al. (1987) Fecal neutral steroids in normal conditions and in patients with polyps or cancer of the large bowel. Cancer Res 47:305–310
25. Neugut AI, Johnson CM, Fink DJ (1986) Serum cholesterol levels in adenomatous polyps and cancer of the colon. A case-control study. JAMA 255:365–367
26. Törnberg SA, Holm LE, Carstensen JM, Eklund GA (1986) Risks of cancer of the colon and rectum in relation to serum cholesterol and beta-lipoprotein. N Engl J Med 315:1629–1633
27. Mannes GA, Maier A, Thieme C, Wiebecke B, Paumgartner G (1986) Relation between the frequency of colorectal adenoma and the serum cholesterol level. N Engl J Med 315:1634–1638
28. Hill MJ, Morson BC, Bussey HJR (1978) Aetiology of adenoma-carcinoma sequence of large bowel. Lancet I:245–247
29. Peto R (1986) Cancer around the world: evidence for avoidability. In: Hallgren B et al. (eds) Diet and prevention of coronary heart disease and cancer. Raven, New York, pp 1–15
30. Carroll KK, Braden LM, Bell JA, Kalamegham R (1986) Fat and cancer. Cancer 58:1818–1825
31. Wilhelmsen L (1986) Epidemiology of coronary heart disease. In: Hallgren B et al. (eds) Diet and prevention of coronary heart disease and cancer. Raven, New York, pp 17–23
32. Steinberg D (1986) Lipoproteins and atherogenesis: current concepts. In: Hallgren B et al. (eds) Diet and prevention of coronary heart disease and cancer. Raven, New York, pp 95–111
33. Study Group, European Atherosclerosis Sociecy (1987) Strategies for the prevention of coronary heart disease: a policy statement of the European Atherosclerosis Society. Eur Heart J 8:77–88
34. Enig MG, Munn RJ, Keeney M (1978) Dietary fat and cancer trends – a critique. Fed Proc 37:2215–2220
35. Ames BN (1983) Dietary carcinogens and anticarcinogens. Oxygen radicals and degenerative disease. Science 221:1256–1264
36. Kritchevsky D (1986) Diet, nutrition, and cancer. The role of fiber. Cancer 58:1830–1836
37. Dewys WD, Malone WF, Butrum RR, Sestili MA (1986) Clinical trials in cancer prevention. Cancer 58:1954–1962

Risiko der fibrinolytischen Behandlung in der Therapie arteriosklerotischer Erkrankungen

R. Zimmermann

Zusammenfassung

Die Thrombolyse mit Streptokinase, Urokinase und rt-PA hat einen wichtigen Stellenwert bei der Behandlung thrombotischer Komplikationen im Rahmen arteriosklerotischer Erkrankungen. Die fibrinolytische Therapie beeinträchtigt die Hämostase, mit hämorrhagischen Erscheinungen muß daher gerechnet werden. Kontraindikationen einer thrombolytischen Behandlung sind strengstens zu berücksichtigen. Die bisherigen Untersuchungen zeigen, daß mit zunehmender Aggressivität des Behandlungsschemas die Wiedereröffnungsrate zunimmt, gleichzeitig aber auch die Quote hämorrhagischer Erscheinungen steigt. Diese Beziehung konnte bei unterschiedlicher Kombination von Streptokinase, Acetylsalicylsäure und Heparin in eigenen Untersuchungen gezeigt werden. Mit zunehmender Dosis von Heparin und Acetylsalicylsäure nahm die koronare Rekanalisierung zu und bei Senkung der Dosierung entsprechend ab. Die ultrahochdosierte Gabe von Streptokinase führt nach den bisherigen Untersuchungen bei gleicher Rekanalisierungsrate zu einer Abnahme der hämorrhagischen Erscheinungen. Die Gabe von rt-PA (Gewebeplasminogenaktivator) führt lediglich zu einer geringfügigen Beeinträchtigung der Hämostase bei einer Tendenz zur höheren koronaren Rekanalisierung und möglicherweise geringeren Quote an hämorrhagischen Erscheinungen. Das Thrombolytikum Pro-Urokinase befindet sich zur Zeit in der klinischen Prüfung.

Summary

Thrombolysis with streptokinase, urokinase, and rt-PA (tissue plasminogen activator) is of high importance in the treatment of thrombotic complications associated with arteriosclerotic diseases. As the fibrinolytic therapy impedes hemostasis, hemorrhagic problems might occur. The contraindications to hemolytic therapy must be seriously considered. The currently available studies show that the frequency of reopening increases with the "aggressiveness" of the therapeutic regimen. At the same time, the frequency of hemorrhagic phenomena increases. This relation could be demonstrated in investigations of the effect of various combinations of streptokinase, acetylsalicylic acid, and warfarin. Coronary recanalization improved with increasing doses of warfarin and acetylsalicylic acid and correspondingly decreased with lower doses. According to the investigations conducted so far, administration of ultrahigh doses of streptokinase leads to a decrease in hemorrhagic complications with an unchanged reopening rate. The use of rt-PA results in only minor impairment of hemostasis with a tendency toward higher coronary recanalization and possibly a lower rate of hemorrhagic phenomena. The effect of the thrombolytic agent pro-urokinase is being examined in clinical studies.

Einleitung

Zahlreiche Studien haben in den letzten Jahren die Bedeutung der fibrinolytischen Therapie bei der Behandlung arteriosklerotischer Erkrankungen belegt. So nahm parallel zur Entwicklung wirksamer und spezifischer Thrombolytika die Indikationsstellung zur thrombusauflösenden Behandlung zu. Sie umfaßt heute die arterielle Verschlußkrankheit und seit der Renaissance Ende der 70er Jahre auch wieder den akuten Myokardinfarkt. Neue Anwendungsgebiete, z. B. im Bereich der Neurologie, sind in der klinischen Erprobung.

Spiegelbildlich zum plasmatischen Gerinnungssystem besteht ein fibrinolytisches System. Das verantwortliche Enzym Plasmin spaltet proteolytisch Fibrin, aber auch Fibrinogen und die Blutgerinnungsfaktoren V und VIII [11]. Plasmin liegt im Blut in einer inaktiven Vorstufe vor. Die Aktivierung kann durch blut- und gewebeständige Aktivatoren erfolgen. Eine medikamentöse Aktivierung dieses Systems ist pharmakologisch durch Streptokinase, Urokinase, den Gewebeplasminogenaktivator (rt-PA) oder Pro-Urokinase (scu-PA) möglich (Abb. 1).

Streptokinase und Urokinase

Das am häufigsten eingesetzte Medikament ist die Streptokinase. Streptokinase verbindet sich dabei zunächst mit dem Plasminogen und stellt den Aktivator dar. Dieser Streptokinase-Plasminogen-Komplex überführt dann Plasminogen in das aktive Plasmin. Urokinase setzt Plasminogen direkt in Plasmin um. Bei ausreichender Verfügbarkeit von Plasmin wird Fibrin schließlich in seine Bestandteile, die sogenannten Fibrinspaltprodukte, zerlegt.

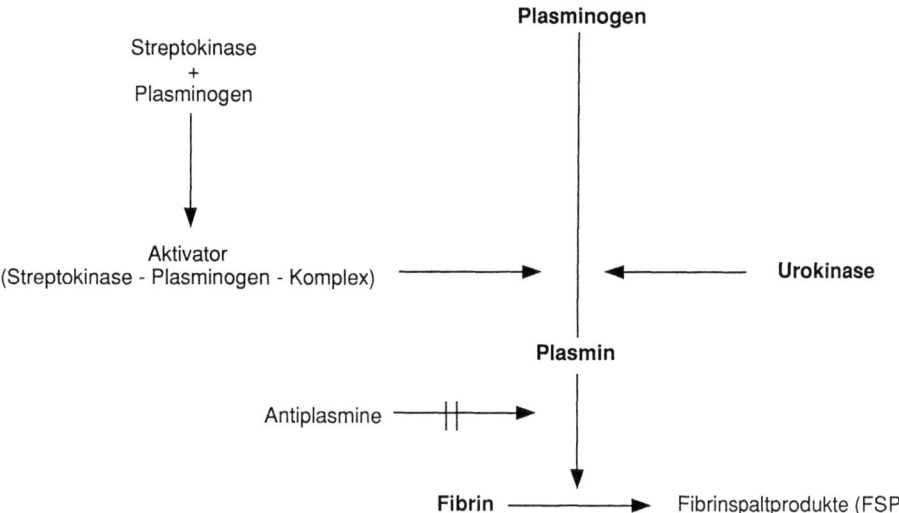

Abb. 1. Schematische Darstellung zum Wirkmechanismus der Fibrinolyseaktivierung mit Streptokinase und Urokinase

Die Wirkung von Plasmin erfolgt unspezifisch. Es resultiert eine komplexe Spaltung nicht nur des im Thrombus enthaltenden Fibrins, sondern auch des zirkulierenden Fibrinogens. Im Gegensatz dazu führen die Thrombolytika der neueren Generation (rt-PA und Pro-Urokinase) zu einer sogenannten fibrinspezifischen Thrombolyse. Fibrinogen wird bei dieser Form der Thrombolyse nur in geringem Maße abgebaut.

Nebenwirkungen

Abb. 2 gibt die möglichen Nebenwirkungen einer mehrtägigen Behandlung mit Streptokinase und Urokinase bei der klassischen Thrombolyseindikation, der tiefen venösen Thrombose, wieder. Dabei ist bei längerfristiger Behandlung sicherlich mit einem höheren Risiko an unerwünschten Wirkungen zu rechnen. Unter einer Therapie mit Streptokinase muß bei einem Drittel der Patienten mit pyrogenen Reaktionen gerechnet werden. Wie die Ergebnisse der Sammelstatistiken nach Burkhardt u. Heinrich [2] sowie Thayer [6] zeigen, bieten 8–13% der Patienten allergische Reaktionen. Schwere Blutungen wurden bei 4–8% der Patienten

Nebenwirkungsrate (%) bei tiefen Beinvenenthrombosen

	Streptokinase		Urokinase
	$(n = 337)^1$	$(n = 138)^2$	$(n = 81)^3$
Fieber (> 38°C)	37	37	6
allergische Reaktionen	8,4	13	0
Makrohämaturie	?	?	8,6
Hb - Abfall (> 2 g%)	?	?	6
schwere Blutungen	8,3	4,3	1,2
Bluttransfusionen	?	?	1,2
Therapieabbruch	15 %	?	2,5
Letalität	3 %	2,2 %	0

[1] Heinrich, F., 1979

[2] Thayer, C.F., 1981

[3] Zimmermann, R., 1981

Abb. 2. Nebenwirkungsrate einer Langzeitlyse bei Patienten mit tiefen venösen Thrombosen. Eigene Ergebnisse [10] sind denen zweier Sammelstatistiken [2, 6] gegenübergestellt

beobachtet. Bei mindestens 15% der Patienten mußte die längerfristige Streptokinasetherapie abgebrochen werden. Im Gegensatz dazu zeigt die Behandlung mit Urokinase, einem körpereigenen, physiologischen Plasminogenaktivator, eine geringere Rate an allergischen und hämorrhagischen Komplikationen [10]. Nur 6% der Patienten wiesen pyrogene Reaktionen auf, lediglich bei 6% der Personen wurde ein Hb-Abfall registriert.

Dosierung der Streptokinase

Wie weitere Studien gezeigt haben, ist unter einer kurzfristigen, hochdosierten Behandlung mit Streptokinase eine geringere Rate an Nebenwirkungen zu berechnen. Wir haben Anfang der 80er Jahre 4 unterschiedliche Streptokinasebehandlungsschemata bei Patienten mit akutem Herzinfarkt geprüft [7]. Damals bestand eine gewisse Unsicherheit bezüglich einer optimalen Dosierung von Streptokinase. Unklarheiten waren auch hinsichtlich der zusätzlichen Heparinisierung und der Gabe von Thrombozytenfunktionshemmern gegeben. Wie Abb. 3 zeigt, wurde in einer ersten Behandlungsserie Streptokinase intrakoronar (200 000–300 000 IE) mit der Gabe von 10 000 E Heparin kombiniert und zusätzlich 1 g Aspirin injiziert. Unter diesem ersten Behandlungsschema sahen wir 3 kleinere und 2 größere Blutungen. In der Serie II bei Fortlassen von Aspirin und Gabe von Heparin wurden lediglich 4 kleinere Blutungen registriert, die sich im Bereich der Punktionsstellen fanden. Bei Dosiserhöhung von Heparin kam eine größere Blutung mit einem größeren Hb-Abfall zur Beobachtung. In einer vierten Be-

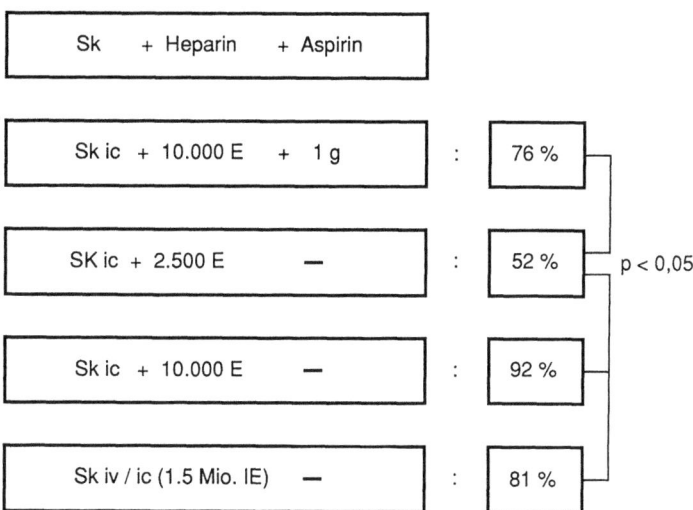

Abb. 3. Koronare Rekanalisierungsraten bei unterschiedlicher Dosierung und Kombination von Streptokinase, Heparin und Acetylsalicylsäure [7]

handlungsserie wurde Streptokinase in einer Dosierung von 1,5 Mio. Einheiten/ 90 min appliziert.

Wie die Abb. 3 zeigt, nahm mit der Aggressivität der antithrombotischen Behandlung auch die koronare Wiedereröffnungsrate zu. Sie betrug in Gruppe I 76%. Bei Fortlassen von Aspirin und Reduzierung der Heparindosis nahm die koronare Wiedereröffnungsrate allerdings deutlich und statistisch signifikant auf nur noch 52% ab. Bei Steigerung der Heparindosis wurde eine Rekanalisierungsrate von 29% registriert. Behandlungsschema IV (hochdosierte Streptokinase) war wiederum mit einer hohen koronaren Wiedereröffnungsrate verbunden.

rt-PA und scu-PA

In den letzten Jahren sind eine Reihe neuerer Thrombolytika der 2. und 3. Generation entwickelt worden. Es handelt sich dabei um den Gewebeplasminogenaktivator (rt-PA) und die Pro-Urokinase (scu-PA, "single change urokinase plasminogen activator"). Bezüglich der Wirksamkeit von rt-PA liegen eine Reihe von Ergebnissen vor [5, 9]. Diese Substanz ist in der Zwischenheit in den USA, in mehreren europäischen Ländern und in Deutschland zur Behandlung des akuten Myokardinfarktes zugelassen worden. Ebenso liegen erste Daten zur Behandlung der tiefen venösen Thrombose mit rt-PA vor [12]. Nach diesen Ergebnissen zeigt rt-PA die Tendenz einer höheren koronaren Rekanalisierung bei möglicherweise geringerer Quote an hämorrhagischen Erscheinungen. So zeigten 43% der mit rt-PA, aber 47% der mit Streptokinase behandelten Patienten Blutungen im Bereich der Katheterpunktionsstellen.

Dosierung der scu-PA

In eigenen Untersuchungen konnte die Pro-Urokinase bei Patienten mit akutem Myokardinfarkt in einer ersten Dosisfindung getestet werden [1]. Die koronare Rekanalisierung konnte bei einer ausreichenden Dosierung von 6 Mio. E Pro-Urokinase sowie zusätzlicher Aktivierung durch Urokinase (250 000 IE) auf über 50% gesteigert werden. Bei insgesamt 80 Patienten kam es lediglich in 2 Fällen zu Blutungserscheinungen. Eine Bluttransfusion wurde lediglich in 1 Fall notwendig. Das Fibrinogen sank lediglich um ein Drittel der Ausgangskonzentration ab.

Blutungskomplikationen

Der Vollständigkeit halber soll auf die Blutungskomplikationen bei der Lyse von Patienten mit akutem Myokardinfarkt auf eine ältere Studie eingegangen werden [8]. In dieser europäischen kooperativen Studie wurden insgesamt 512 Patienten randomisiert einer Behandlung mit Streptokinase oder einer Kontrollgruppe zugeführt. 1,2% der mit Streptokinase behandelten Patienten erlitten intrazerebrale Blutungen (Abb. 4). 25 Patienten bluteten aus den Punktionskanälen, gastrointestinal oder urogenital. 11% erlitten spontane Hämatome. Die Erscheinungen waren im Vergleich zur Kontrollgruppe statistisch signifikant unterschiedlich zu bewerten. Bei der Interpretation dieser Daten ist allerdings darauf hinzuweisen, daß es sich hier nicht um eine kurzzeitige Verabreichung von Streptokinase gehandelt hat. Die Therapie mit Streptokinase wurde in dieser kooperativen Studie über

Nebenwirkungen während der Infusion

	Streptokinase (n)	Kontrollen (n)	P
Gesamtzahl randomisiert	156	159	
Tatsächlich infundiert	155	157	
Patienten mit Blutungen	39	2	< 0,001
• Hirnblutung	2	0	-
• aus Punktionsstellen	25	1	< 0,001
• gastrointestinal, urogenital, Spontanhämatome	11	1	< 0,01
• Infusionsabbruch	5	0	
Sonstige Nebenwirkungen	15	2	< 0,01

Abb. 4. Nebenwirkungsraten der Langzeitthrombolyse über 24 h mit Streptokinase beim akuten Myokardinfarkt in der europäischen multizentrischen Studie [8]

24 h durchgeführt. Die Senkung der Behandlungszeit auf heute nur noch 90 min hat dazu geführt, daß die Nebenwirkungsrate, insbesondere die Quote zerebraler Komplikationen, auf eine Inzidenz von nur noch etwa 0,2–0,5% gesenkt werden konnte.

Ähnliche Erfahrungen sind auch bei der Therapie von Patienten mit einer peripheren arteriellen Verschlußkrankheit zu verzeichnen. Auch hier wurde früher die Streptokinasebehandlung über mehrere Tage durchgeführt [3]. Die Quote intrakranialer Blutung lag bei 1,4%. In 0,7% der Fälle war ein letaler Ausgang zu verzeichnen [3]. Auch bei dieser Indikation hat die ultrahochdosierte Verabreichung von Streptokinase zu einer deutlichen Senkung bedrohlicher Nebenwirkungen geführt. Nach Untersuchungen von Martin u. Fiebach [4] wurden lediglich bei 0,84% der Patienten Gehirnblutungen registriert. In lediglich 0,2%, bei einem Patient führt diese Blutung direkt zum Tode.

Literatur

1. Bode C, Schönermark S, Schuler G, Zimmermann R, Schwarz F, Kübler W (1988) Efficacy of intravenous prourokinase and a combination of prourokinase and urokinase in acute myocardial infarction. Am J Cardiol 61:971
2. Burkhardt H, Heinrich F (1979) Praxis der Streptokinasetherapie. Ergebnisse einer Fragebogenaktion. Diagn Intensivther 4:102
3. Heinrich F (1975) Streptokinase-Therapie bei chronischer arterieller Verschlußkrankheit. Ergebnisse einer multizentrischen Studie. Med Verlagsgesellschaft, Marburg
4. Martin M, Fiebach BJO (1985) Die Streptokinase-Behandlung peripherer Arterien- und Venenverschlüsse unter besonderer Berücksichtigung der ultrahohen Dosierung. Huber, Bern Stuttgart

5. Mueller HS et al. (1985) The TIMI study group: the thrombolysis in myocardial infarction (TIMI) trial. Phase I findings. N Engl J Med 312:932
6. Thayer CF (1981) Results of postmarketing surveillance program on streptokinase. Curr Ther Res 30:129
7. Olshausen K, Zimmermann R, Schwarz F, Harenberg J, Kandler J, Rebmann T, Kübler W (1982) Der Einfluß von Heparin und Acetylsalicylsäure auf die Erfolgsquote und Nebenwirkungsrate bei intracoronarer Fibrinolyse. Verh Dtsch Ges Inn Med 88:102
8. Verstraete M, Loo J van de (1979) Streptokinase in acute myocardial infarction. European cooperative study group for streptokinase treatment in acute myocardial infarction. N Engl J Med 301:797
9. Verstraete M, Bleifeld W, Brower RW et al. (1985) Double-blind, randomized trial of intravenous tissue-type plasminogen activator versus placebo in acute myocardial infarction. Lancet II:965
10. Zimmermann R, Harenberg J, Mörl H, Kuhn HM, Wahl P, Gerhardt P (1982) Thrombolytische Therapie der tiefen Beinvenenthrombose mit Urokinase. Klin Wochenschr 60:489
11. Zimmermann R, Mörl H (1985) Grundlagen gerinnungshemmender und thrombolytischer Therapie. In: Schettler G, Weber E (Hrsg) Internistische Therapie in Klinik und Praxis. Thieme, Stuttgart, p 466
12. Zimmermann R, Horn A, Harenberg J, Diehm C, Müller-Bühl U, Kübler W (1988) Thrombolyse der tiefen venösen Thrombose mit rt-PA. Klin Wochenschr [Suppl 12] 66:137

Einnahmesicherheit bei multimorbiden Patienten einer Rehabilitationsklinik – Ergebnisse einer Replikationsstudie

B. Fischer und W. Weidenhammer

Zusammenfassung

Mit Hilfe einer Replikationsstudie wurde versucht, Aussagen über die Tablettencompliance multimorbider Rehabilitationspatienten zu überprüfen. Während des jeweils 20tägigen Untersuchungszeitraumes betrug die nach der Riboflavinmethode ermittelte Einnahmerate im Durchschnitt aller 648 Patienten 54±24%. Die Wiederholungsstudie bestätigte, daß die individuelle Compliancerate im Verlauf des Klinikaufenthaltes als relativ stabil anzusehen ist. Es zeigten sich wiederum keine bedeutsamen linearen Zusammenhänge der Compliancerate mit anderen Merkmalen wie Alter, Geschlecht, Nationalität, Intelligenzniveau oder Befindlichkeit der Patienten. Der Anstieg der Compliance von 48 auf 54% ist möglicherweise nicht unabhängig von der Verbesserung der technisch-organisatorischen Abläufe bei der wiederholten Durchführung einer solchen Studie. Es liegen aber auch Hinweise vor, daß eine Änderung des Therapieangebots innerhalb der Klinik die Compliance der Patienten erhöhte.

Summary

The tablet compliance of multimorbid rehabilitation patients was investigated in a replication study. During the test period of 20 days, the frequency of tablet ingestion of the 684 patients was 54±24%. These data were won by the riboflavin method. The repetition study confirmed that the individual compliance shown during hospital stay is relatively stable. There were no marked linear correlations between compliance rate and other parameters like age, sex, nationality, level of intelligence or general well-being of the patients. The increase of the compliance from 48% in a first study to 54% in the replication study might possibly be connected with the improvement of organization in the second study. On the other hand, some data suggest that a change in the therapeutic regimen within the hospital increased patient compliance.

Zielsetzung und Methodik

In den Jahren 1978 und 1979 wurde über einen Zeitraum von 13 Monaten die Tablettencompliance sämtlicher Patienten der Schwerpunktklinik Klausenbach untersucht. In diese auslesefreie Studie gingen insgesamt 990 Patienten ein, die neben dem Schwerpunkt von Hirnfunktionsstörungen eine breite Vielfalt internistischer Diagnosen aufwiesen [1, 2, 6]. Die Patienten erhielten zusätzlich zur Standardmedikation jeweils morgens um 8 Uhr eine Testkapsel mit 15 mg Riboflavin.

Aus den zwischen 11 und 13 Uhr abgegebenen Urinproben erfolgte bei jedem Patienten ein fluorimetrisch durchgeführter Riboflavinnachweis [3]. Bei positivem Urinbefund wurde der Patient als „Einnehmer" und bei negativem Befund als „Nichteinnehmer" klassifiziert. Diese Untersuchung wurde täglich über die Dauer von 20 Tagen vorgenommen. Die individuelle Compliancerate für diesen Zeitraum errechnete sich aus der Anzahl positiver Befunde, dividiert durch 20. Multipliziert man den Wert mit 100, so erhält man eine prozentual ausgedrückte Compliancerate.

Zusätzlich wurde eine Reihe potentieller Prädiktoren der Compliance erhoben, wie z. B. Alter, Geschlecht, Diagnose, Nationalität, Berufsstand, Befindlichkeit bei Beginn bzw. bei Abschluß des stationären Aufenthaltes (erhoben mit Bf-S nach v. Zerssen [7]) und Intelligenzniveau (erhoben mit MWT-B nach Lehrl [5]).

Mit der damaligen Studie erhoffte man Antworten zu erhalten auf folgende Fragen:

- Wie sieht die Verteilung der Compliancerate aus?
- Verändert sich die Compliancerate während des 20tägigen Untersuchungszeitraums?
- Mit welchen demographischen, medizinischen oder psychologischen Merkmalen bestehen Zusammenhänge zur Compliancerate, d. h. welche Variablen dienen evtl. der Vorhersage der individuellen Compliance?

Auf die Ergebnisse dieser Studie [2] wird im folgenden noch eingegangen werden.

Ein Jahr später wurde die Untersuchung mit dem gleichen Methodeninventar wiederholt. Die Legitimation dieser Replikationsstudie (Studie II) lag in erster Linie darin, die in der Vorgängerstudie (Studie I) abgeleiteten Ergebnisse einer erneuten Prüfung zu unterziehen. Inhaltlich standen nach wie vor die oben formulierten Fragen zur Diskussion.

Die hier dargestellten Ergebnisse beziehen sich hauptsächlich auf die Replikationsstudie, wobei sie einem kritischen Vergleich mit den vorherigen Befunden unterzogen werden sollen.

Patienten

Einen wesentlichen Aspekt für den Vergleich der Ergebnisse beider Studien stellt die Struktur der Patientengruppen dar. Nur im Falle homogener Stichproben lassen sich die Ergebnisse direkt miteinander vergleichen. In Studie I gingen insgesamt 990 Patienten und in Studie II 648 Patienten ein. Nachdem sich die Auswertung in erster Linie auf die Patienten mit deutscher Nationalität beschränkte, sind in Tabelle 1 diese Gruppen aus beiden Studien gegenübergestellt.

Anhand der gezeigten Strukturmerkmale gehen wir davon aus, daß keine wesentlichen systematischen Unterschiede zwischen beiden Patientenkollektiven vorliegen.

Eine Übersicht über die Häufigkeit verschiedener Diagnosen bei den Patienten der Studie II ist Tabelle 3 zu entnehmen.

Tabelle 1. Übersicht der in beiden Studien analysierten Patientengruppen mit deutscher Staatsangehörigkeit

	Studie I ($n=892$)		Studie II ($n=611$)	
	$\bar{x}$	s	$\bar{x}$	s
Alter (Jahre)	51,7	7,9	50,6	8,1
Multimorbiditätsindex*	6,1	2,3	5,4	2,1
MWT-B-IQ	99,8	12,2	100,1	13,1
Männlich (%)	69		76	
Weiblich (%)	31		24	
Diagnose: zerebrale Insuffizienz (%)	42		34	
Bereits vorbehandelt (%)	78		74	
Rentenantrag gestellt (%)	7		7	

* Summe der vorliegenden Erkrankungen (0 bis max. 10).

Ergebnisse

Compliancerate

Die durchschnittliche Compliancerate aller Patienten in Studie II liegt bei 54,0% ± 24,0%. In der Vorgängerstudie betrug sie 47,9% ± 32,4%. Die Verteilungsformen der Complianceraten weichen in beiden Studien von der Normalverteilung ab. Es handelt sich um asymmetrische Verteilungen mit dem Schwerpunkt bei höheren Complianceraten (Abb. 1). Diese Verschiebung ist bei den Ergebnissen der Studie II jedoch ausgeprägter. Bei den deutschen Patienten der Studie I lag die mittlere Compliancerate bei 49,1% ± 27,3%. Die entsprechenden Werte der Replikationsstudie belaufen sich auf 54,5% ± 23,9%.

Stabilität der Complianceraten während des stationären Aufenthaltes

Die Stabilität der Complianceraten wurde unter 2 Aspekten überprüft. Zum einen wurde die Compliance für 4 Zeitabschnitte mit der jeweiligen Dauer von 5 Tagen getrennt berechnet und miteinander verglichen (Tabelle 2). Zum anderen wurden die Korrelationen zwischen den Complianceraten dieser Zeitabschnitte berechnet. Die Ergebnisse weisen auf eine geringfügige monotone Abnahme der Compliance während des stationären Klinikaufenthaltes hin. Die Korrelationen lassen ein individuell relativ stabiles Complianceverhalten erkennen, v.a. zwischen dem 2. und 3. bzw. zwischen dem 3. und 4. Zeitabschnitt.

Die Befunde zur Stabilität der Compliance entsprechen großteils den Ergebnissen der Vorgängerstudie, wobei die Compliancerate dort zu allen Zeitabschnitten etwas niedriger lag.

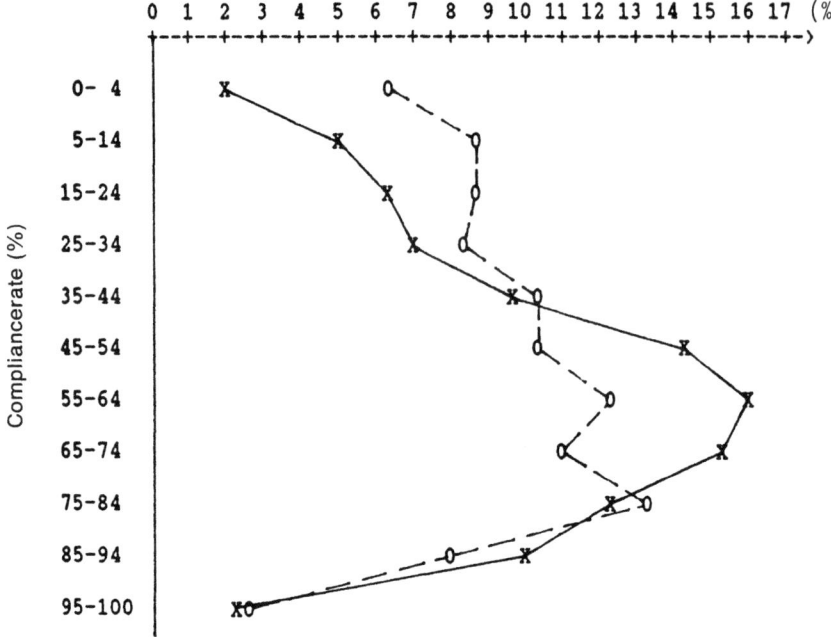

Abb. 1. Verteilung der Complianceraten der 990 Patienten aus Studie I (*O*) und der 648 Patienten aus Studie II (*X*)

Tabelle 2. Mittelwerte, Standardabweichungen und Interkorrelationen der Complianceraten während 4 verschiedener Zeitabschnitte ($n=611$)

	1.–5. Tag	6.–10. Tag	11.–15. Tag	16.–20. Tag
Mittelwert	57,8	54,7	54,3	51,1
Standardabweichung	29,1	31,6	31,9	31,9
1.– 5. Tag	–	0,38	0,41	0,34
6.–10. Tag		–	0,53	0,43
11.–15. Tag			–	0,60
16.–20. Tag				–

Zusammenhang der Compliancerate mit anderen Merkmalen

Empirische Zusammenhänge der Compliancerate mit demographischen, medizinischen und psychologischen Merkmalen wurden mit Hilfe von Produkt-Moment-Korrelationskoeffizienten analysiert. Analog zur ersten Studie sind in der Wiederholungsstudie nur sehr wenige und in ihrem Ausmaß schwache Zusammenhänge zur Compliancerate zu beobachten. Die höchste Korrelation besteht zum Alter der Patienten ($r=0{,}18$). Ältere Patienten zeigen demnach eine höhere Compliance. Des weiteren ist bei den Diagnosen Diabetes sowie Hypertonie eine geringfügig höhere Compliance anzutreffen ($r=0{,}13$ in beiden Fällen). Alle anderen Merkmale zeigen mit der Compliancerate Korrelationskoeffizienten unter 0,10 und sind somit kaum als Prädiktoren der Compliance zu betrachten. In der ersten Studie korrelierten Alter (r=0,11), Vormedikation (r=0,17) sowie Nikotinabusus (r=0,12) mit der Compliancerate. Das Intelligenzniveau zeigte in beiden Studien keinen Zusammenhang zur Compliance (r=0,00 bzw. 0,01).

Compliancerate bei verschiedenen diagnostischen Subgruppen

Das Gesamtkollektiv der Patienten wurde in diagnostische Untergruppen aufgeteilt und die durchschnittliche Compliance dieser Teilgruppen bestimmt (Tabelle 3). Aufgrund der Multimorbidität der Patienten kann derselbe Patient dabei mehreren Untergruppen gleichzeitig angehören.

Wie aus Tabelle 3 zu entnehmen ist, sind die durchschnittlichen Complianceraten der verschiedenen Diagnosegruppen nur unwesentlich voneinander verschieden. Die höchste Compliance finden wir bei der Diagnose Diabetes (65,1%) und Hypertonie (58,6%), die niedrigste bei Patienten mit Nikotinabusus (50,0%). Auffallend sind darüber hinaus die Patienten nach transitorischer ischämischer Attacke mit einer Compliance von 76,2%; jedoch setzt sich das Ergebnis aus nur 4 Patienten zusammen und ist damit statistisch nicht zuverlässig. Die mittlere Compliance der übrigen Patientengruppen oszilliert um das Gesamtergebnis von 54,5%. Interessanterweise liegt die Compliance der Patienten mit zerebraler Insuffizienz etwas über der Restgruppe ohne zerebrale Insuffizienz. Das Ausmaß der Beeinträchtigung der Orientierung zu Ort und Zeit ist bei den Patienten mit zerebraler Insuffizienz als sehr diskret anzusehen, so daß sich diese Störungen noch nicht in der Einnahmesicherheit bemerkbar machen.

Tabelle 3. Durchschnittliches Alter und Compliancerate verschiedener diagnostischer Untergruppen (n=611; Mehrfachzuordnungen möglich)

Subgruppe	n	[%]	Alter		Compliancerate	
			$\bar{x}$	s	$\bar{x}$	s
Beginnende zerebrovaskuläre Insuffizienz	119	(19,5)	54,0	5,2	56,7	22,8
Chronische zerebrovaskuläre Insuffizienz	55	(9,0)	56,2	6,2	57,9	26,7
Vertebrobasiläre Insuffizienz	61	(10,0)	54,0	6,0	56,0	24,8
T.I.A.	4	(0,6)	52,0	3,7	76,2	6,3
Zustand nach Apoplex	37	(6,1)	51,6	5,5	51,5	21,3
Alle Patienten mit zerebraler Insuffizienz	211	(34,5)	54,0	5,9	56,3	23,7
Alle Patienten ohne zerebrale Insuffizienz	400	(65,5)	48,8	8,5	53,6	24,0
Diabetes	50	(8,2)	52,2	9,4	65,1	21,7
Hyperlipidämie	158	(25,9)	51,0	7,9	55,5	23,1
Hyperurikämie	103	(16,9)	48,8	8,6	54,4	22,5
Zustand nach Herzinfarkt	23	(3,8)	55,1	10,1	57,6	29,3
Hypertonie	218	(35,7)	52,1	8,0	58,6	22,4
Adipositas	215	(35,2)	50,9	8,0	56,5	22,2
Nikotinabusus	15	(2,4)	45,7	7,6	50,0	20,4
Alkoholabusus	5	(0,8)	46,0	8,9	55,0	18,7

Im großen und ganzen haben sich damit die Ergebnisse der ersten Studie bestätigt, wonach zwischen den diagnostischen Untergruppen keine wesentlichen Unterschiede in der Einnahmesicherheit bestehen.

Die Befunde beider Compliancestudien im Vergleich

Die Strukturmerkmale der in beide Studien einbezogenen Patientengruppen weisen keine systematischen Unterschiede auf, so daß einem Vergleich der Ergebnisse zur Compliance von daher nichts im Wege steht. Der auffallendste Befund dabei ist die Steigerung der Compliancerate von 49,1% auf 54,5%, wobei dies hauptsächlich auf das wesentlich seltenere Vorkommen extrem niedriger Complianceraten (<25%) zurückzuführen ist. Während in der ersten Studie noch 23,7% aller Patienten in diese Kategorie fielen, waren es in der Replikationsstudie nur noch 13,2%. Zur Beantwortung der Frage nach dem Grund dieses Anstieges muß man sich ausführlicher mit der Bestimmung der Compliancerate beschäftigen. Die Summe der positiven und negativen Proben über den Zeitraum von 20 Tagen ergab nun nicht immer den Wert 20. Die fehlende Zahl waren sogenannte „sonstige" Befunde; d. h. die Patienten gaben die Urinproben nicht ab. Sowohl in Studie I wie auch in Studie II wurde stichprobenhaft bei jeweils 20 Patienten mit nicht abgegebenen Urinproben genauer recherchiert. Die Patienten wurden, nachdem der Zeitpunkt der Urinabgabe verstrichen war, aufgesucht und nachträglich um eine Urinprobe gebeten. Bei diesen Urinproben konnte in keinem einzigen Fall Riboflavin nachgewiesen werden, so daß wir alle „sonstigen" Befunde als negativen („Non-Compliance")befund gewertet haben. Die Zahlen in Tabelle 4 zeigen, worin sich beide Studien im wesentlichen unterscheiden.

Der deutlichste Effekt bei der wiederholten Studie liegt in dem Rückgang der nichtabgegebenen Urinproben. Möglicherweise ist dies auch auf die Verbesserung der organisatorisch-technischen Abläufe innerhalb der Klinik zurückzuführen. Für den Anstieg der Compliance könnte aber auch eine Änderung im Therapieangebot verantwortlich sein. Nach dem Jahr 1979 wurden Patienten der Klinik, die Durchblutungsstörungen des Gehirns aufwiesen, vermehrt mit Antihypoxidotika (Piracetam) behandelt. Bei der Gabe von Piracetam konnte aber eine hohe Compliance (79%) nachgewiesen werden, die sich andererseits unabhängig von der Anzahl der täglich eingenommenen Medikamente erwies (s. Abb. 2 [4]).

Somit könnte evtl. die vermehrte Verordnung von Piracetam den Complianceanstieg in Studie II erklären. Dies wird auch dadurch unterstützt, daß bei Pa-

Tabelle 4. Durchschnittliche Anzahl „positiver", „negativer" und „sonstiger" Befunde beim Riboflavinnachweis bei den deutschen Patienten beider Studien

Befund	Positiv	Negativ (negativ ± sonstige)	Compliance (%)
Studie I	9,7	10,2 (5,5+4,7)	48,5
Studie II	10,9	9,0 (7,4+1,6)	54,5

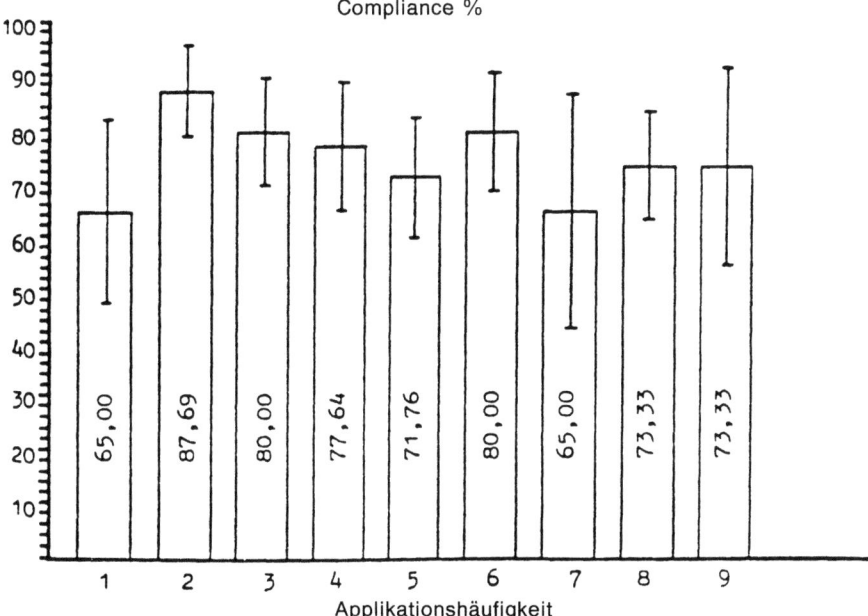

Abb. 2. Mittlere Compliance (±/s) von Piracetam, in Abhängigkeit von der Anzahl täglich eingenommener Medikamente (Tabletten, Tropfen, Lösung, Zäpfchen). (Nach Krah u. Koleczko [4])

tienten mit zerebraler Insuffizienz die Compliance deutlicher zunahm (von 47 auf 56%) als bei jenen ohne zerebrale Insuffizienz (von 49 auf 54% [2]).

Die Sonderstellung der ausländischen Patienten bezüglich ihrer Compliance klärt sich unter Einbeziehung der sonstigen Befunde ebenfalls auf. In Studie I betrug die Compliancerate dieser Patienten 38,3%, wobei im Durchschnitt 7,7 sonstige Befunde während der 20 Tage auftraten. In der Replikationsstudie reduzierte sich diese Zahl auf 2,8 und die Compliancerate (bezogen auf 20 Proben) steigerte sich auf 46,4%.

Der Unterschied in der Compliance deutscher und ausländischer Patienten ist daher wohl wesentlich weniger drastisch einzuschätzen als dies allein aufgrund der ersten Studie anzunehmen war [1].

Die relativ hohe Stabilität der Compliancerate während des Klinikaufenthaltes ließ sich in der Replikationsstudie bestätigen. Ebenso entsprechen sich weitgehend die Ergebnisse beider Studien bei der Suche nach geeigneten Prädikatoren der individuellen Compliancerate. Die Zusammenhänge mit anderen – im Rahmen der Studien erhobenen – demographischen, medizinischen und psychologischen Merkmalen sind insgesamt kaum zur Prognose der individuellen Compliance brauchbar.

Durch die teilweise Bestätigung von Ergebnissen sowie auch die Relativierung und Korrektur von Aussagen, die aufgrund unserer ersten Studie formuliert waren, hat sich unserer Meinung nach das forschungsmethodische Instrument der Replikationsstudie hier sehr gut bewährt.

Literatur

1. Fischer B, Fischer U (1982) Einnahmesicherheit bei multimorbiden Patienten. In: Fischer B, Lehrl S (Hrsg) Patienten-Compliance: Stellenwert, bisherige Ergebnisse, Verbesserungsmöglichkeiten. Studienreihe Boehringer, Mannheim
2. Fischer B, Lehrl S, Fischer U, Weber E (1983) Drug compliance of pregeriatric rehabilitation patients. Brief communication on a longitudinal investigation. Act Gerontol 13:101–103
3. Gundert-Remy U, Möntmann V, Weber E (1978) Studien zur Regelmäßigkeit der Einnahme verordneter Medikamente bei stationären Patienten. Inn Med 2:78–83
4. Krah R, Koleczko S (1986) Compliance – ein zentrales Problem der Rehabilitation. Med Dissertation Universität Heidelberg, Klinikum Mannheim
5. Lehrl S (1977) Mehrfachwahl–Wortschatz–Intelligenztest-B (MWT-B). Manual. Straube, Erlangen
6. Lehrl S, Fischer B, Gundert-Remy U, Fischer U, Weber E (1982) Risikofaktoren, Risikoverhalten, Risikoerkrankungen und Compliance – Eine auslesefreie Untersuchung an 892 deutschen Kurpatienten. In: Fischer B, Lehrl S (Hrsg) Patienten-Compliance: Stellenwert, bisherige Ergebnisse, Verbesserungsmöglichkeiten. Studienreihe Boehringer, Mannheim
7. Zerssen D von (1976) Die Befindlichkeitsskala – Parallelformen Bf-S und Bf-S'. Manual. Beltz, Weinheim

Rehabilitation – Gesundheitsschulung oder Rentenbörse?

O. A. Brusis

Zusammenfassung

Ziel einer Rehabilitationsmaßnahme ist die Wiedereingliederung des Patienten in das Erwerbsleben, die Familie und die Gesellschaft. Die Rehabilitation umfaßt physische, psychische und soziale Aspekte und erfolgt in enger Zusammenarbeit zwischen Akutklinik, Rehaklinik und niedergelassener Ärzteschaft. Die kardiologische Rehabilitation beginnt gemäß WHO-Definition nach Entlassung aus der Intensivstation zunächst mit therapeutischen und präventiven Maßnahmen in der Akutklinik, gefolgt von einer zweiten Phase in einem speziellen kardiologischen Rehabilitationszentrum. Schließlich setzt sie sich in der lebenslangen Rehabilitation am Wohnort fort.

Eine entscheidende Aufgabe des betreuenden Arztes liegt darin, dem Patienten bei der Annahme seiner Krankheit zu helfen und ihn bei der Neuordnung seiner Prioritäten auch unter Berücksichtigung der Risikofaktoren zu unterstützen. Letztlich besteht das Ziel jeder Rehabilitation im Erreichen einer optimalen Funktion im somatischen und psychischen Bereich.

Summary

The goal of rehabilitation is the reincorporation of the patient into working life, family, and society. Rehabilitation comprises physical, psychic, and social aspects and is carried out in close cooperation with "acute" clinics, rehabilitation clinics, and practitioners. After discharge from the intensive care unit, cardiologic rehabilitation begins, according to the WHO definition, with therapeutic and preventive measures in the same clinic, followed by a second phase in a special cardiologic rehabilitation center. Finally, life-long rehabilitation continues at home.

A very important task of the physician in charge is to help the patient to accept the disease and to redefine his priorities taking into account the risk factors. The final goal of every rehabilitation is optimal somatic and psychic function.

Einleitung

In den vergangenen Jahren wurde häufig mehr heiß als sachlich über den Wert oder Unwert der Rehabilitation diskutiert. Insbesondere Gegner der Rehabilitation standen mit ihrer Argumentation gegen die Durchführung einer komprehensiven stationären Rehabilitationsmaßnahme mit ihren Argumentationen mehr auf emotionalem denn rationalem Boden. Es ist müßig, in diesem Zusammenhang über die Rehabilitation im allgemeinen zu sprechen. Hier soll gezielt die Rehabilitation nach Herzinfarkt und/oder Herzoperationen Objekt der Diskussion sein.

Die Rehabilitation in diesen Indikationsbereichen in Deutschland, Österreich, Schweiz und den Ostblockstaaten wurde – aufgrund vorhandener struktureller Gegebenheiten – zur stationären Rehabilitation in besonderen Kureinrichtungen und später zu der heute allgemein praktizierten und anerkannten Rehabilitation von Herz-Kreislauf-Erkrankungen in speziellen Rehabilitationszentren. Dabei wurde erst ab 1974 die gesetzliche Grundlage für die heute allgemein akzeptierten Anschluß-Heil-Behandlungen nach Herzinfarkt oder Herzoperationen geschaffen. Diese gezielte, umfassende Rehabilitationsmaßnahme hat mit dem Kursystem der Rentenversicherer nur bedingt zu tun, wie später aufgezeigt werden wird.

Intentionen der Rehabilitation

Anschlußheilbehandlungen, also Heilmaßnahmen im unmittelbaren Anschluß an die Entlassung aus dem Akutkrankenhaus bei Infarktpatienten und Herzoperierten sind hinsichtlich ihrer Effektivität bisher noch nicht untersucht worden, wobei die Schwierigkeit einer solchen Untersuchung in der Definition der Endpunkte und in den wohl beträchtlichen Kosten einer solchen Untersuchung liegen dürfte.

Die Rentenversicherer, also die Bundesversicherungsanstalt für Angestellte, die Landesversicherungsanstalten, die Seekasse und die Bundesknappschaft, sahen als erstes Ziel einer Rehabilitationsmaßnahme die Wiedereingliederung in das Erwerbsleben. Erst durch das Rehabilitationsangleichungsgesetz konnte dieses Ziel auch dahingehend ausgeweitet werden, daß nun die Reintegration in das Erwerbsleben, in die Familie und in die Gesellschaft gesetzlich festgehalten wurde.

Mit letzterer Angleichung waren Rehabilitationsmaßnahmen auch für Patienten, die nicht mehr im Erwerbsleben standen, also ältere Patienten, möglich gemacht worden.

Die Kosten für die Rehabilitationsmaßnahmen bundesweit, d. h. Kosten der Rentenversicherer und der gesetzlichen Krankenversicherungen, sind vom Jahre 1981 von 3 Mrd. DM bis 1986 auf 4,2 Mrd. DM angestiegen.

Diese Kosten umfassen sämtliche Rehabilitationsmaßnahmen auf allen Indikationsbereichen.

Dreistufenmodell der WHO

Die kardiologische Rehabilitation wird nach den Kriterien der WHO in 3 Phasen eingeteilt:

1) Akutklinik,
2) Rehabilitationszentrum,
3) Wohnort (lebenslang).

Phase 1, die Rehabilitation in der Akutklinik, beginnt, nachdem der Patient aus der akut lebensbedrohlichen Situation in der Intensivstation entlassen ist und sollte sich bereits zu diesem Zeitpunkt um Ansätze in der Verhaltensänderung (Rauchen, Gewicht, Blutfette) bemühen. Sie besteht aus erst passiven, später aktiven bewegungstherapeutischen Maßnahmen zur Verbesserung der Flexibilität und Koordination und zur Verhütung sekundärer Komplikationen durch die Bettruhe. Bei der Entlassung aus dem Akutkrankenhaus sollte der Patient in der Lage sein, 2 Stockwerke beschwerdefrei zu gehen.

Phase 2 beginnt unmittelbar im Anschluß an die Entlassung aus der Akutklinik und setzt sich in den speziellen kardiologischen Rehabilitationszentren fort.

Aus belegungstechnischen Gründen ist es nicht immer möglich, diesen unmittelbaren Anschluß an das Akutkrankenhaus zu vollziehen. Hier gestattet der Rentenversicherer bis zu 14 Tagen, in Ausnahme bis zu 3 Wochen Wartezeiten.

Im allgemeinen werden in Phase 2 der Rehabilitation 4–6 Wochen benötigt, um den Patienten wieder soweit herzustellen, daß er gefahrlos in die weitere hausärztliche Behandlung entlassen werden kann.

Dort beginnt dann Phase 3, die lebenslange Rehabilitation am Wohnort. Idealerweise sollte der Patient am Wohnort in eine ambulante Herzgruppe, von denen in der Zwischenzeit etwa 1700 in Deutschland existieren, aufgenommen werden, damit in Zusammenarbeit von Hausarzt und Gruppenarzt eine optimale medizinische Betreuung sowie verhaltensmedizinische Motivation und Führung möglich wird.

Teilziele der Rehabilitation

Um die Grobziele der Rehabilitation, nämlich die Reintegration in Familie, Beruf und Gesellschaft, erfüllen zu können, müssen individuell bestimmte Kleinziele und Bedingungen, die Eliot wie folgt definiert hat, erfüllt werden:

1) Annahme der Krankheit,
2) Wissen über die Krankheit,
3) sozialer Rückhalt,
4) Beständigkeit im Gesundheitsverhalten (Compliance),
5) Erreichen optimaler Funktion.

Wohl mit die schwierigste Aufgabe in der Rehabilitationsklinik und am Wohnort durch den betreuenden Hausarzt ist das Ziel, den Patienten zur *Annahme seiner Krankheit,* seines Leidens zu bringen. Häufig kommt der Herzinfarkt aus heiterem Himmel und ist, insbesondere bei einem jüngeren Infarktpatienten, ein unfaßbares Ereignis, das ihn emotional und psychisch aus der Bahn wirft.

Der Patient muß klar erkennen, daß durch die Krankheit eine neue Phase seines Lebens begonnen hat und daß die Zukunft nur unter dem Aspekt der Einstellung auf die Krankheit, insbesondere hinsichtlich der Risikofaktoren, zu meistern ist. Dies setzt ein umfassendes *Wissen über die Krankheit* voraus.

Gerade in der Rehabilitationsklinik besteht die Möglichkeit in Form von Vorträgen, audiovisuellen Methoden, Gruppengesprächen und Einzelgesprächen, diese Kenntnis zu vermitteln und sie patientengerecht anzubieten.

Neben der rein kognitiven Phase dieser Krankheitsverarbeitung muß der Patient auch emotional unterstützt werden, worunter *sozialer Rückhalt* zu verstehen ist. Dieser soziale Rückhalt bezieht sich nicht nur auf die Ärzte und Therapeuten, sondern in besonderem Maße auch auf die unmittelbare Umwelt des Patienten, seinen Partner, seine Familie. Daraus ergibt sich die Folgerung und Forderung, in den Rehabilitationsprozeß nicht nur den Patienten selbst, sondern mindestens auch seinen Partner miteinzubeziehen, der durch den Herzinfarkt oder die Herzoperation ähnlich hart und unerwartet getroffen wurde und in ähnlicher Weise lernen muß, mit der Krankheit des Partners zu leben, sie zu akzeptieren und das Beste für die Zukunft daraus zu machen. Gerade die jüngsten Bestrebungen, die Rehabilitation aus den Rehabilitationskliniken in das Akutkrankenhaus zu verlegen, beweist das fehlende Verständnis für die Problematik der Patientenführung und für die Aufgaben in der Verhaltensmedizin. Zumindest im Augenblick ist die Vorstellung, diese Rehabilitationsaufgaben patientenbezogen und gut in der Akutklinik durchführen zu wollen, abwegig, nicht zu bezahlen und unrealistisch.

Ein weiterer wesentlicher Punkt ist die Verstärkung des *Gesundheitsverhaltens*, die Förderung der *Compliance* – nicht nur hinsichtlich der medikamentösen Maßnahmen, sondern hinsichtlich aller, insbesondere verhaltenstherapeutischer und verhaltensmedizinischer, Maßnahmen.

Schließlich fordert Eliot das Erreichen einer *optimalen Funktion* auf dem somatischen Sektor. Man gewinnt den Eindruck, daß Gegner der Rehabilitation, bei oberflächlicher Betrachtung der Problematik, sich lediglich auf diesen Punkt versteifen, wobei die optimale Funktion im psychischen Bereich noch gar nicht diskutiert wird. Bestünde die Problematik in der kardialen Rehabilitation lediglich in dem Erreichen einer bestimmten Wattzahl, so ließe es sich durchaus erwägen, ob dies nicht auch anders und billiger erreicht werden könnte, als im derzeitigen System. Auch dem Kardiologen in der Intensivstation oder im Echolabor müßte es klar sein, daß für den Patienten die Problematik des Herzinfarktes nicht nur in der linksventrikulären Funktion oder in einer Herzrhythmusstörung liegt. Die Aussage eines holländischen Kardiologen, daß der Patient nach Entlassung aus dem Akutkrankenhaus nicht mehr so sehr am Herzen leide, sondern im Kopfe krank sei, womit die gesamte Komplexität der emotionalen und psychischen Krankheitsverarbeitung angesprochen ist, dürfte allen Ärzten, die sich mit Infarktpatienten und Herzpatienten auseinanderzusetzen haben, aus der Erfahrung gesprochen sein. Damit soll in keiner Weise die Notwendigkeit einer exakten und sauberen Diagnostik in Frage gestellt werden.

Verhaltenstherapeutische Maßnahmen

Zum Erreichen der genannten Ziele sind folgende verhaltenstherapeutische Schritte notwendig. Wohl am wichtigsten dürfte die Revision der individuellen Wertskala sein. Es gilt, eine Bestandsaufnahme des Wichtigen und weniger Wichtigen im Leben zu machen und die Prioritäten für sich selbst neu zu ordnen. Nach dieser Wertneuordnung ist es außerordentlich wichtig, sich darüber im klaren zu sein, daß Endziele nur durch realistische Teilziele zu erreichen sind. Ein weiterer wichtiger Hinweis ist die Vermeidung von häufigen und/oder extremen Veränderungen des Lebens- und Berufsrhythmus. Wo immer möglich, sollte eine gewisse Stetigkeit und Beständigkeit angestrebt werden. Letzteres setzt neben einer klaren Zielsetzung auch die Fähigkeit, nein sagen zu können voraus, etwas, was besonders den sogenannten A-Typen absolut nicht leicht fällt. Auch hier ist der soziale Rückhalt durch Partner, Freunde, Gruppe ein wesentlicher Faktor, dieses Ziel zu erreichen. Gerade im Rahmen der Rehabilitationsklinik können Patienten, die frisch aus dem Akutkrankenhaus kommen, in sogenannten Infarktgruppen von Patienten die bereits längere Zeit das Ereignis hinter sich haben, viel lernen.

Entspannungstechniken und bewegungstherapeutische Maßnahmen dienen schließlich als unterstützende Therapie zur Erreichung der erwähnten Ziele, zur Kräftigung des Selbstbewußtseins und der Selbstsicherheit und zur Streßbewältigung. Die Verbesserung der rein somatischen Funktionen durch eine individuell verordnete Bewegungstherapie ist zwar ein wichtiger und erstrebenswerter Aspekt, würde aber die Bedeutung der Bewegungstherapie ganz wesentlich einschränken.

Kosten

Wie hoch sind die Kosten dieser Rehabilitation und wer trägt sie? Genaue Daten über die Kosten der Phase 1 im Akutkrankenhaus sind sicherlich vorhanden, liegen jedoch im einzelnen nicht vor. Der Kostenträger für die Phase 1 sind die Krankenkassen.

Für die noch erwerbstätigen Patienten in Phase 2 ist der Kostenträger der Rentenversicherer. Bei dem bereits nicht mehr im Arbeitsleben stehenden Patienten werden die Kosten nach § 184a RVO von den gesetzlichen Krankenkassen getragen.

Bei einer 4wöchigen Rehabilitation in einer Rehabilitationsklinik ohne Kardiochirurgie und ohne Angiographieplatz, sonst aber hinsichtlich der kardiologischen Funktionsdiagnostik vollständig ausgerüstet, liegen die Kosten zwischen 4000 und 5000 DM, was sich auf 6000–7500 DM bei einer 6wöchigen Rehabilitationsmaßnahme erhöht. Geht man davon aus, daß eine Wiederholung der Maßnahme nach 1 Jahr angestrebt wird, so sind diesen Kosten weitere 4000–5000 DM hinzuzufügen. Damit betragen die Gesamtkosten der stationären Rehabilitation im Zeitraum von 2 Jahren nach dem Akutereignis etwa 10000–12000 DM. Dazu sind noch die Kosten der Teilnahme an einer ambulanten Herzgruppe während des Jahres zwischen der 1. und 2. Rehabilitationsmaßnahme zu zählen, die sich derzeit auf etwa 350–400 DM/Patient belaufen.

Dem ist gegenüber zu stellen – bei vorzeitiger Berentung wegen des Herzinfarktes und vorausgesetzt, daß durch die Rehabilitationsmaßnahme diese vorzeitige Berentung hinausgezögert werden könnte – die monatliche Durchschnittsrente für den Mann von 1210 DM, der ein Jahresaufkommen von 14500 DM entspricht.

Hinzuzurechnen ist der Ausfall der Rentenbeiträge in Höhe von 6600 DM, womit bereits nach 1 Jahr Gesamtkosten von ca. 21000 DM auftreten.

Ließe sich also der Beweis führen, daß durch eine Rehabilitationsmaßnahme eine vorzeitige Berentung um 1 Jahr hinausgezögert werden kann, wäre die Rehabilitation mit den derzeitigen Kosten volkswirtschaftlich gesehen rentabel. Nicht berücksichtigt wurde bisher, was bei Erwerbstätigkeit in 1 Jahr an Steuern und anderen Abgaben dem Sozialprodukt hinzugefügt wird.

Schluß

Ob ein Herzpatient nach der Rehabilitation wieder an seinen Arbeitsplatz zurückkehren kann, hängt bei weitem nicht alleine von den medizinischen Gegebenheiten ab, sondern vielmehr von der jeweiligen Arbeitsmarktsituation, dem Alter und Bildungsgrad des Patienten und vom sozialen Status, nämlich ob er Arbeiter, Angestellter oder Selbständiger ist. Diese Faktoren sind letztlich entscheidend, ob ein Patient wieder an seinen Arbeitsplatz zurückkehren kann oder nicht.

Bei Patienten, die bereits berentet sind, wenn sie am Herzen erkranken, ist die Zweckmäßigkeit der Rehabilitation um so mehr zu bejahen, je größer die Chance ist, den Patienten wieder soweit herzustellen, daß er sich selbst versorgen kann und nicht zum Pflegefall und damit zur Last für die Allgemeinheit wird.

Die Rehabilitation darf nicht als einseitige Maßnahme zur Rückführung ins Berufs- und Erwerbsleben gesehen werden. Sie ist eine komplexe medizinische Maßnahme, die physische, psychische und soziale Aspekte mitberücksichtigen muß.

Sie ist nur in enger Zusammenarbeit zwischen Akutklinik, Rehaklinik und niedergelassener Ärzteschaft durchführbar, wobei Bewegungstherapeuten, Psychologen, Diätassistentinnen und Übungsleiter der ambulanten Herzgruppen, aber auch die Partner und die Familie der Betroffenen in das Team miteinbezogen werden müssen. Die komprehensive Rehabilitation ist ein lebenslanger und insbesondere in Phase 3 mühseliger Prozeß.

Maritime n-3-hochungesättigte Fettsäuren – eine Möglichkeit der diätetischen Prophylaxe der Artherosklerose?

C. von Schacky

Zusammenfassung

Die äußerst niedrige Koronarmortalität der Eskimos wird mit einem hohen Verzehr von Kaltwasserfisch und den darin enthaltenen vielfach ungesättigten Fettsäuren vom Typ n-3 in Zusammenhang gebracht. In der üblichen westlichen Ernährung überwiegen dagegen gesättigte Fettsäuren, die ungesättigten Fettsäuren sind fast ausschließlich vom Typ n-6. Die günstige Beeinflussung des Eicosanoidsystems im Menschen gilt als ein entscheidender Mechanismus für die Wirksamkeit von n-3 Fettsäuren. n-3 Fettsäuren oder Fischöl besitzen die Fähigkeit, Cholesterin und Triglyceride im Serum zu vermindern, den Blutdruck zu senken, die Blutungszeit zu verlängern, die Thrombozytenaggregation ex vivo zu hemmen und das Eicosanoidsystem in eine antiaggregatorische und vasodilatatorische Richtung zu verschieben. Weitere Studien werden klären müssen, ob n-3-Fettsäuren bei definierten Krankheitsbildern eine Wirksamkeit zeigen und ob eine Anreicherung der Ernährung mit n-3-Fettsäuren auch die eskimotypische niedrige Inzidenz von Atherosklerose nach sich zieht.

Summary

The very low coronary morbidity observed in Eskimos is probably related to the high consumption of coldwater fish rich in highly unsaturated fatty acids. In contrast, the average diet in Western countries contains a large amount of saturated fatty acids, and the unsaturated fatty acids are mainly of the type n-6. The positive influence on the eicosanoid system in humans is regarded as the main mechanism of action of the n-3 fatty acids. The n-3 fatty acids or fish oil are capable of lowering serum cholesterol and triglycerides and blood pressure. They extend bleeding time, inhibit thrombocyte aggregation ex vivo, and shift the eicosanoid system in an anti-aggregatory and vasodilatory direction. Further studies are needed to show whether n-3 fatty acids demonstrate a therapeutic effect in defined diseases, and whether an enrichment of food with n-3 fatty acids leads to the low incidence of atherosclerosis found in Eskimos.

Befunde bei Eskimos

Bei Eskimos, die sich traditionell von Fisch und Fischprodukten ernähren, ist, im Vergleich zur dänischen Kontrollpopulation, die Koronarmortalität äußerst niedrig. Eine dosisabhängige, inverse Korrelation von Fischverzehr und Koronarinzidenz wurde auch in epidemiologischen Studien bei Japanern, Holländern und US-Amerikanern festgestellt. Bei Eskimos wurden niedriger Blutdruck, günstige Blutfette, eine verlängerte Blutungszeit, eine verminderte Plättchenantwort auf Stimulation und eine Verschiebung des Eicosanoidsystems in eine vasodilatorische und antiaggregatorische Richtung beobachtet und als protektive Mechanismen vorgeschlagen. Alle genannten Befunde werden zurückgeführt auf den hohen Gehalt von Eicosapentaen- und Docosahexaensäure im Kaltwasserfisch, zwei vielfach ungesättigte ultralangkettige Fettsäuren vom n-3-Typ; n-6 heißt die andere bedeutende Familie von mehrfach ungesättigten Fettsäuren, als Linolsäure in Margarine und pflanzlichen Ölen und als Arachidonsäure in tierischen Fetten. Im Menschen können Fettsäurefamilien nicht ineinander umgewandelt werden. In unserer westlichen Ernährung überwiegen gesättigte Fettsäuren, als ungesättigte Fettsäuren verzehren wir beinahe ausschließlich n-6-Fettsäuren.

Eigene Befunde

Nach Lebertran, Fischöl oder Makrele sinken Blutdruck und Blutdruckantwort auf Adrenalininfusion bei Freiwilligen und bei Hypertonikern. Noradrenalin und Renin im Plasma blieben ebenso unverändert durch die Ernährungsveränderung wie die Urinausscheidung von Aldosteron, Kallikrein, Prostaglandin E_2, Prostaglandin $F_{2\alpha}$ und die transmembranösen Kationfluxe des Erhytrozyten. Wie n-3-Fettsäuren den Blutdruck senken, ist also noch unklar.

Fischreiche Ernährung (3 Makrelen/Tag für 1 Woche), aber auch die Gabe von 15–40 ml Fischöl als Zusatz zur Ernährung für Wochen oder Monate verminderten beide die Thrombozytenantwort ex vivo auf eine Vielzahl von Stimuli und verlängerten die Blutungszeit konsistent in zahlreichen Untersuchungen. Die beobachteten Veränderungen waren nach Absetzen reversibel. Eicosapentaensäure, als Reinsubstanz zusätzlich zur anderweitig nicht veränderten westlichen Ernährung gegeben, vermindert die Thrombozytenantwort auf Collagen nach 6 Tagen (2–6 g/Tag); Docosahexaensäure, im gleichen experimentellen Protokoll, zusätzlich die Thrombozytenantwort auf ADP, Fischöl enthält mithin 2 aggregationshemmende n-3-Fettsäuren, wobei Docosahexaensäure effektiver ist.

Verschiebung des Eicosanoidsystems

Als ein entscheidender Mechanismus für die Wirksamkeit von n-3-Fettsäuren gilt die günstige Beeinflussung des Eicosanoidsystems im Menschen. Von der n-6-Fettsäure Arachidonsäure leiten sich biologisch hochaktive Substanzen ab. Das Prostaglandin I_2 wirkt vasodilatatorisch und antiaggregatorisch, sein Gegenspieler Thromboxan A_2 vasokonstriktorisch und proaggregatorisch. Dem Gleichgewicht zwischen Prostaglandin I_2 und Thromboxan A_2 wird eine modulierende Rolle bei der Entstehung der Atherosklerose zugeschrieben. Aus der n-3-Fettsäure Eicosapentaensäure in Fisch bildet der Mensch Prostaglandin I_3, das fast ebenso stark wirksam ist wie Prostaglandin I_2, während das entsprechende Thromboxan A_3 biologisch unwirksam ist. Eicosapentaensäure in der Nahrung verschiebt also das Eicosanoidsystem in eine vermutlich weniger atheroskleroseförderne Richtung.

Senkung der Cholesterin- und Triglyceridwerte

Erhöhtes Serumcholesterin wird durch n-3-fettsäurereiches Fischöl effizienter als durch n-6-fettsäurereiches Mais- oder Sonnenblumenöl reduziert, obwohl Fischöle, in Gegensatz zu Pflanzenölen, geringe Mengen Cholesterin enthalten. Hierbei sind Eicosapentaensäure und Docosahexaensäure, auch als Einzelsubstanzen gegeben, deutlich wirksamer als die beiden n-6-Fettsäuren Arachidonsäure und Linolsäure. Arachidonsäure zu verwenden, um Blutfette zu senken, ist wegen Verstärkung der Thrombozytenaggregation nicht ratsam. Auch "low-density lipoprotein"- (LDL-) und "very-low-density-lipoprotein"- (VLDL-)-Cholesterinspiegel werden durch eine Anreicherung der Ernährung mit n-3-Fettsäuren gesenkt, wobei eine verminderte Bildung der Vorstufen als wahrscheinlichster Mechanismus gilt. Die Wirkung von n-3-Fettsäuren auf "High-density-lipoprotein" (HDL-)-Cholesterinspiegel ist noch kontrovers.

Serumtriglyeride werden durch n-3-Fettsäuren in dosisabhängiger Weise bei Freiwilligen bis auf $^2/_3$ und bei Patienten mit Hypertriglyceridämie bis auf $^1/_5$ der Ausgangswerte gesenkt. Auch hier sind Eicosapentaensäure und Docosahexaensäure – als Einzelsubstanzen gegeben – gleichermaßen wirksam. Als Mechanismus wird angenommen, daß n-3-Fettsäuren zum einen die VLDL-Triglyceridsynthese in der Leber und zum andern die "Very-low-density-lipoprotein-apoprotein-B"-Synthese vermindern.

Klinische Untersuchungen

Keine der wenigen bisher endgültig publizierten Untersuchungen mit klinischen Endpunkten an Patienten hält strenger methodischer Kritik stand: 12 von 92 Koronarpatienten, die in einer unkontrollierten offenen Studie 9 Monate lang 20 mg/Tag Fischöl zu sich nahmen, berichteten über einen niedrigeren Verbrauch von Nitropräparaten. An 52 Patienten mit rheumatoider Arthritis wurde eine randomisierte Doppelblindstudie mit 10 ml/Tag Fischöl oder Plazebo über 12 Wochen durchgeführt. Zur Auswertung kamen die Daten von 38 Patienten. Die Behandelten waren geringfügig gebessert, was z. B. Morgensteifigkeit und Griffstärke anlangt, mit einem Wiederaufflackern nach Absetzen. Vergleichbare Resultate wurden von derselben Gruppe von weiteren 33 von 40 in eine Nachfolgestudie aufgenommenen Patienten berichtet. Bei Patienten mit Psoriasis zeigten 8 von 15 geringe bis mäßige Besserung nach 8 Wochen 60–75 g Fischöl/Tag.

Zusammenfassend besitzen n-3-Fettsäuren oder Fischöl in Freiwilligen die Fähigkeit, Cholesterin und Triglyceride im Serum zu vermindern, den Blutdruck zu senken, die Blutungszeit zu verlängern, die Thrombozytenaggregation ex vivo zu hemmen und das Eicosanoidsystem in eine antiaggregatorische und vasodilatatorische Richtung zu verschieben, kurz, die bei Eskimos beobachteten, günstigen Veränderungen zu induzieren. Für n-3-Fettsäuren noch ungeklärt sind gegenwärtig u. a. noch Teile des Metabolismus, der Pharmakologie sowie Dosierungen für bestimmte Indikationen. Nach Abschluß dieser Untersuchungen, und falls sich in Pilotstudien an Patienten mit definierten Krankheitsbildern Anhalt für die

Wirksamkeit von n-3-Fettsäuren ergeben sollte, können im Anschluß groß angelegte Interventionsstudien klären, ob eine Anreicherung der Ernährung mit n-3-Fettsäuren auch die eskimotypische niedrige Inzidenz von Atherosklerose nach sich zieht. Zum gegenwärtigen Zeitpunkt sind therapeutische Empfehlungen nicht gerechtfertigt, die über das hinausgehen, was die American Heart Association empfiehlt: Weniger Kalorien, und von den Kalorien nur 30% als Fett, 1- bis 2mal in der Woche Fisch.

Aus der Diskussion

Die Diskussion von G. Middelhoffs Beitrag über das Tumorrisiko antiarteriosklerotischer Maßnahmen verdeutlichte die Schwierigkeit, die sich aus der Interpretation epidemiologischer Befunde ergeben, in denen kaum alle Kofaktoren ausgeschlossen werden können und die Unabhängigkeit verschiedener Variabler in Zweifel gezogen werden kann. Jedenfalls liegt offensichtlich für ein Tumor-Risiko lipidsenkender Maßnahmen keine Evidenz vor.

Die Diskussion von R. Zimmermanns Zusammenfassung von Daten zum Risiko der Fibrinolyse in der Therapie arteriosklerotischer Komplikationen konzentrierte sich auf Zeitgrenzen, innerhalb derer die günstigste Nutzen-Risiko-Abwägung möglich ist. Ein wesentlicher Gesichtspunkt für die Bewertung der Compliance bei Problempatienten nach der Darstellung vom B. Fischer sind neben Applikationsform, Applikationsort und Zahl der Medikamente auch die Art der Wirksamkeit. Unterschiedliche Strategien der Compliance-Prüfung wurden diskutiert. Von Bedeutung für die Erhöhung der Compliance kann die Arzt-Patienten-Beziehung sein, wobei Erneuerung von Motivation und Instruktion des Patienten unter Einschluß von Selbsthilfe-Gruppen eine Rolle spielen können.

O. A. Brusis detaillierte Differenzierung der Aufgabenbeschreibung von Akut- und Nachsorge-Kliniken sowie die Diskussion volkswirtschaftlicher Gesichtspunkte führte zu Fragen nach Evaluationskriterien für Nutzen und Kosten verschiedener medizinischer Versorgungsformen. Von praktischer Bedeutung ist wohl vor allem eine adäquate Indikationsstellung für die Nachsorge in einer in Aufgaben und Möglichkeiten gut definierten Klinik.

Auf C. von Schackys Beitrag über die Eicosapentaensäure folgte die Diskussion der aus epidemiologischen Daten möglichen Rückschlüsse für den einzelnen zu behandelnden Patienten. Im Detail unklar dürfte sicherlich bei therapeutischem Nutzen der Eicosapentaensäure deren Dosis und Applikationsform sein. Jedenfalls kann aus den in der Diskussion gestellten Fragen nach dem Eicosapentaensäuregehalt verschiedener Fischfette der Rückschluß auf Aufgeschlossenheit gegenüber der Eicosapentaensäure als präventiv nützlichem Nahrungsmittelbestandteil gesehen werden.

Sachverzeichnis

Abstoßungsdiagnostik 142–147
- Kernspintomographie 144–146
- Radionuklidszintigraphie 143–144
ACAT (Cholesterinacyltransferase) 12, 14
ACAT-Inhibitoren 16–19
ACE-Hemmer 161, 172
Alterungsprozeß
- Kalzinose 39, 46
Antiarrhythmika
- Herzinfarkt 167
- Plötzlicher Herztod, Prävention 163–168
Antihypertensiva, zentralwirkende
  Plasma-lipide 5
Antihypertensive Therapie
- Lipidmetabolismus 3–10
Antikoagulation, indirekte 105
Antioxidantien
- Vitamin E 26, 32
Aortenaneurysmen
- operative Therapie 117
Arterielle Verschlußkrankheit
- Ätiologie und Pathogenese 95–98
- Diagnostik 87–93
- Duplexsonographie 74–77, 89–91
- Epidemiologie 95
- Gefäßchirurgie 112–117
- Laser-Doppler-Fluxmessung 92
- Magnetresonanz 91
- Prostaglandine 94–111
- Therapie
- Videomikroskopie 91–92
Arteriosklerose 20–24
- Duplexsonographie 74–77
- Fibrinolytische Therapie 224–229
- Früherkennung 74–77
- Herzinsuffizienz 158–161
- Hypertonie 153–157
- Insulin 20–24
- Kalziumüberladung 40
- Körperliche Aktivität 153–157
- Lipidsenkende Pharmaka 217–222
- Pathogenese 26–35
- Prävention 121, 153–157, 218, 221, 245–148
- Serumcholesterin, erhöhtes 74

- Therapie 217–222, 224–229
- Zytogenese 28
ATG 139, 142
Atherogenese
- Kalzium 45
- Makrophagen 12–19
- Vitamin B_6 48–53
Atherosklerose s. Arteriosklerose

Belastungshypertonie 156
Blut-Hirn-Schränke 192
Blutrheologie 106–108

Ca^{++}-Antagonisten s. Kalziumantagonisten
Cholesterin-Krebs-Relation 220
Ciclosporin s. Cyclosporin
Compliance
- Multimorbide Patienten 231–237
Cyclosporin 66, 139, 142

Diagnostik
- angiologische 87–93
Digitalis s. Herzglykoside
Diuretika 5
Duplexsonographie 74–77, 89–91

Eicosanoide 245–248
- Eicosapentaensäure 246
- Docosahexaensäure 246
Eicosanoidsystem 245–248
Ergometrische Untersuchungen 173–181
- Pharmakotherapie 173–181
- β-Rezeptorenblocker 175–176
- Tranquilizer 174–175

Fatty streaks 28
Fettsäuren, maritime 243–248
- Serumcholesterin 247
- Serumtriglyceride 247
Fibrinolytische Therapie 224–229

Gefäßchirurgie 112–117
Gefäßkalzinosen 39–46

Gehirn
- Ischämie 191–197
- Metabolismus 193
- Vaskuläre Versorgung 192–193

Gehtraining 103
Graftatherosklerose 142

HDL-Katabolismus 7
Heparin 227
Herzglykoside 159
- EKG-Veränderungen 178–181

Herzinfarkt 79, 126
- Antiarrhythmika 167
- familiäre Hypercholesterinämie 74

Herzinsuffizienz
- Diuretika 169–172
- Grunderkrankungen 158
- Herzglykoside 159
- Herztransplantation 63–73
- Kalziumantagonisten 171
- Kompensationsmechanismen 169–172
- Positiv inotrope Substanzen, neue 159
- α-Rezeptorenblocker 171
- Therapie 158–161, 169–172
- Vasodilatoren 160, 169–172

Herzklappenerkrankungen 158
Herztod, plötzlicher 163–168
- EKG 164
- Mechanismus, auslösender 164

Herztransplantation 63–73, 139–147
- Abstoßungsdiagnostik
- Cyclosporin A 66
- dilatative Kardiomyopathie 69–70
- Folgeprobleme 66–67
- koronare Herzerkrankung 70–71
- Indikationen 139–142
- Patientenauswahl 67–69

Hirn s. Gehirn
Hypercholesterinämie 26–35
- familiäre 74–77

Hyperinsulinämie 23–24
Hyperlipoproteinämie
- Therapie 217–222

Hypertonie
- Arteriosklerose 153–157
- Ergometrische Untersuchungen 176–178
- Folgeerkrankungen 153
- Herztransplantation 70
- Hypertensive Herzkrankheit 158
- körperliche Aktivität 153–157

Hypocholesterinämie
- Krebs 219–220

Insuffizienz, zerebrale
- Psychometrie 198–212

Insulin
- Arteriosklerose 20–24

INTACT (International Nifedipine Trial on Antiatherosclerotic Coronary Therapy) 123
Ischämie, zerebrale
- Biochemie 191–197
- Morphologie 191–197

Kalziumantagonisten 16–19, 39–46, 121–125, 171
Kalziumüberladung 40–46
- Vitamin D_3 45

Kardiomyopathien 158
- dilatative 139

Kernspintomographie 144–146
Körperliche Aktivität
- Hypertonie 153–157
- Prävention der Arteriosklerose 153–157

Kollateralkreislauf 100
Koronare Herzkrankheit 21, 64, 78, 81, 141, 158–159, 166, 173–181
- antihypertensive Therapie 3, 4
- Fischverzehr 245–248
- Herztransplantation 70
- vorzeitige 26, 27

Krebs
- Hypocholesterinämie 219–220
- Lipidsenkende Pharmaka 217–222
- Nahrung 221–222

Laser-Doppler-Fluxmessung 92
LDL, modifiziert 31
LDL-Cholesterin
- atherogene Wirkung 26–34

LDL-Katabolismus 7
LDL-Partikel 31
LDL-Rezeptor 6, 7, 13, 29, 30, 74
LDL-Scavenger-Rezeptoren 26–35
Leistungsfähigkeit, geistige 205–207
Lipid Research Clinic Coronary Primary Prevention Trial 26
Lipide s. Plasmalipide
Lipidsenkende Pharmaka
- Tumorrisiko 217–222

Lipidstoffwechsel, zellulärer 6–10
Lipidstoffwechseldiagnostik, Computerunterstützt 78–83
Lipidsynthese 8
Lipolyse 8
Lipoproteine
- Metabolismus 7, 13, 27

Lipoproteinlipase 6

Magnesium-pyridoxal-5-phosphat-glutaminat 47–59
- Chemische Struktur 48
- Fettstoffwechsel von Kaninchen 47–53
- Lipideinbau in Makrophagen 54–59

Magnetresonanz 91
Makrophagen 12–19, 26
– ACAT-Inhibitoren 16–19
– Atherogenese 12–19
– Cholesterinhomöostase 12
– Cholesterinmetabolismus 14–16
– Kalziumantagonisten 16–19
– Lipideinbau 54–58
Maritime Fettsäuren s. Fettsäuren, maritime
Mikrozirkulation 99
Myokardinfarkt, stummer 126–137
Myokardischämie, stumme 126–127

Ödem, zerebrales 196
Plasmalipide
– Antihypertensive Therapie 3–10
Positiv inotrope Pharmaka, neue 158–160
Psychometrie
– zerebrovaskuläre Erkrankungen 198–212
Psychosyndrom, organisches 199, 203

Radionuklidszintigraphie 143–144
Rehabilitation 231–237, 239–244
– Anschlußheilbehandlungen 240
– Verhaltenstherapeutische Maßnahmen 242–243
– WHO, Dreistufenmodell 240–241
– Ziele 240–242
Remnants 18
α-Rezeptorenblocker 171
– Plasmalipide 5
β-Rezeptorenblocker
– Koronargefäßtonus 179–181
– Plasmalipide 5
– Plötzlicher Herztod, Prävention 163–168
Risikofaktoren, kardiovaskuläre 94–98, 101
– Belastungshypertonie 156
– Hypertonie 3–10, 153
– Insulin 20–25
– Kalzium 45
– Plasmacholesterinspiegel, erhöhter 27

Scavenger pathway 6, 26, 31, 58
Scavenger-Rezeptor 14, 26–30
Schaumzellen 29–30
Schubspannung s. Vis a tergo
Schwindel
– Ätiologie 185–190
– Entstehungsmechanismus, zentraler 187–190
– Pathophysiologie 185–190
– Vestibuläres System 168
Sedalipid s. Magnesium-pyridoxal-5-phosphat-glutaminat
Sport s. Körperliche Aktivität
Streptokinase 224–228
– pyrogene Reaktionen 226
Sympatholytische Substanzen 5–6
– α-Rezeptorenblocker 5
– β-Rezeptorenblocker 5
– zentralwirkende Substanzen 5–6

Thrombolyse 224–229
– Gewebeplasminogenaktivator 228
– Pro-Urokinase 228
– Streptokinase 225–228
– Urokinase 225–227
Thrombozytenaggregationshemmer 103–104
Triple Drug Therapy 142

Urokinase 225–227

Vasodilatantien s. Vasodilatatoren
Vasodilatatoren
– Herzinsuffizienz 160, 169, 171
– Plasmalipide 5
Videomikroskopie 91–92
Vis a tergo 106
Vitamin B_6 48–50
VLDL-Katabolismus 7

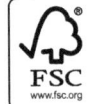

If you have any concerns about our products,
you can contact us on
ProductSafety@springernature.com

In case Publisher is established outside the EU,
the EU authorized representative is:
**Springer Nature Customer Service Center GmbH
Europaplatz 3, 69115 Heidelberg, Germany**

Printed by Libri Plureos GmbH
in Hamburg, Germany